医药卫生职业教育“十三五”规划教材配套用书
（供护理、助产、药剂等专业使用）

外科护理学
学习指导

主　编 ○ 张玉明　张文君
副主编 ○ 蔡　虹
参　编（按姓氏笔画排序）
陈小琴　罗　萍
胡文清　候世明

西南交通大学出版社
·成　都·

图书在版编目（CIP）数据

外科护理学学习指导 / 张玉明，张文君主编. —成都：西南交通大学出版社，2022.1（2023.5 重印）
ISBN 978-7-5643-8583-5

Ⅰ. ①外… Ⅱ. ①张… ②张… Ⅲ. ①外科学 - 护理学 - 医学院校 - 教学参考资料 Ⅳ. ①R473.6

中国版本图书馆 CIP 数据核字（2022）第 004506 号

Waike Hulixue Xuexi Zhidao

外科护理学学习指导

主编　张玉明　张文君

责任编辑　张华敏
特邀编辑　唐建明　杨开春　陈正余
封面设计　何东琳设计工作室

出版发行　西南交通大学出版社
（四川省成都市金牛区二环路北一段 111 号
西南交通大学创新大厦 21 楼）
邮政编码　610031
发行部电话　028-87600564　028-87600533
官网　http://www.xnjdcbs.com
印刷　四川煤田地质制图印务有限责任公司

成品尺寸　185 mm × 260 mm
印张　23
字数　601 千
版次　2022 年 1 月第 1 版
印次　2023 年 5 月第 2 次
定价　69.00 元
书号　ISBN 978-7-5643-8583-5

医药卫生职业教育“十三五”规划教材配套用书
编写委员会

序　言

近年来，我国职业教育飞速发展，已由“规模扩张”转为“质量提升”。当前，“在改革中创新、在创新中发展、在发展中提升”成为职业教育发展的主旋律。同时，为了落实《“健康中国 2030”规划》的总体要求，为了满足全面建成小康社会进程中人民群众进一步释放的多层次、多样化健康服务需求，我国将进一步加快医学事业的发展。

我国护士岗位实行准入制度，从业护士必须通过护士执业资格考试才能申请执业注册。护士执业资格考试实行机考，结合临床应用情景，重点考核考生对知识的灵活运用能力。因此，对于从事护理专业教育的职业学校来说，切实提高教学质量，帮助学生顺利通过护士执业资格考试至关重要。

为了贯彻落实国务院《关于加快现代职业教育的决定》，并根据《护士条例》和《护士执业资格考试办法》的精神，深化职业教育教学改革，全面提高人才培养质量，我校根据职业教育和学生身心发展规律，并根据护理、助产专业的特点，强调公共课、专业基础课、专业课间的相互融通与配合，改变人才培养方式，进行教材改革。

实践证明，我校依据现代职业教育发展方向，组织经验丰富的骨干教师，针对临床工作及护士执业资格考试大纲的变化，编写的“专业核心课程学习指导”丛书，帮助学生在历年护士执业资格考试中取得了良好的成绩。在此基础上，经过充分论证，结合职业学校教学现状以及课程改革的需要，我校对“专业核心课程学习指导”丛书进行改编。为了保证这套教材的编写质量，我校成立了由护理、助产专业带头人、行业专家和骨干教师等组成的教材编写委员会，负责该系列教材的开发设计和编写实施工作。

本套教材现阶段已出版专业课程类 6 本。本套教材在章、节编排上力求与各学科所使用的教材一致，以方便学生学习和教师教学参考使用，同时增加了执业资格考试的相关内容。该配套教材能较好地引导学生自主学习，逐渐推进“翻转课堂”等现代职教理念的实际应用，适合职业学校的护理、助产专业学生在校期间专业课程的同步学习。本配套教材既可作为教材的教学补充，也可作为护理、助产专业毕业生准备执业资格考试的辅导资料，同时对学生参加对口单招和高职类高考有很大的帮助。教师在使用时，可根据教学进度，布置课前预习，完成预习目标，达成前提诊断；新课教学后，学生根据知识要点，查漏补缺，完成课后巩固，加深记忆；在此基础上，教师指导学生完成综合练习，启发思路，提高分析问题、解决问题的综合能力。

本套教材在编写和审定过程中，得到了西南交通大学出版社的大力支持和帮助，在此深表感谢！

全体编写人员在编写过程中，本着高度负责的态度，克服了许多困难，几易其稿。但谬误之处在所难免。广大师生在使用过程中，如发现问题，恳请提出宝贵意见和建议，以冀再版时加以改进与完善。

李代强

2021年7月于四川·内江

目　录

第一篇　外科护理学

第二篇　急救护理技术

第一篇

外科护理学

第一章 绪 论

【知识要点】

外科护理学是阐述和研究对外科患者如何进行整体护理的一门临床护理学科。

一、外科护理的内容与外科护理课程的性质

1. 外科护理的概念。
2. 外科疾病的分类。
3. 外科护理课程的性质。

二、外科护理的发展

1. 古代护理是一种家庭护理。
2. 南丁格尔为护理做出的贡献。
3. 外科护理学的发展。

三、外科护士应具备的素质

1. 高尚的道德素质。
2. 良好的身心素质。
3. 扎实的业务素质。
4. 良好的人文素质。

四、外科护理的学习目标和方法

1. 明确学习目标。
2. 理解外科护理课程的理念：① 遵循整体护理的理念；② 运用科学的护理程序；③ 重视人群的健康维护；④ 重视学习者的人文意识培养。
3. 理论联系实践。
4. 重视综合职业能力的培养。

【课前预习】

一、基础复习

护理学的基本理论。

二、预习目标

1. 现代外科疾病一般分为__________、__________、__________、__________和__________五大类。
2. 外科护士应具备的素质：______________________、________________和______________。

【课后巩固】

一、名词解释

外科护理学　　护理程序　　整体护理

二、填空题

护理程序包括__________、__________、__________、__________及_______等5个步骤。

【综合练习】

A1 型题

1. 现代外科护理学的概念是

A．研究外科领域对人的功能锻炼

B．妇女乳房定期检查

C．研究外科护理的知识和技术

D．研究外科护士的职责与任务

E．研究外科患者恢复健康的护理方法

2. 现代外科学的发展特征，应除外

A．外科疾病的范围扩大到身体内外各个部位

B．手术的安全性和治疗效果大大提高

C．不单纯切除病灶而是更重视功能重建

D．重视预防为主的方针以及非手术治疗

E．对健康人广泛开展预防性手术

3. "以人的健康为中心的全面护理"是

A．护理程序

B．整体护理

C．三级预防

D．护理概念

E．护理理论

（编者：侯世明）

第二章　外科体液代谢失衡患者的护理

第一节　体液的正常代谢

【知识要点】

一、体液的组成与分布

1. 人体体液总量占体重的 60%（男性），女性为 55%。
2. 细胞内液总量占体重的 40%（男），35%（女性）。
3. 细胞外液总量占体重的 20%，细胞外液中组织间液为 15%、血浆为 5%。

二、体液平衡和调节

1. 水平衡：

(1) 正常成人 24 h 液体出入量为 2 000 ~ 2 500 ml。

(2) 正常人每日尿量（显性失水）为 1 000 ~ 1 500 ml，粪便（显性失水）200 ml。

(3) 皮肤和呼吸蒸发（非显性失水）的水分每日约为 800 ml。

(4) 要使每日固体废物排除，故每日尿量至少需水 500 ml。

(5) 内生水约 300 ml。

2. 电解质平衡：人体体液中，细胞内液的主要阳离子是 K^+，细胞外液的主要阳离子是 Na^+，主要阴离子是 Cl^- 和 HCO_3^-。

(1) 血清钠正常值为 135 ~ 145 mmol/L，人体每日需要摄入氯化钠 5 g

(2) 血清钾正常值为 3.5 ~ 5.5 mmol/L。成人每日需要摄入氯化钾 3 ~ 4 g。

3. 酸碱平衡：

(1) 正常 pH：7.35 ~ 7.45。

(2) 维持酸碱平衡的途径：① 血液缓冲体系；② 肺的呼吸作用；③ 肾脏调节。

第二节　水、电解质代谢失衡患者的护理

水和钠代谢失衡患者的护理

【知识要点】

一、概述

脱水往往伴有缺钠，而有的以缺水为重，有的以缺钠为重，或两者损失比例相当。

1. 等渗性脱水，外科最常见，又称急性脱水。

2. 高渗性脱水。

3. 低渗性脱水。

二、护理评估

1. 健康史。

2. 临床表现：

(1) 等渗性缺水：血清钠 135 ~ 150 mmol/L。

(2) 高渗性缺水，血清钠>150 mmol/L。

① 轻度：缺水量占体重的 2% ~ 4%，主诉口渴（最早出现）。

② 中度：缺水量占体重的 4% ~ 6%，极度口渴，烦躁，皮肤弹性下降、黏膜干燥等脱水征。

③ 重度：缺水量占体重 > 6%，狂躁、谵妄、昏迷等中枢神经系统症状。

(3) 低渗性缺水，血清钠<135 mmol/L。

① 轻度缺钠：血清钠 130 ~ 135 mmol/L，乏力，头晕，口渴不明显。

② 中度缺钠：血清钠 120 ~ 130 mmol/L，除上述表现外，恶心、呕吐，外周循环障碍。

③ 重度缺钠：血清钠<120 mmol/L，意识障碍进行性加重，抽搐痉挛，腱反射↓，休克。

3. 辅助检查：

(1) 等渗性缺水：血钠浓度正常。

(2) 高渗性缺水：血清 Na^+ 浓度升高。

(3) 低渗性缺水：血钠浓度< 135 mmol/L。

三、治疗要点

1. 等渗性缺水：补充 NS 及平衡盐液为主。大量输入等渗盐水时，有引起高氯性酸中毒的危险。

2. 高渗性缺水：补充 5% 葡萄糖溶液为主。

3. 低渗性缺水：补充高渗盐水或含盐溶液。

4. 治疗护理：补液原则——定量、定性、定时。

(1) 定量（补多少）：

第 2 日补液量 = 生理需要量+1/2 已经损失量+继续损失量（注意继续丧失量的补液标准）

(2) 定性（补什么）：

① 生理需要量：5%GNS，500 ~ 1 000 ml；5% ~ 10% GS，1 500 ml。

② 已经丧失量：根据脱水性质决定。

③ 继续损失量：根据实际丢失成分配置。

(3) 定时（怎么补）：先盐后糖、先晶后胶、先快后慢、液体交替、尿畅补钾。

四、主要护理诊断及合作性问题与护理措施

水和钠代谢失衡患者的主要护理诊断及合作性问题与护理措施见表 2-1。

表 2-1　水和钠代谢失衡患者的主要护理诊断及合作性问题与护理措施

护理诊断/问题	主要护理措施
1. 体液不足。	(1) 鼓励患者多饮水。 (2) 遵医嘱实施体液疗法。 (3) 准确记录出入量。 (4) 观察治疗反应。
2. 有受伤的危险。	(1) 提醒血压偏低或不稳定患者活动时动作应缓慢，避免因直立性低血压造成眩晕跌倒。 (2) 移去环境中的危险物品，减少意外伤害的可能。

五、健康教育

高温环境工作及时补含盐饮料。病情许可口服补液是首选。

【课前预习】

一、基础复习

1. 体液的含量与分布，内环境的概念。
2. 体液平衡：① 水的平衡；② 电解质平衡。

二、预习目标

1. 外科补液，第一天补液量＝________量+________量。静脉补液的原则是：先________，先________，先________，________交替，________补钾。

2. 细胞外液最主要的阳离子为________离子。

【课后巩固】

一、名词解释

生理需要量　　平衡盐　　不显性失水

二、填空题

1. 低渗性脱水轻者静脉补充________盐水即可纠正，重度缺钠者应静脉先补充平衡盐溶液生理盐水，然后再滴注________盐水。

2. 等渗性脱水除去病因后可用________和________补充纠正，而理想的液体是________。

【综合练习】

A1 型题

1. 正常人每日无形失水量为

A．200 ml　　B．500 ml
C．850 ml　　D．1000 ml
E．2000 ml

2. 细胞外液中最主要的阳离子是

A．Ca^{2+}　　B．K^{+}
C．Na^{+}　　D．Mg^{2+}
E．Fe^{2+}

3. 下列哪项是高渗性脱水的病因
A. 剧烈吐泻 B. 高热
C. 肠梗阻 D. 大面积烧伤
E. 消化道瘘

4. 对高渗性脱水患者执行输液治疗时，应首先输入
A. 等渗盐水 B. 平衡盐液
C. 5% 葡萄糖溶液 D. 右旋糖酐
E. 林格液

5. 关于液体疗法的补液原则下列哪项不妥
A. 先盐后糖 B. 先晶后胶
C. 控制总量 D. 先快后慢
E. 尿畅补钾

6. 高渗性脱水最早出现的临床表现是
A. 口渴 B. 乏力
C. 尿少 D. 皮肤弹性下降
E. 眼窝凹陷

7. 缺水患者补液的第 1 天，对已丧失量补充应
A. 一次补足 B. 先补充 2/3
C. 先补充 1/2 D. 先补充 1/3
E. 先补充 1/4

8. 正在输液的患者，如出现呼吸急促、咳嗽，有血性泡沫痰，提示
A. 急性肾衰竭多尿期
B. 输液反应
C. 输液量不足
D. 左心衰竭及肺水肿
E. 严重缺水

A2 型题

1. 患者头晕、乏力、恶心呕吐，血清钠 130 mmol/L，血清钾 4.5 mmol/L，尿比重 1.010。患者出现的电解质失调为
A. 高渗性缺水 B. 低渗性缺水
C. 等渗性缺水 D. 低钾血症
E. 高钾血症

2. 一患者因高热 2 天未进食，自述口渴，唇干燥，尿少色黄，尿比重 1.028，血清钠 156 mmol/L，应首先静脉点滴
A. 5% 葡萄糖溶液
B. 5% 葡萄糖生理盐水
C. 平衡液
D. 5% 碳酸氢钠
E. 3% 氯化钠溶液

3. 王女士，49 岁。肠梗阻 4 日入院，血压 62/45 mmHg，血钠 122 mmol/L，血钾 3 mmol/L，HCO_3^- 18 mmol/L，处理时首先考虑
A. 纠正酸中毒 B. 补充钾盐
C. 急诊手术 D. 补充血容量
E. 给予升压药

4. 成年患者，高热昏迷 3 天，不能进食和饮水，尿比重 1.030，应先静脉补充
A. 5% 葡萄糖盐水 B. 等渗盐水
C. 右旋糖酐 D.5% 葡萄糖液
E. 10% 葡萄糖液

5. 患儿 7 个月，以小儿腹泻、中度脱水收入院。经及时补液治疗后脱水得到纠正，2 天后突然出现惊厥，首先应考虑的原因是
A. 脑水肿 B. 低血钾
C. 低钠血症 D. 低镁血症
E. 低钙血症

6. 女性，42 岁，高烧住院 3 日。目前热已退。昨夜出汗较多，一身衣裤湿透，只此一项丢失水量约
A. 500 ml B. 700 ml
C. 800 ml D. 1 000 ml
E. 1 200 ml

7. 患者，男性，36 岁，因高渗性脱水已静脉输液 3 000 ml，判断其血容量是否补足的最简便、可靠的指标是
A. 脉搏、呼吸 B. 血压、脉压
C. 尿量 D. 中心静脉压
E. 血清钠测定

8. 男患者，体重 60 kg，反复呕吐。测得血钠 125 mmol/L，血钾 3.0 mmol/L，初步诊断为
A. 低钾血症，高渗性脱水

B．高钾血症，重度缺钠
C．低钾血症，轻度缺钠
D．低钾血症，中度缺钠
E．血钾正常，等渗性脱水

9．患者，男性，38 岁，食管癌，进食困难 1 个月，乏力、极度口渴、尿少色深。查体：体温、血压正常，唇干舌燥，皮肤弹性差。此患者的脱水类型是
A．轻度高渗性脱水
B．中度高渗性脱水
C．重度高渗性脱水
D．轻度低渗性脱水
E．中度低渗性脱水

10．一大面积烧伤患者，入院时表现为头晕、乏力、恶心、呕吐，不渴，尿量 20 ml/h，尿比重 1.026，血压 90/70 mmHg，血钠 138 mmol/L，中心静脉压 4 cmH_2O，CO_2CP 60%，血浆 [HCO_3^-] 为 24 mmol/L。患者的体液失衡属于
A．代谢性酸中毒　B．代谢性碱中毒
C．等渗性缺水　D．低渗性缺水
E．高渗性缺水

11．患者，因腹泻脱水、电解质紊乱入院治疗，已补液 6 h，护士巡视时发现患儿出现眼睑水肿，最可能的原因是
A．补液量不足
B．血容量未恢复
C．酸中毒未纠正
D．输入葡萄糖液过多
E．输入电解质溶液过多

12．患者，男，60 岁，由于严重恶心、呕吐导致急性消化液大量丢失，医生开具以下医嘱，应首先为患者输入的是
A．5% $NaHCO_3$ 溶液
B．平衡盐溶液
C．3% 氯化钠溶液
D．5% 葡萄糖溶液
E．10% 葡萄糖溶液

A3/A4 型题

（1～2 题共用题干）

张先生，34 岁。因急性肠梗阻入院，体重 60 kg。主诉口渴、软弱无力，皮肤弹性差，眼窝内陷。脉率 88 次/ min，血压 96/60 mmHg，尿少且呈酸性，测血钾为 3.5 mmol/L、[HCO_3^-] 13.3 mmol/L（正常 23～31 mmol/L）。

1．该患者水钠代谢失衡的类型及程度为
A．轻度高渗性缺水
B．中度高渗性缺水
C．中度低渗性缺水
D．轻度等渗性缺水
E．中度等渗性缺水

2．该患者当天的液体补充量（不包括日需量）宜是
A．1 500 ml　B．2 000 ml
C．2 500 ml　D．3 000 ml
E．3 500 ml

（3～4 题共用题干）

患者，男性，67 岁，胃癌根治术后，遵医嘱禁食，给予静脉输液治疗。

3．为患者输液的主要目的是
A．补充水分和电解质
B．补充营养，供给热量
C．输入药物，治疗疾病
D．增加循环血量，改善微循环
E．补充水分、电解质和供给热量

4．应为患者输入的晶体溶液是
A．5% 葡萄糖及生理盐水
B．0.9% 氯化钠
C．乳酸钠
D．5% 碳酸氢钠
E．复方氯化钠

（5～6 题共用题干）

患者，男性，44 岁。因肠瘘行胃肠减压第 8 天，每日静脉输入 10% 葡萄糖溶液 2 000 ml，5% 葡萄糖盐水 500 ml。患者乏力、头晕、手足麻木，皮肤弹性差，口不渴，测 P 96 次/min，BP 96/68 mmHg，尿量 800 ml/24 h，尿比重 1.010，血钠 120 mmol/L。

5. 目前该患者的体液状况属于

A．保持平衡

B．高渗性脱水

C．等渗性脱水

D．低渗性脱水

E．水中毒

6. 该患者目前应输入的主要液体是

A．5% 碳酸氢钠溶液

B．5% 葡萄糖溶液

C．0.9% 氯化钠溶液

D．3% 氯化钠溶液

E．10% 葡萄糖溶液

钾代谢失衡患者的护理

低钾血症患者的护理

【知识要点】

一、概述

血清钾离子浓度低于 3.5 mmol/L 为低钾血症。

二、护理评估

1. 健康史：① 钾入量不足；② 钾排出过多；③ 钾分布异常。

2. 临床表现：

(1) 肌无力：最早表现为软弱无力，严重时出现瘫软。

(2) 消化道症状：恶心、呕吐、腹胀。

(3) 心脏功能异常：心律失常，心动过速，严重者可心室颤动。

(4) 代谢性碱中毒：低钾性碱中毒，反常酸性尿。

3. 辅助检查：

(1) 血清钾在 3.5 mmol/L 以下。

(2) 心电图显示 T 波低平或倒置，ST 段下降，QT 间期延长，部分患者出现 U 波等。

三、治疗要点

1. 减少或终止钾的继续丢失。

2. 补钾：

(1) 口服补钾最安全。

(2) 不能口服者静脉补钾（静脉补钾注意事项）：尿量不少（>40 ml/h），浓度不高（<0.3%），速度不快（<60 滴/min），总量不大（6～8 g/d）。

四、主要护理诊断及合作性问题与护理措施

低钾血症患者的主要护理诊断及合作性问题与护理措施见表 2-2。

表 2-2　低钾血症患者的主要护理诊断及合作性问题与护理措施

护理诊断/问题	主要护理措施
1. 活动无耐力。	(1) 治疗引起低钾的病因：减少或终止钾的继续丢失。 (2) 及时补钾：① 口服补钾；② 静脉补钾（静脉补钾原则参见教材相关内容）。
2. 有受伤的危险。	移去环境中的危险物品，加强陪护，避免意外损伤。
3. 潜在并发症：心律失常、心搏骤停。	观察患者心律不齐及心输出量减少的相关症状。

五、健康教育

长期禁食，胃肠减压，反复呕吐，腹泻，应补钾防止低钾。

【课前预习】

一、基础复习

钾的生理作用。

二、预习目标

1. 严重低钾血症会引起呼吸肌________________。
2. 严重低钾血症导致致命性心律失常是________________。
3. 低钾血症的原因主要为长期__________、__________、__________。

【课后巩固】

一、名词解释

低钾低氯性碱中毒

二、填空题

1. 血清钾低于______mmol/L 称为低钾血症。

2. 最安全的补钾途径是_________。若需静脉补钾，补钾浓度不宜超过_____%，成人静脉滴入不超过____滴/min，不宜超过______g/d。禁止静脉________补钾，尿量要在_____ml/h 以上时补钾。

【综合练习】

A1 型题

1. 关于低钾血症的病因，下列哪项是错误的
   A．频繁呕吐
   B．长期胃肠减压
   C．急性肾衰竭
   D．碱中毒
   E．注射大量葡萄糖和胰岛素
2. 静脉补钾前，应首先考虑患者的
   A．血压　　B．呼吸
   C．尿量　　D．神志
   E．脉率
3. 下列药液中不能直接静脉注射的是
   A．5% 葡萄糖溶液
   B．10% 葡萄糖溶液
   C．5% 碳酸氢钠溶液

D．0.9% 氯化钠溶液
E．10% 氯化钾溶液

4. 等渗性脱水伴酸中毒患者，在补充碱性溶液纠正酸中毒后，可能发生
A．低钠 B．低氯
C．低钾 D．低镁
E．低碳酸氢根

5. 禁食几日不补钾，可发生低血钾
A．1 日 B．2 日
C．3 日 D．4 日
E．5 日

6. 以下哪项不是低血钾的临床表现
A．兴奋、谵妄
B．肌肉软弱、无力
C．腹胀、恶心、呕吐
D．心动过速、心律不齐
E．心电图 T 波低平和出现 U 波

A2 型题

1. 女，21 岁，腹泻伴中度脱水、酸中毒，经补液及纠酸治疗后出现腹胀，心音低钝，四肢腱反射减弱。护士考虑患者最可能是
A．高钠血症 B．低钠血症
C．低钾血症 D．低钙血症
E．低血糖症

2. 男，11 岁，呕吐、腹泻 3 天，补液治疗后患儿出现低血钾症状，护士遵医嘱为患儿补钾。下列处理不正确的是
A．患儿有尿后再进行补钾
B．必要时可将含钾液静脉缓慢推注
C．静脉补钾的浓度不超过 0.3%
D．最好用输液泵控制输液速度
E．滴注速度不可过快

3. 丁先生，66 岁，体重 60 kg，反复呕吐。测得血钠 125 mmol/L，血钾 3 mmol/L。初步诊断为
A．低钾血症，高渗性缺水
B．高钾血症，重度缺钠
C．低钾血症，轻度缺钠
D．低钾血症，中度缺钠
E．血钾正常，等渗性缺水

4. 女性，60 岁，因呕吐不能进食 3 日，今日觉得软弱无力，腹胀难忍，心悸，检查腱反射减弱，血压 100/60 mmHg（13.3/80kPa），心电图发现 U 波。该患者发生了
A．低钾血症 B．高钾血症
C．代谢性酸中毒 D．代谢性碱中毒
E．高渗性脱水

5. 张姓女患者，因腹泻脱水，经补液治疗后脱水得到纠正。今晨腹胀，肠鸣音减弱，腱反射减弱。查血钾 3.0 mmol/L，按医嘱静脉输入氯化钾，其浓度一般应为
A．0.15% B．0.3%
C．1% D．1.5%
E．3%

6. 患儿，男，因腹泻引起脱水需静脉补液，250 ml 葡萄糖溶液中加 10% 氯化钾溶液，最多不得超过的量是
A．6 ml B．6.5 ml
C．7 ml D．7.5 ml
E．8 ml

A3/A4 型题

（1～3 题共用题干）

张先生，34 岁。因急性肠梗阻入院，体重 60 kg。诉口渴、软弱无力，皮肤弹性差，眼窝内陷。脉率 88 次/min，血压 96/60 mmHg，尿少且呈酸性，测血钾为 3.5 mmol/L、[HCO_3^-] 13.3 mmol/L（正常 23～31 mmol/L）。

1. 患者潜在的并发症是
A．低血容量休克
B．等渗性脱水
C．低钾血症
D．代谢性酸中毒
E．高渗性脱水

2. 纠正酸碱失衡后，应首先考虑补充哪种液体
A．10% 氯化钾

B．10% 葡萄糖酸钙
C．5% $NaHCO_3$ 溶液
D．25% 硫酸镁溶液
E．3% NaCl 溶液

3. 使用该液体时，应该考虑患者的
A．肝功能　B．肾功能
C．心功能　D．肺功能
E．脑功能

高钾血症患者的护理

【知识要点】

一、概述

血清钾离子浓度超过 5.5 mmol/L 为高钾血症。

二、护理评估

1. 健康史：① 排钾减少；② 钾转移到细胞外；③ 补钾过多。
2. 临床表现：
(1) 肌无力：软弱无力、瘫软。
(2) 消化道症状：腹胀、腹泻。
(3) 循环系统表现：心动过缓、心跳停止（舒张期）。
3. 辅助检查：
(1) 血液检查：血钾浓度高于 5.5 mmol/L。
(2) 心电图：T 波高而尖、QRS 波群增宽、QT 间期延长。

三、治疗要点

1. 禁钾：避免含钾量高的食物、药物，不输库血。
2. 抗钾：使用 10% 葡萄糖酸钙对抗心律失常。
3. 转钾：碱化细胞外液或促进糖原合成。
4. 排钾：血液透析最有效。

四、主要护理诊断及合作性问题与护理

高钾血症患者的主要护理诊断及合作性问题与护理措施见表 2-3。

表 2-3　高钾血症患者的主要护理诊断及合作性问题与护理措施

护理诊断/问题	主要护理措施
1. 有受伤的危险。	(1) 一般护理： · 禁食含钾量多的食物及药物。 · 加强安全保护，防止意外伤害。 (2) 治疗护理： · 对抗心律失常：利用 Ca^{2+}对抗 K^+对心肌的抑制作用。 · 将钾转入细胞内。 · 促进排钾。
2. 潜在并发症：心律失常、心搏骤停。	(1) 严密观察患者的生命体征，监测心电图变化，防止心律失常、心脏停搏。 (2) 若出现心搏骤停时，应做好心肺复苏的急救和护理。

五、健康教育

肾功能减退者和长期使用抑制排钾的利尿剂，应限制含钾食物和药物的摄入，并监测血钾浓度，以防发生高钾血症。

【课前预习】

一、基础复习

钾的生理作用。

二、预习目标

1. 血清钾浓度 > _____mmol/L，表现轻者有_______________及________麻木，极度疲乏、肌肉酸痛、肢体苍白、湿冷；重者影响到呼吸肌，发生_______________，甚至窒息；若抑制心肌收缩，心脏停搏于__________状态。

2. 静脉补钾____________过高、____________过快、___________过大，导致进入体内的钾过多是造成高钾血症的原因。

【课后巩固】

一、名词解释

GI 合剂　　腹膜透析　　血液透析

二、填空题

1. 高钾血症首先应立即停止__________和___________补钾，避免进食________________等含钾高的食物。高钾血症患者出现心律失常时使用____________，以对抗钾离子对心肌的抑制作用，常静脉推注____________________。

2. 高钾血症患者促进钾排泄的最有效方法是______________________疗法。

【综合练习】

A1 型题

1. 当患者输入大量库存血后容易出现

A．低血钾　　B．低血钙
C．低血钠　　D．高血钠
E．高血钾

2. 代谢性酸中毒常伴有

A．低钠血症　　B．高钠血症
C．低钾血症　　D．高钾血症
E．低氯血症

3. 可引起高血钾的情况是

A．静脉输入大量葡萄糖溶液
B．严重呕吐腹泻
C．禁食 3 日
D．长期应用糖皮质激素
E．严重挤压伤

4. 低钾与高钾血症相同的症状是

A．心动过速
B．乏力、瘫软
C．心舒张期停搏
D．腹胀、呕吐
E．心电图 T 波低平

A2 型题

1. 某急性肾衰竭患者，测定血钾 7 mmol/L，出现心律不齐，应先采取的措施是

A．10% 葡萄糖酸钙静脉注射

B．高渗葡萄糖胰岛素静脉滴注

C．乳酸钠静脉滴注

D．苯丙酸诺龙肌内注射

E．5% 碳酸氢钠静脉滴注

2. 患者，女，45 岁，因门静脉高压大出血入院。医嘱输血 1 000 ml，静脉注射 40% 葡萄糖酸钙 10 ml。补钙的目的是

A．降低血钾

B．使钾离子从细胞外向细胞内转移

C．纠正酸中毒

D．降低神经肌肉的应激性

E．对抗钾离子对心脏的抑制作用

第三节　酸碱代谢失衡患者的护理

【知识要点】

一、概述

酸中毒：$pH < 7.35$。　碱中毒：$pH > 7.45$。

二、护理评估

1. 健康史。

2. 病因：

(1) 代谢性酸中毒患者：临床最常见，包括酸摄入多、产酸多、排酸少、丢碱多。

(2) 代谢性碱中毒患者：包括丢酸过多，摄碱过多，缺钾，利尿剂的作用，低氯性碱中毒。

(3) 呼吸性酸中毒患者：最主要的原因是肺泡通气不足的疾病。

(4) 呼吸性碱中毒患者：最主要的原因是过度通气。

2. 身体状况：

(1) 代谢性酸中毒患者：① 典型症状为呼吸加深、加快，重者呼出气体带有酮体的烂苹果味。② 患者面色潮红、心率加快、血压偏低等。③ 眩晕、嗜睡，重者昏迷。④ 心理状况：焦虑和恐惧。

(2) 代谢性碱中毒患者：① 呼吸变浅变慢。② 低钙症状：有手足抽搐、麻木感。③ 头晕、嗜睡、昏迷等。

(3) 呼吸性酸中毒患者：最突出的症状是胸闷、呼吸困难。

(4) 呼吸性碱中毒患者：最突出的症状是呼吸急促和低钙的表现。

3. 辅助检查：

(1) 代谢性酸中毒患者：① 血 pH 下降；② 血 HCO_3^- 下降；③ 尿呈强酸性。

(2) 代谢性碱中毒患者：① 血 pH 增高；② 血 HCO_3^- 增高；③ 低钾性碱中毒出现反常酸性尿。

(3) 呼吸性酸中毒患者最重要的检验指标：pH 下降，$PaCO_2$ 增高。

(4) 呼吸性碱中毒患者最重要的检验指标：pH 增高，$PaCO_2$ 下降。

三、治疗要点

1. 代谢性酸中毒患者的治疗要点：

(1) 积极治疗原发病。

(2) 纠正脱水。

(3) 应用碱性药物：首选 5% $NaHCO_3$ 溶液。

(4) 治疗配合：

① 处理原发疾病。

② 代谢性酸中毒（16 ~ 18 mmol/L）：消除病因和补液。

③ 中、重度代谢性酸中毒（低于 10 mmol/L）：及时补碱，最常用的是 5% 碳酸氢钠。

④ 纠正酸中毒后适当补钾和钙。

2. 代谢性碱中毒患者的治疗要点：

(1) 控制原发疾病，保护肾功能。

(2) 轻者经补生理盐水和氯化钾后，情况大多可以改善。

(3) 严重代谢性碱中毒（HCO_3^- 超过 45 mmol/L），需用稀盐酸溶液纠正。

3. 呼吸性酸中毒患者最有效的治疗：改善通气功能。

4. 呼吸性碱中毒患者最有效的治疗：增加 CO_2 的吸入，可用纸袋罩住口鼻或吸入含 5% CO_2 的空气。

四、主要护理诊断及合作性问题与护理措施

酸碱代谢失衡患者的主要护理诊断及合作性问题与护理措施见表 2-4。

表 2-4 酸碱代谢失衡患者的主要护理诊断及合作性问题与护理措施

护理诊断/问题	主要护理措施
1. 代谢性酸中毒患者： · 意识障碍。 · 潜在并发症：休克、高钾血症。	(1) 处理原发疾病。 (2) 轻度代谢性酸中毒（16 ~ 18 mmol/L）：消除病因和补液。 (3) 中、重度代谢性酸中毒（低于 10 mmol/L）：补碱，最常用 5% 碳酸氢钠。 (4) 采取安全措施，避免受伤。
2. 代谢性碱中毒患者： · 低效性呼吸形态。 · 潜在并发症：低钾血症、低钙血症。	(1) 治疗原发病。 (2) 处理并发症： · 手足抽搐：钙剂静脉注入。 · 低钾血症：补钾。 (3) 病情重者：遵医嘱给予稀盐酸溶液静脉滴注。
3. 呼吸性酸中毒患者： · 肺泡通气不足。	(1) 治疗原发病。 (2) 改善通气功能。
4. 呼吸性碱中毒患者： · 过度通气。 · 呼吸急促和低钙。	(1) 增加 CO_2 的吸入。 (2) 10% 葡萄糖酸钙缓慢静脉注射。

五、健康教育

代谢性酸中毒和呼吸性酸中毒是危急重症患者严重的并发症。

【课前预习】

一、基础复习

人体酸碱平衡的调节。

二、预习目标

酸碱代谢失衡类型：________、________、________、________。正常 pH：________。酸中毒：________。碱中毒：________。

【课后巩固】

一、名词解释

低钾低氯碱中毒

二、填空题

1. 体内代谢因素致产酸或产碱过多或过少，造成血[HCO_3^-]原发性减少为代谢性________中毒；原发性增高为代谢性________中毒。

2. 重度代谢性酸中毒应用碱性药，以________为首选。

3. 大量丢失胃液可导致________中毒。

4. 肺泡通气功能障碍的疾病，如呼吸道梗阻、胸部外伤、肺不张等均可导致________中毒。

5. 凡引起过度通气的因素，如高热、颅脑损伤、使用呼吸机不当等均可导致________中毒。手足抽搐时可给予 10%________缓慢静脉注射。

【综合练习】

A1 型题

1. 调节酸碱平衡最重要的器官是
   A．肾　B．肺
   C．肝　D．肠道
   E．胰腺

2. 肠瘘引起的酸碱失衡类型是
   A．低钾低氯性碱中毒
   B．呼吸性碱中毒
   C．呼吸性酸中毒
   D．代谢性碱中毒
   E．代谢性酸中毒

3. 酸碱平衡紊乱时，口唇呈樱红色常提示
   A．代谢性酸中毒
   B．呼吸性酸中毒
   C．代谢性碱中毒
   D．呼吸性碱中毒
   E．混合性酸、碱中毒

4. 纠正代谢性酸中毒首选
   A．11.2% 乳酸钠溶液
   B．5% 碳酸氢钠溶液
   C．林格液
   D．0.9% 氯化钠溶液
   E．5% 葡萄糖液加氯化钾

5. 一溃疡病并幽门梗阻患者，反复呕吐半个月，应考虑并发
   A．代谢性酸中毒
   B．代谢性碱中毒
   C．呼吸性酸中毒
   D．呼吸性碱中毒
   E．代谢性酸中毒并呼吸性酸中毒

6. 呼吸性酸中毒应最先解决的问题是
   A．肺部感染，使用大量抗生素
   B．进行人工呼吸
   C．应用呼吸中枢兴奋剂
   D．解除呼吸道梗阻，改善肺换气功能
   E．给予碱性液体

A2 型题

1. 患者，男性，42 岁，肾功能不全 2 年，近日因受凉出现病情加重，血肌酐 390 mmol/L，血 WBC $11×10^9$/L，血钾 3.8 mmol/L，呼吸深快，pH 7.30，患者出现的酸碱平衡紊乱为
   A. 呼吸性酸中毒　B. 呼吸性碱中毒
   C. 代谢性酸中毒　D. 代谢性碱中毒
   E. 混合性酸中毒
2. 男，腹泻 2 天，每天 10 余次，稀水便，呕吐，尿少，前囟凹陷，精神萎靡，呼吸深快，口唇樱桃红，考虑该患者腹泻伴有
   A. 休克　B. 酸中毒
   C. 败血症　D. 低钾血症
   E. 中毒性脑病
3. 患者，男性，45 岁。多年胃十二指肠溃疡，3 个月来频繁呕吐宿食，诊断为幽门梗阻。该患者最易发生
   A. 代谢性酸中毒
   B. 代谢性碱中毒
   C. 呼吸性酸中毒
   D. 呼吸性碱中毒
   E. 代谢性酸中毒并发呼吸性碱中毒
4. 男性成年患者因胆石症胆管炎住院，血化验 pH 7.30，[HCO_3^-] 17 mmol/L，提示有
   A. 代谢性酸中毒　B. 代谢性碱中毒
   C. 呼吸性酸中毒　D. 呼吸性碱中毒
   E. 水中毒
5. 患者，女性，42 岁，因过度悲伤痛哭，随后出现口周麻木、手足抽搐，查血 $PaCO_2$ 30 mmHg，[HCO_3^-]16 mmol/L，患者酸碱紊乱的类型是
   A. 代谢性酸中毒
   B. 代谢性碱中毒
   C. 呼吸性酸中毒
   D. 呼吸性碱中毒
   E. 呼吸性酸中毒并发代谢性碱中毒

A3/A4 型题

（1～2 题共用题干）

患者，女性，42 岁，严重创伤后并发急性呼吸衰竭，做气管插管，呼吸机辅助呼吸。

1. 若给予的肺活量过大，频率过快，可引起
   A. 代谢性酸中毒　B. 代谢性碱中毒
   C. 呼吸性酸中毒　D. 呼吸性碱中毒
   E. 等渗性脱水
2. 对症处理措施，正确的是
   A. 吸入含 1% CO_2 的氧气
   B. 吸入含 3% CO_2 的氧气
   C. 吸入含 5% CO_2 的氧气
   D. 吸入含 7% CO_2 的氧气
   E. 吸入含 10% CO_2 的氧气

（3～4 题共用题干）

某成年男性患者，体重 60 kg，因频繁呕吐、腹泻而出现口渴、尿少、头晕、乏力入院。BP12/8 kPa（90/60 mmHg），P105 次/min，神志淡漠，口唇干燥、樱桃红，眼窝凹陷，皮肤弹性差，呼吸深快，血清钠 140 mmol/L，血清钾 3.4 mmol/L，二氧化碳结合力 15 mmol/L。

3. 关于该患者的护理评估是
   A. 等渗性脱水+代谢性碱中毒+低钾血症
   B. 低钾血症+高渗性脱水+代谢性酸中毒
   C. 低渗性脱水+低钾血症+呼吸性酸中毒
   D. 代谢性酸中毒+低渗性脱水+低钾血症
   E. 低钾血症+等渗性脱水+代谢性酸中毒
4. 关于该患者的护理措施应是
   A. 补给 10% 葡萄糖液体
   B. 应补给生理盐水
   C. 应先纠正脱水并给予碱性液体及钾盐
   D. 应给予生理盐水、碱性液和氯化钾
   E. 给予 10% 葡萄糖液、碱性液和氯化钾

（编者：侯世明）

第三章　外科患者营养代谢支持的护理

第一节　概　述

【知识要点】

营养支持，是指在饮食摄入不足或不能进食时，通过肠内或肠外途径补充或完全提供人体所需营养的一种技术。

一、外科患者的代谢特点

1. 高血糖伴胰岛素抵抗。　2. 负氮平衡。　3. 脂肪分解增加。
4. 水电解质酸碱失衡。　5. 微量元素维生素代谢紊乱。

二、外科患者营养素需要量

葡萄糖、脂肪、蛋白质、其他（包括水、电解质、维生素和微量元素）。

三、营养支持途径

1. 胃肠内营养：是指经胃肠道途径供给患者营养素的方法，包括口服和管饲两种。

2. 胃肠外营养（PN）：是指由胃肠外途径（通常是静脉）供给机体足够的蛋白质（氨基酸）、脂肪、糖类、维生素、微量元素、水和电解质。全胃肠外营养（TPN）患者所需的营养素全部经静脉途径补充。

第二节　营养代谢支持的护理

【知识要点】

一、护理评估

1. 健康史。
2. 身体评估：
(1) 营养不良评定：体重、肱三头肌皮皱厚度、上臂肌周长。
(2) 辅助检查：营养不良实验室检测指标，包括血浆蛋白质、氮平衡、免疫指标。
3. 治疗要点：
(1) 营养支持适应证：5 点。
(2) 禁忌证：消化道严重病变不适用肠内营养。休克脱水等禁用肠外营养。

(3) 胃肠内营养：

① 输注途径：口服；经导管，如鼻胃管、胃造瘘和鼻肠管、空肠造瘘。

② 输注方式：连续输注（常借助营养泵，24 h 连续输注）；分次给予。

③ 营养液配制：

· 常用制剂：大分子聚合物（自制匀浆膳、大分子聚合物制剂）。

· 要素膳：无须消化、无渣，可直接被胃肠道吸收、利用。

(4) 胃肠道外营养途径：

① 输注途径：外周静脉（<2 周静脉营养）；中心静脉（>2 周静脉营养）。

② 输注方式：单瓶输注、全营养混合液。

③ 胃肠外营养成分：葡萄糖、脂肪、氨基酸、维生素、微量元素、电解质。

(5) 营养支持的主要并发症：① 肠内营养并发症；② 肠外营养并发症。

二、护理问题

1. 营养失调。 2. 知识缺乏。 3. 潜在并发症。

三、护理目标

1. 改善患者营养。 2. 让患者了解营养代谢失衡相关知识。 3. 预防和处理营养支持并发症。

四、护理措施

1. 胃肠内营养护理要点：

(1) 妥善固定喂养管并取合适体位。

(2) 避免营养液污染、变质：无菌环境下配制，现配现用，低温保存（<4 °C），24 h 内用完。

(3) 输入时应保持适宜温度（38 ~ 40 °C）。

(4) 由小剂量、低浓度、低速度开始输入。

(5) 保持管道清洁通畅，每次输注前后要冲洗 1 次，连续输注间隔 4 h 冲洗 1 次。

2. 胃肠外营养护理要点：

(1) 静脉导管护理：每日清洁、消毒穿刺部位，更换敷料。TPN 导管必须专管专用，保持导管通畅。

(2) 严格无菌操作：营养液配制，输注过程均保持无菌。

(3) 加强巡视，按医嘱调整输液速度。

(4) 配合实验室检查。

五、健康教育

胃肠内营养是首选，严格掌握胃肠外营养适应证。

【课前预习】

一、基础复习

1. 能量需要量。 2. 营养素需要量。

二、预习目标

1. 营养支持的途径包括____________和____________营养，首选____________营养，其中最安全有效的是____________。

2. 全胃肠外营养输注途径为__________和__________两类，理想静脉为__________或__________的中心静脉置管。

【课后巩固】

一、名词解释

TPN　PICC　氮平衡　全营养混合液

二、填空题

1. 人体必需的营养元素包括：__________、__________、__________、__________、__________、__________。

2. 肠内营养分为__________和__________两种投入途径，首选__________。

3. 静脉营养的感染性并发症包括__________感染和肠源性感染；代谢性并发症包括__________。

4. 静脉营养液配置好后保存在__________冰箱内，并在__________内输完，不可在营养液中加入其他药物。

【综合练习】

A1 型题

1. 正确判断营养不良的指标是
   A．体重低于 10% 标准体重
   B．血浆清蛋白低于 45 g/L
   C．血红蛋白低于 100 g//L
   D．外周淋巴细胞计数低于正常值
   E．蛋白质摄入高于排出
2. 可不经消化直接吸收的肠内营养剂是
   A．匀浆膳　B．要素饮食
   C．大分子聚合物　D．牛奶
   E．蔬菜汁
3. 肠内营养并发症与输入速度及溶液浓度有关的是
   A．误吸　B．肠炎
   C．腹胀、腹泻　D．肠道细菌移位
   E．胆囊结石
4. 采用周围静脉输入营养液的时限为
   A．不超过 6 周　B．不超过 5 周
   C．不超过 4 周　D．不超过 3 周
   E．不超过 2 周
5. 不属于管饲的途径是
   A．鼻饲
   B．胃造口
   C．空肠造口
   D．中心静脉滴入
   E．经高位空肠瘘插管
6. 全胃肠外营养支持患者可能发生的最严重的代谢并发症是
   A．高渗性非酮性昏迷
   B．高钾血症
   C．高血糖
   D．肝功能异常
   E．低钾血症

A2 型题

1. 男性患者，经鼻胃管进行肠内营养支持，护士的护理措施中正确的是
   A．若胃内容物残留量为 200 ml，可继续输注营养液
   B．输注营养液时应取头部抬高 30° 的半卧位

C．若输注过程中患者突然出现呛咳，呼吸急促或咳出类似营养液的痰，应减慢输注速度
D．营养液浓度一般由 25% 开始逐渐增至 50%
E．营养液量逐渐增加，3 天内达到全量

2. 患者，女性，体重 50 kg，因结肠癌入院治疗，术前禁食，输入 5%GS 液体，1 h 最多可以输入多少毫升
A．500　B．250
C．300　D．200
E．1000

3. 女性患者，患胰腺癌入院，经中心静脉导管接受胃肠外营养支持，护士的导管护理正确的是
A．每周一次消毒穿刺部位
B．可经中心静脉注射途径给予抗生素
C．可经中心静脉注射途径输血
D．可经中心静脉注射导管抽血
E．输注结束后要用肝素稀释液封管或者正压封管

4. 张某，男性，40 岁，经鼻胃管进行肠内营养支持，其最常见的胃肠道并发症是
A．黑便　B．腹泻
C．腹胀　D．便秘
E．恶心、呕吐

5. 李某，女性，35 岁，急性胰腺炎患者，经治疗病情好转，准备给予要素饮食加强营养。关于要素饮食，下列说法中错误的是
A．是多种营养物质配伍成的未消化营养制剂
B．是需消化或稍经消化即刻吸收利用
C．对胃肠刺激小，不引起消化道分泌过多
D．无渣粪少，有利于肠道休息、便于清洁
E．最适宜管饲

6. 男性。50 岁，因大面积烧伤，行中心静脉插管输注营养液。护理中错误的是
A．无菌操作
B．配制的营养液 24 h 内用完
C．可由此插管输注其他药物
D．每日取营养液做细菌培养
E．准确记录出入量

7. 女性，18 岁，肠道广泛切除术后形成肠瘘已达 1 月，营养状况极差。为纠正营养宜采用
A．液化饮食　B．要素饮食
C．普通饮食　D．浅静脉高营养
E．中心静脉高营养

8. 患者长期输注静脉高营养后，出现高渗性非酮性昏迷的主要原因是
A．深静脉插管感染导致的败血症
B．高营养液被污染
C．渗透性利尿，水电解质酸碱平衡紊乱
D．胰岛素分泌不足
E．中枢神经系统功能失常

A3/A4 型题

（1～2 题共用题干）

患者，男，40 岁，特重烧伤 3 天，烧伤总面积 55%，神志清楚，体温 38.2℃，脉搏 102 次/min，呼吸 20 次/min。

1. 营养支持首选
A．口服法　B．经周围静脉
C．经中心静脉　D．管饲法
E．营养灌肠

2. 该营养支持患者可能发生的最严重代谢并发症是
A．高钾血症　B．高渗性非酮症昏迷
C．高血糖　D．肝功异常
E．低钾血症

（3～4 题共用题干）

李某，男性，40 岁，因急性坏死性胰腺炎入院，准备给予完全胃肠外营养。

3. 不应列为一般静脉营养液的是

A．葡萄糖
B．脂肪乳剂
C．复方氨基酸
D．人体白蛋白
E．水解蛋白

4. 中心静脉营养不宜经哪条静脉插管
A．头静脉
B．大隐静脉
C．颈外静脉
D．颈内静脉
E．锁骨下静脉

（5～7题共用题干）

张某，42岁，食管癌晚期，不能进食，给予脂肪乳、氨基酸等输入。1周后，患者主诉有疼痛感，注射部位沿静脉走向出现条索状红线，局部组织肿胀，发红。临床考虑静脉炎。

5. 发生静脉炎的原因是
A．输液速度过快
B．输液量过大
C．溶液含有致热物质
D．长期输入高浓度溶液
E．输液速度过慢

6. 此患者的正确护理措施是
A．放低患肢
B．超声波治疗
C．增加患肢活动
D．保留静脉置管
E．95%乙醇局部湿热敷

7. 输液的主要目的是
A．维持晶体渗透压
B．补充营养，供给热能
C．输入药物起治疗作用
D．增加血容量维持血压
E．利尿减少循环血量

（8～10题共用题干）

男性，36岁，暴饮暴食后突发腹痛，疼痛呈持续性并阵发加重，伴呕吐，体温升高，被诊断为急性坏死性胰腺炎，急诊行手术治疗。

8. 该患者术后第2天营养供给应采取
A．普食
B．管饲流食
C．要素饮食
D．部分胃肠外营养
E．完全胃肠外营养

9. 术后第4天在营养液输入过程中患者出现不适，拟暂停输入营养液，营养液做如下处理
A．低温储存，即取即输用
B．冰箱储存，24 h后输用
C．低于4 °C低温储存，室温15 min后输用
D．低于4 °C低温储存，室温0.5～1 h后输用
E．室温存放，随时待用输入

10. 患者输用完后营养液引袋保存时间
A．15 min　　B．24 h
C．2 h　　D．12 h
E．不要保存立即扔掉

（编者：侯世明）

第四章 外科休克患者的护理

【知识要点】

一、概述

休克是机体受强烈致病因素侵袭后，导致有效循环血容量锐减、组织血液灌注不足所引起的以微循环障碍、代谢障碍和细胞受损为特点的临床综合征，是严重的全身性应激反应。

机体维持有效血液灌流的三大因素：有效的心排出量、充足的血容量、适宜的周围血管张力。

1. 病因与分类：

(1) 按休克的原因，包括：

① 低血容量性休克：常因大量出血或丢失大量体液而发生（创伤性、失血性、失液性休克）。

② 感染性休克。

③ 心源性休克。

④ 神经源性休克。

⑤ 过敏性休克。

其中，外科最常见的休克类型是：低血容量性休克和感染性休克。

2. 病理生理：各种休克共同的病理生理基础是有效循环血容量锐减、组织血液灌注不足所引起的微循环障碍、代谢改变和继发性损害。

(1) 微循环障碍：

① 收缩期：经代偿，血液重新分配，优先供应重要器官（心、脑），为休克代偿期。

② 扩张期：大量乳酸堆积，血液滞留→血浆外渗，血液浓缩→回心血量减少，心排出量↓，血压下降，心脑灌注不足，休克进入抑制期。

③ 衰竭期：发生 DIC，引起全身出血倾向和多器官功能衰竭。

(2) 内脏器官继发性损害：休克持续 10 h 以上，容易发生内脏器官损害。

① 肺：肺间质水肿、肺不张，严重时 ARDS。

② 肾：急性肾衰。

③ 心：心肌受损→心衰。

④ 脑：脑水肿、颅高压。

⑤ 肝：肝衰竭。

二、护理评估

1. 健康史：了解引起休克的各种原因，如有无大量失血、失液，严重烧伤、损伤或感染等。

2. 身体状况：

(1) 休克临床分期：

① 休克代偿期：精神紧张、兴奋或烦躁不安、皮肤苍白、四肢厥冷、心率加快、血压正常、

脉压差小、呼吸加快、尿量减少。

② 休克抑制期：神情淡漠、反应迟钝、出冷汗、口唇肢端发绀；脉搏细速、血压进行性下降、尿少或无尿；水电解质、酸碱代谢失衡等并发症。

(2) 失血性休克：急性失血量达 20% 的血容量就可能出现休克。

(3) 感染性休克：① 冷休克：低动力型（低排高阻型）。② 暖休克：高动力型（高排低阻型）。

3. 辅助检查：

(1) 实验室检查：

① 失血性休克：RBC 压积下降，血红蛋白值↓。

② 感染性休克：WBC 增加。

③ 急性呼吸窘迫综合征。

④ 肝功能、肾功能检查。

(2) 血流动力学监测：

① 中心静脉压 CVP：代表右心房或胸腔段上下腔静脉压力；正常值 5 ~ 12 cmH_2O；临床意义。

② 肺毛细血管楔压（PCWP）。

③ 休克指数 = 脉率/收缩压 (mmHg)；正常值。

三、治疗要点

治疗原则：去除病因，迅速恢复有效循环血量，纠正微循环障碍，增强心肌功能。

1. 急救措施：

(1) 控制创伤所致的大出血，包括止血和抗休克裤（MAST）。

(2) 保持呼吸道通畅。

(3) 采取休克体位：头及躯干抬高 20° ~ 30°，下肢抬高 15° ~ 20°。

(4) 注意保暖但不加热，尽量减少搬动。

2. 补充血容量：是抗休克最基本的措施（见表 4-1）。

表 4-1 血压和中心静脉压与补液的关系

血压	中心静脉压	原因	处理原则
低	低	血容量严重不足	充分补液
正常	低	血容量不足	适当补液
正常	高	容量血管过度收缩	舒张血管
低	正常	心功能不全或血容量不足	补液试验
低	高	心功能不全或血容量相对过多	给强心药，纠正酸中毒，舒张血管

3. 积极处理原发病：是抗休克最根本的措施。

4. 纠正代谢性酸中毒。

5. 应用血管活性药物：① 血管收缩剂，如肾上腺素、去甲肾上腺素；② 血管扩张剂，如多巴胺、654-Ⅱ、酚妥拉明；③ 强心药物，如西地兰。

6. 控制感染。

7. 应用皮质类固醇。

四、主要护理诊断及合作性问题与护理措施

休克患者的主要护理诊断及合作性问题与护理措施见表 4-2。

表 4-2 休克患者的主要护理诊断及合作性问题与护理措施

护理诊断/问题	主要护理措施
1. 体液不足。	(1) 补充血容量： ① 专人护理。 ② 迅速建立静脉通路。 ③ 合理补液： · 先晶后胶、先快后慢； · 补液速度（注意 BP 和 CVP 与补液的关系）； · 用药时注意浓度、速度及配伍禁忌。 (2) 改善组织灌注： ① 休克体位。 ② 抗休克裤的应用。 ③ 血管活性药物的应用。 · 监测 BP 变化，及时调整输液速度； · 使用时从低浓度、慢滴速开始，BP 平稳后，停药应逐渐减速、减量或降低浓度； · 血管收缩剂使用时严防药物外渗； · 血容量补足的前提下方可使用扩血管药物。 ④ 记录 24 h 出入量以供参考。 ⑤ 动态监测尿量和尿比重：尿量是反映组织灌流最佳的定量指标。
2. 气体交换受损。	(1) 改善缺氧：给氧，必要时行气管插管或切开，并尽早使用呼吸机。 (2) 监测呼吸功能。 (3) 避免误吸、窒息。 (4) 维持呼吸道通畅：鼓励患者做深慢呼吸、有效咳嗽及双上肢运动，予翻身叩背、雾化。
3. 体温异常。	(1) 观察体温变化。 (2) 体温过低时予以保暖：忌加温。 (3) 输库存血时应复温。 (4) 体温过高时予以降温。
4. 潜在并发症：压疮、多系统器官功能衰竭。	参见相关章节。
5. 感染。	(1) 严格无菌操作。 (2) 遵医嘱全身应用有效抗生素。 (3) 协助患者咳嗽咳痰，必要时雾化吸入。 (4) 做好皮肤护理，预防压疮。 (5) 做好一切管道护理，防止逆行感染。
6. 有受伤的危险。	烦躁或神志不清的患者，应加床旁护栏保护，必要时约束四肢。

五、健康教育

1. 加强安全意识避免外伤。
2. 普及急救知识。
3. 出现大量失血脱水应补充血容量。

【课前预习】

一、基础复习

1. 机体维持有效血液灌流的三大因素。
2. 微循环的概念。

二、预习目标

1. 外科最常见的休克有__________休克、__________休克和__________休克。

2. 休克共同的病理基础是____________锐减和组织__________不足导致的微循环、代谢改变及内脏器官继发性损害。

3. 休克的微循环改变分为 3 期：__________、__________、__________期，3 个时期病理表现相对应的身体状况为休克的__________、__________和________期表现。

【课后巩固】

一、名词解释

MODS　CVP　PCWP　DIC

二、填空题

1. 休克早期的表现血压改变为（微循环收缩期）：________________变化不大，而__________缩小，尿量正常或减少________ml/h 为其主要特点。

2. 补液试验：用______ml 生理盐水，在______min 内经静脉快速滴入，若血压________而 CVP 不变，提示血容量不足；如血压________而 CVP 升高 3～5 cmH_2O，则提示心功能不全。

3. 失血性休克患者应及时给予补液输血，若不能及时输血，可首选__________溶液。

4. 急性弥漫性腹膜炎可发生的休克是______________性休克。

【综合练习】

A1 型题

1. 各类休克共同的病理生理基础是
A．外周血管扩张
B．心排血量不足
C．细胞代谢紊乱
D．有效循环血量锐减
E．酸碱平衡失调

2. CVP 高于多少提示充血性心力衰竭
A．10 cm 水柱　B．15 cm 水柱
C．20 cm 水柱　D．25 cm 水柱
E．30 cm 水柱

3. 抗休克最基本的治疗措施是
A．应用血管活性药物

B．扩充血容量
C．纠正酸中毒
D．使用抗生素
E．给予强心药

4. **休克时应用血管扩张剂的前提是**
A．与血管收缩剂交替使用
B．舒张压不低于 8 kPa (60mmHg)
C．心功能正常
D．血容量补足
E．收缩压 100 mmHg 以下

5. **给予休克患者吸氧，适宜的氧流量为**
A．2 ~ 4 L/min　B．4 ~ 6 L/min
C．6 ~ 8 L/min　D．8 ~ 10 L/min
E．10 ~ 12 L/min

6. **休克患者采取中凹位，其目的是**
A．增加回心血量
B．有利于呼吸
C．减轻腹痛
D．减轻下肢水肿
E．增加回心血量及减轻呼吸困难

7. **以下哪一项不是休克早期的临床表现**
A．烦躁不安　B．面色苍白
C．尿量减少　D．血压下降
E．脉搏摸不清

8. **检测休克患者病情变化最简便有效的指标是**
A．生命体征　B．意识状态
C．皮肤色泽　D．中心静脉压
E．尿量

A2 型题

1. **患者，男性，41 岁，反复上腹疼痛 10 余年；因症状加重伴皮肤、巩膜黄染、畏寒、发热 2 天入院。体检示：神志淡漠，体温 39.5 °C，脉搏 125 次/ min，血压 80/50 mmHg。上腹压痛，肌紧张。实验室检查：WBC 25×10^9/L，中性粒细胞 0.95。血清总胆红素 209 μmol/L，谷丙转氨酶 310 U/L。B 超提示肝外胆管扩张，内有强光团伴声影。首先应考虑患者是**
A．感染性休克　B．肝性脑病
C．胰腺炎　D．重症肝炎
E．脑血管意外

2. **孙女士，53 岁。腰部外伤后，精神紧张、烦躁不安、面色苍白、尿量减少、脉压小。应遵医嘱首先给予**
A．血管收缩药　B．血管扩张药
C．静脉补液　D．强心药
E．利尿剂

3. **患者，男性，45 岁，十二指肠溃疡。突发大量呕吐血约 700 ml，患者烦躁，面色苍白，皮肤湿冷，BP 104/90 mmHg，P102 次/min，其表现属于**
A．休克早期　B．休克期
C．休克晚期　D．未发生休克
E．虚脱

4. **姜女士，62 岁。因休克进行扩容疗法快速输液时，中心静脉压 15 cmH_2O，BP 80/60 mmHg。应采取的措施是**
A．大量输液，加快速度
B．控制速度，减慢输液
C．减慢输液，加用强心剂
D．用升压药
E．暂停输液

5. **王先生，42 岁。创伤性休克入院，出现呼吸困难、发绀，给氧后无改善，PaO_2 持续降低，至 51 mmHg，采取正确的措施是**
A．持续吸入纯氧
B．呼气终末正压给氧
C．输液以胶体溶液为主
D．足量扩容，加快输液
E．应用升压药

6. **李女士，63 岁。休克治疗后，血压回升到 130/80 mmHg，CVP 达到 10 cmH_2O，尿量为 15 ml/h，为增加尿量应该**
A．输血
B．增加输液量

C．使用升压药继续提高血压
D．使用血管扩张剂和利尿剂
E．使用强心剂

7. **丁先生，30 岁。严重创伤后，血压降低，脉搏细速，面色苍白，诊断为休克。治疗时重点应注意**
A．急性肾衰竭的发生
B．及时补充血容量
C．及时使用甘露醇
D．避免使用血管收缩药
E．药物对各脏器的毒性

8. **患者，男性，30 岁。大面积烧伤 6 h，转送途中输液 1 000 ml。入院后监测 CVP（中心静脉压）4 cmH_2O（0.39 kPa），血压 80/60 mmHg（67/8 kPa），尿量 20 ml/h，四肢厥冷，呼吸急促，提示的情况是**
A．血容量不足　　B．肺功能不全
C．心功能不全　　D．周围血管收缩
E．肾功能不全

9. **患者，男性，35 岁，因胃溃疡大出血收住院，患者呈休克状态，下列护理措施不妥的是**
A．平卧位
B．常规吸氧
C．给予热水袋保暖
D．观察每小时尿量
E．每 15 min 测血压，脉搏 1 次

A3/A4 型题

（1～4 题共用题干）

患者，女性，35 岁，因车祸腹部撞伤，就诊时血压 75/60 mmhg，脉搏 100 次/min，烦躁不安，皮肤黏膜发绀，多处出现瘀点和瘀斑，四肢发冷，腹穿有不凝固的血液抽出。

1. **该患者的抢救应首先**
A．迅速补充血容量
B．应用血管活性药物
C．吸氧，应用抗生素
D．及时纠正酸中毒
E．使用强心药物

2. **患者皮肤黏膜出现瘀斑的原因是**
A．酸中毒
B．小血管痉挛
C．小血管过度扩张
D．弥散性血管内凝血（DIC）
E．急性肾衰竭

3. **治疗失血性休克的关键措施是**
A．取中凹卧位
B．补充血容量
C．小血管过度扩张
D．维护重在器官功能
E．应用血管活性药物

4. **若休克患者经补液后血压仍低，CVP 低于正常。30 min 内经静脉滴入盐水 500 ml 后，若 CVP 不变、BP 升高，提示**
A．血容量不足
B．心功能不全
C．血容量相对过多
D．容量血管过度收缩
E．心功能正常

（5～7 题共用题干）

沈先生，40 岁，从 3 楼坠下后 12 h，神志不清，无脉搏、无血压、无尿，体温不升，全身广泛出血倾向，可见大片皮下瘀斑，并有呕血、便血，心跳和呼吸微弱。

5. **该患者处于**
A．休克早期　　B．休克期
C．休克晚期　　D．多系统功能衰竭期
E．濒死期

6. **该患者易并发**
A．急性肾衰竭
B．呼吸衰竭
C．血液系统功能衰竭
D．肝功能衰竭
E．多系统功能衰竭

7. **对该患者最主要的抢救措施应是**

A. 降温　B. 吸氧
C. 抗凝疗法　D. 扩容
E. 强心

（8～11 题共用题干）

患者，男性，58 岁。因骨折致损伤性休克，血压 90/70 mmHg，中心静脉压 10 cmH_2O。

8. 分析此患者现状的原因是
A．血容量相对过多
B．血容量不足
C．心功能不全
D．容量血管过度收缩
E．心功能不全或血容量不足

9. 针对目前状况，对此患者的处理原则是
A．充分补液　B．给予强心药物
C．舒张血管　D．补液试验
E．纠正酸中毒

10.（假设信息）遵医嘱在 10 min 内经静脉输入等渗氯化钠液 250 ml 后，测中心静脉压仍为 10 cmH_2O，血压升至 100/80 mmHg。提示
A．血容量相对过多
B．血容量不足
C．心功能不全
D．容量血管过度收缩
E．心功能不全或血容量不足

11. 此时的最佳治疗方案是
A．补充血容量
B．应用血管扩张剂
C．应用血管收缩剂
D．应用强心剂
E．应用皮质类固醇

（12～14 题共用题干）

男性，36 岁。左上腹外伤致脾破裂，神志淡漠，面色苍白，四肢湿冷，血压 80/60 mmHg，脉搏 120 次/min。

12. 对患者的诊断是
A．失血性休克
B．过敏性休克
C．感染性休克
D．神经源性休克
E．心源性休克

13. 该患者的休克临床分期为
A．微循环痉挛期
B．代偿期
C．抑制期
D．微循环扩张期
E．微循环衰竭期

14. 不属于休克继发性损害的是
A．急性呼吸窘迫综合征
B．急性肾衰
C．颅内压降低
D．急性胃黏膜糜烂
E．心功能损害

（编者：侯世明）

第五章 麻醉患者的护理

第一节 概 述

【知识要点】

1. 概述：麻醉是指用药物或非药物的方法使患者整个机体或机体某一部分暂时丧失对疼痛的感觉，称为麻醉。

2. 分类：全身麻醉，局部麻醉，椎管内麻醉。

一、局部麻醉

应用局麻药物或其他方法暂时阻断身体某一区域的神经冲动传导，使受这些神经支配的相应区域产生麻醉作用，称为局部麻醉，简称局麻。适用于较表浅局限的中小型手术。注意局麻的特点。

1. 局麻药的分类：酰胺类，酯类。（局麻时成人一次最大剂量）

2. 常用局部麻醉的方法：

(1) 表面麻醉。

(2) 局部浸润麻醉：是最常用的局部麻醉方法。

(3) 区域阻滞麻醉。

(4) 神经阻滞麻醉：颈丛神经阻滞、臂丛神经阻滞、肋间神经阻滞、阴茎和指神经阻滞（局麻药不能加肾上腺素）。

二、椎管内麻醉

将局部麻醉药注入椎管内阻滞神经根，以达到相应区域的麻醉效果。

1. 椎管内麻醉分类：① 蛛网膜下腔阻滞，简称腰麻；② 硬脊膜外腔阻滞，简称硬膜外麻醉。注意麻醉特点。

2. 椎管内麻醉的解剖：成人脊髓终止于 L_1 下缘或 L_2 上缘。

3. 蛛网膜下腔阻滞：

(1) 适应证：2 ~ 3 h 内脐平面以下部位手术

(2) 穿刺方法：穿刺间隙，一般选 L_3 ~ L_4 间隙或 L_4 ~ L_5 间隙。方法：腰椎穿刺术。麻醉平面调节（鞍区麻醉，半身麻醉）。

(3) 蛛网膜下腔阻滞并发症：① 血压下降；② 呼吸抑制；③ 恶心呕吐；④ 头痛；⑤ 尿潴留。

4. 硬脊膜外腔阻滞：

(1) 适应证：横膈以下的各种腹部、腰部和下肢手术。

(2) 穿刺方法：硬脊膜外穿刺术（试验剂量和追加剂量，腰麻现象）。

(3) 硬脊膜外腔阻滞并发症：① 全脊髓麻醉（硬膜外麻醉最严重并发症）；② 血压下降；③ 截瘫；④ 硬膜外脓肿。

三、全身麻醉

全身麻醉是指麻醉剂作用于CNS，使之抑制，患者的意识和痛觉消失，肌肉松弛，反射活动减弱。

1. 吸入麻醉：麻醉药经呼吸道吸入，作用于中枢神经系统而产生麻醉者，称为吸入麻醉。

(1) 常用吸入麻醉药：笑气、恩氟烷（安氟醚）、异氟烷（异氟醚）。

(2) 麻醉方法：气管插管密闭式吸入麻醉。

2. 静脉麻醉：将麻醉药注入静脉，作用于中枢神经系统而产生全麻者称为静脉麻醉。

3. 复合全身麻醉：指两种或两种以上的全麻药或（和）方法复合应用，彼此取长补短，以达到最佳麻醉效果。分为全静脉麻醉和静吸复合麻醉。

【课前预习】

一、基础复习

1. 局部麻醉。　　2. 椎管的解剖。

3. 常用吸入麻醉药。　　4. 常用静脉麻醉药。

二、预习目标

成人腰椎穿刺术一般选择的部位是腰__________椎间隙。

【课后巩固】

一、名词解释

复合麻醉　　腰麻　表面麻醉　　吸入麻醉

二、填空题

1. 传统局麻药分为两类，酯类有__________、__________，酰胺类有__________。

2. 硬脊膜外阻滞麻醉：将局麻药注入__________腔，阻滞脊__________，使躯干的__________产生麻醉作用，称硬脊膜外腔阻滞麻醉。

3. 吸入麻醉是指麻醉药经__________吸入进入血液循环，作用于__________系统而产生的麻醉，称为吸入麻醉。

4. 静脉麻醉是指将麻醉药注入__________，作用于__________系统而产生全麻状态。

5. 将局部麻醉药注入________下腔，阻滞________，称为蛛网膜下腔阻滞麻醉，简称腰麻。

第二节　麻醉前的护理

【知识要点】

一、概述

麻醉前对患者护理的意义是：

1. 保障手术患者在麻醉期间的安全。

2. 增强患者对手术和麻醉的耐受能力。

3. 避免或减少围术期的并发症。

二、护理评估

1. 健康史。

2. 身体状况：

(1) 患者的病情：主要疾病、伴随疾病、重要器官功能、体液失衡情况以及既往病史等。

(2) 心理评估。

(3) 评估患者对麻醉和手术的耐受力。

3. 辅助检查：

(1) 实验室检查："三大常规"、出凝血时间、肝肾功能、血生化、血气分析等。

(2) 特殊检查：心电图、影像学。

三、治疗要点

1. 提高麻醉耐受力：

(1) 纠正生理紊乱，去除潜在疾病诱发因素。

(2) 治疗现存的疾病。

(3) 与患者交谈消除顾虑，取得配合。

(4) 与家属进行交谈，说明麻醉中及麻醉后可能发生的问题。征得家属同意后，双方签字认同。

2. 纠正和改善病理、生理状态。

3. 麻醉设备和药物准备。

4. 禁食和禁饮，目的为了防止术中呕吐物误吸阻塞呼吸道。

(1) 择期和限期手术：禁食 8 ~ 12 h、禁饮 4 h。

(2) 急症手术：饱餐后急诊手术，尽可能考虑局麻，必须全麻时，先置胃管排完胃内容物或在清醒状态下作气管插管。

5. 麻醉前用药：

(1) 巴比妥类：减少麻醉药的副作用。

(2) 阿片类镇痛药：提高痛阈。

(3) 抗胆碱药：抑制呼吸道腺体分泌，抑制迷走神经反射。

(4) 安定、镇静药：减轻焦虑。

四、主要护理诊断及合作性问题与护理措施

麻醉前患者的主要护理诊断及合作性问题与护理措施见表 5-1。

表 5-1　麻醉前患者的主要护理诊断及合作性问题与护理措施

<table>
<tr><th colspan="2">护理诊断/问题</th><th>主要护理措施</th></tr>
<tr><td colspan="2">1. 焦虑/恐惧。</td><td>(1) 缓解焦虑和恐惧。
(2) 麻醉前用药：安定、镇静药。</td></tr>
<tr><td colspan="2">2. 知识缺乏。</td><td>告知有关麻醉须知和配合方面的知识。</td></tr>
<tr><td rowspan="3">3. 潜在并发症：</td><td>呼吸道腺体分泌过多。</td><td>麻醉前用药：抗胆碱药。</td></tr>
<tr><td>麻醉药的副作用。</td><td>麻醉前用药：巴比妥类。</td></tr>
<tr><td>手术中发生呕吐，心律失常或心搏骤停。</td><td>(1) 禁食和禁饮：成人术前常规禁食 8 ~ 12 h。
(2) 全麻时，先置胃管排完胃内容物或在清醒状态下作气管插管。
(3) 麻醉前用药：抗胆碱药。
(4) 加强呼吸道管理。</td></tr>
</table>

五、健康教育

告知有关麻醉须知和配合方面的知识。

【课前预习】

一、基础复习

1. 麻醉药。 2. 抗胆碱药。
3. 镇静催眠药。 4. 成瘾性镇痛药。

二、预习目标

1. 麻醉前________内禁食、________内禁饮，防止麻醉中发生________和________危险。
2. 麻醉前应用阿托品能减少__________分泌物，为__________麻醉不可减少的术前用药。

【课后巩固】

一、名词解释

吸入性肺炎 局麻药毒性反应 局麻药过敏反应

二、填空题

1. 麻醉前评估患者对麻醉的_________力，发现是否有影响___________及____________危险性的异常情况。

【综合练习】

A1 型题

1. 关于局部麻醉前的护理，下列哪项措施是错误的
A．局麻下小手术可不必禁食
B．常规使用苯巴比妥钠作为术前用药
C．皮肤过敏试验阴性者不会发生中毒反应
D．注药时须防注入血管
E．限制药物的剂量和浓度

2. 为了使患者镇静，减少术中麻药的用量，麻醉前用药一般首选
A．吗啡 B．苯巴比妥钠
C．哌替啶 D．氯丙嗪
E．异丙嗪

3. 局麻时麻药内加入 0.1% 肾上腺素的目的是
A．防止局部麻醉药物中毒反应
B．减少手术出血，延长麻醉时间
C．防止麻醉后心跳减慢
D．防止麻醉后血压下降
E．减低局麻药物的毒性

4. 以 1% 普鲁卡因作局部浸润麻醉，一次最大用量是
A．30 ml B．50 ml
C．100 ml D．200 ml
E．300 ml

5. 以下哪项麻醉护理问题与腰麻有关
A．营养失调 B．体温过低
C．体温过高 D．头痛
E．腹泻

6. 麻醉前准备不包括
A．进行心理护理
B．了解患者各系统功能
C．纠正患者生理功能紊乱

D．麻醉用具及药物的准备
E．手术区备皮

7. **能预防局麻药中毒的术前用药是**
A．氯丙嗪　　B．异丙嗪
C．阿托品　　D．哌替啶
E．苯巴比妥钠

8. **为避免手术患者术中呕吐及腹胀，应于**
A．术前 6 h 禁食、禁水
B．术前 12 h 禁食、不限制饮水
C．术前 12 h 禁食、4 h 禁水
D．术前 24 h 禁食、4 h 禁水
E．术前 24 h 禁食、12 h 禁水

A2 型题

杜女士，51 岁。拟在指神经阻滞麻醉下行左手示指脓性指头炎切开引流术。护理中错误的措施是
A．常规麻醉前用药
B．局麻药限量使用
C．防止局麻药注入血管
D．局麻药中加入适量肾上腺素
E．局麻药浓度不能过高

A3/A4 型题

（1～2 题共用题干）

男性，60 岁。2 个月来排尿困难，4 月前患脑栓塞，半年前患心肌梗死。检查：胸部 X 线，提示支气管肺炎、肺气肿；肝肾功能正常；陈旧性心肌梗死。患者回答问题不清，走路困难，左半身偏瘫。入院诊断为前列腺增生，拟行前列腺摘除术。

1. **该患者最适宜的麻醉方式是**
A．硬膜外阻滞　　B．腰麻
C．表面麻醉　　D．吸入麻醉
E．神经阻滞

2. **该患者麻醉前给药不能选择哪一种药物**
A．东莨菪碱　　B．异丙嗪
C．地西泮　　D．阿托品
E．苯巴比妥钠

（3～4 题共用题干）

女性，36 岁。右上腹阵发性疼痛 3 h 入院。查体：急性痛苦病容，心肺未见异常；Murphy 征阳性。B 超示胆囊壁增厚，内有强光团伴声影。诊断为急性结石性胆囊炎。决定急诊行胆囊切除术。

3. **该患者最适宜的麻醉方式是**
A．表面麻醉　　B．局部浸润麻醉
C．硬膜外阻滞　　D．吸入麻醉
E．神经阻滞

4. **该患者麻醉前准备错误的是**
A．评估患者对麻醉的耐受力
B．麻醉前用抗胆碱药。
C．手术前 12 h 禁食，4～6 h 禁饮
D．与患者交谈消除顾虑
E．纠正生理紊乱，去除潜在疾病诱发因素

第三节　麻醉后的监测与护理

【知识要点】

一、概述

麻醉后需要加强监护和治疗，以保证患者安全度过麻醉恢复期，护理人员必须认识各种麻醉后主要的异常或并发症，以便更好地实施麻醉后的护理。

二、护理评估

1. 健康史：了解手术过程。

2. 身体状况：

(1) 局部麻醉后的并发症：

① 局麻药毒性反应：指单位时间内血液中局麻药浓度超过了机体的耐受力而引起的中毒症状。

· 常见原因：6点。

· 身体状况：轻度，重度。

② 局麻药过敏反应：酯类发生机会较多，酰胺类极罕见。

(2) 椎管内麻醉并发症：

① 循环功能异常：血压下降、心率减慢。

② 呼吸功能异常：呼吸困难、咳嗽无力。

③ 消化功能异常：恶心、呕吐。

④ 泌尿功能异常：尿潴留。

⑤ 头痛：特点是坐起加剧。主要原因是低颅压性头痛。

⑥ 脊髓或神经并发症。

(3) 全身麻醉的并发症：8种。

(4) 监测：生命体征、血氧饱和度、血常规、尿常规，进行血电解质检查、血气分析。

三、主要护理诊断及合作性问题与护理措施

麻醉患者的主要护理诊断及合作性问题与护理措施见表5-2～表5-4。

表5-2 局部麻醉患者的主要护理诊断及合作性问题与护理措施

护理诊断/问题	主要护理措施
1. 焦虑、恐惧。	减轻焦虑、恐惧，告知麻醉相关知识。
2. 局麻药毒性反应。	(1) 局麻药毒性反应的预防措施。 (2) 协助医生预防、观察和处理毒性反应：① 预防措施（5个要点）；② 急救处理。
3. 局麻药的过敏反应。	(1) 使用酯类药：详细了解有无药物过敏史，无过敏史者常规作过敏试验。 (2) 协助医生预防、观察和处理过敏反应：① 预防措施；② 急救处理。

表5-3 椎管内麻醉患者的主要护理诊断及合作性问题与护理措施

护理诊断/问题	主要护理措施
1. 蛛网膜下腔阻滞潜在并发症。	(1) 血压下降及心律减慢：快速输液扩容，麻黄素，阿托品。 (2) 呼吸抑制：吸氧或辅助呼吸。 (3) 恶心呕吐：及时清理呕吐物，防止误吸，处理原因。 (4) 腰麻后头痛：术后去枕平卧6～8 h，对症处理。 (5) 尿潴留：诱导排尿、热敷下腹部、变换体位、针灸、肌注氨甲酰胆碱，必要时导尿。
2. 硬脊膜外腔阻滞潜在并发症。	(1) 血压下降：快速输液扩容，麻黄素。心动过缓者遵医嘱静注阿托品。 (2) 全脊髓麻醉：协助麻醉师急救处理。 (3) 神经损伤：对症处理。

表 5-4　全身麻醉患者的主要护理诊断及合作性问题与护理措施

护理诊断/问题		主要护理措施
1. 有受伤的可能。		专人守护。加床栏防坠床。适当约束。
2. 潜在并发症：	恶心呕吐、窒息。	术前禁食、禁饮，术后置正确体位，呕吐后及时清理口腔。
	呼吸道梗阻。	(1) 舌后坠：托起其下颌，将头后仰，置入口咽或鼻咽通气管。 (2) 咽喉部分泌物和异物：及时清除，解除梗阻。 (3) 喉头水肿：皮质激素；肾上腺素；重者，气管切开并护理。 (4) 气管、支气管分泌物积聚：及时清除。
	低血压。	密切观察、调整麻醉深度，及时补充血容量，使用血管收缩剂、阿托品等。
	高热、苏醒延迟。	物理降温，氧疗。
	心律失常、心脏骤停。	密切观察心率变化，协助救治。补液、输血、吸氧，必要时强心药物、除颤、CPR 等。

四、健康教育

1. 局麻操作方便应用广泛，由于可能有药毒性反应，麻药过敏反应，有一定风险性。
2. 腰麻后头痛有自限性。
3. 尿潴留必要时才导尿。
4. 全麻有较大安全系数，应用广泛

【课前预习】

一、基础复习

椎管的解剖。

二、预习目标

局部麻醉中毒反应发生的原因有：①局麻药________量；②单位时间内药物________过快；③机体对局麻药的______________降低；④药物间的相互作用。

【课后巩固】

一、名词解释

低压性头痛。

二、填空题

1. 护理全麻未清醒的患者，最重要的措施是__________位，防止呕吐物误吸。
2. 全麻患者出现鼾声应考虑__________或________分泌物过多。
3. 患者自控镇痛（PCA）：在持续镇痛的基础上，允许患者根据__________的感受，触发释放一定量的药物。

【综合练习】

A1 型题

1. 蛛网膜下隙阻滞麻醉下手术后患者应采取的正确体位是
   A．头偏向一侧，去枕平卧位 6～8 h
   B．半卧位 6～8 h
   C．头低脚低位 6～8 h
   D．侧卧位 6～8 h
   E．去枕平卧位 6～8 h
2. 导致出现局麻药中毒反应的原因不包括
   A．一次注入超限量麻醉药
   B．直接注入血管
   C．患者耐受力差
   D．局麻药中错误加入了肾上腺素
   E．注入血管丰富部位，迅速吸收
3. 为了防止全麻时呕吐和误吸，禁食、禁饮的时间为
   A．麻醉前 4 h 禁食，2 h 禁饮
   B．麻醉前 5 h 禁食，3 h 禁饮
   C．麻醉前 12 h 禁食，4～6 h 禁饮
   D．麻醉前 10 h 禁食，2 h 禁饮
   E．麻醉前 1 h 禁食，1 h 禁饮
4. 硬膜外麻醉最严重的并发症是
   A．血压下降　B．血管扩张
   C．尿潴留　D．呼吸变慢
   E．全脊髓麻醉
5. 全麻后完全清醒是指
   A．呼之能睁眼
   B．对刺激有反应
   C．能听到声响
   D．能正确回答问题
   E．能翻身活动
6. 对腰麻后头痛的预防措施是
   A．给予预防性止痛药
   B．给予镇静剂
   C．静脉输液
   D．麻醉后去枕平卧 6～8 h
   E．针刺疗法
7. 一位全麻下行全肺切除患者，术后未清醒前应多长时间观察生命体征 1 次
   A．15～30 min　B．30～60 min
   C．1～2 h　D．4 h
   E．8 h
8. 护理全麻未清醒的患者，以下哪项措施最重要
   A．约束肢体，防止躁动
   B．头偏向一侧平卧，防止呕吐物误吸
   C．注意输液针头防止脱出
   D．保暖
   E．测血压、呼吸、脉搏
9. 全麻术后未清醒前的体位应取
   A．平卧，头偏向一侧
   B．头高斜坡位
   C．俯卧，头偏向一侧
   D．半坐卧位
   E．头低脚高位

A2 型题

1. 李先生，28 岁。阑尾切除术前，腰麻注药后，即感胸闷，并出现烦躁、恶心呕吐及血压下降，随后呼吸困难。首先考虑为
   A．麻醉平面过高
   B．麻醉药过敏反应
   C．麻醉药中毒反应
   D．注药速度过快
   E．麻醉药剂量过大
2. 成年女性患者，拟行阑尾切除术，在腰麻开始后不久，收缩压从麻醉前 14.7kPa(110 mmHg) 下降至 11.7 kPa(88 mmHg)，应从静脉输液中加入下列何种药物
   A．间羟胺　B．麻黄碱
   C．肾上腺素　D．多巴胺

E．去甲肾上腺素

3. **患者，女性，45岁，行腰麻术后4 h，烦躁不安，测血压、脉搏、呼吸均正常。查体见：下腹部膨隆，叩诊浊音，首先考虑是**

A．肠梗阻　B．急性胃扩张

C．腹腔内出血　D．急性腹膜炎

E．尿潴留

4. **男性，35岁，腰麻下行阑尾切除术。术后发生了尿潴留，想了许多办法，下列哪项是无效的**

A．针灸　B．诱导

C．下腹热敷　D．用利尿药

E．导尿

5. **女性，60岁，硬膜外麻醉下行胆囊切除术，术后6 h之内应取的卧位是**

A．平卧位　B．侧卧位

C．去枕平卧位　D．半卧位

E．头高斜坡位

6. **男性，35岁。腰麻下行阑尾切除术，术后首先要采取的体位是**

A．平卧位　B．侧卧位

C．头高斜坡位　D．半卧位

E．去枕平卧

7. **丁女士，30岁，全麻下行开颅手术，术后已清醒，应采取的体位是**

A．半卧位　B．平卧位

C．头高斜坡位　D．平卧头转向一侧

E．侧卧位

8. **苯巴比妥钠作为局部麻醉前用药，主要是因为**

A．有镇静作用

B．有催眠作用

C．能减少呼吸道分泌

D．能减轻迷走神经反射

E．能预防局麻药中毒反应

A3/A4型题

（1～2题共用题干）

患者，男性，32岁，拟在硬膜外麻醉下行胃大部切除术。在注入麻醉药后，患者迅速出现低血压、意识丧失、呼吸浅促、心跳微弱，躯体和四肢无痛觉。

1. **该患者可能发生了**

A．全脊髓麻醉

B．严重过敏反应

C．严重中毒反应

D．窒息

E．麻醉药物用量过多

2. **此时最主要的危险是**

A．昏迷

B．意识丧失

C．麻醉作用持久

D．损伤脊髓导致截瘫

E．呼吸心搏骤停

（3～4题共用题干）

张某，男性，50岁，在全麻下行胃大部切除术，术后回病房麻醉未清醒。

3. **患者血压脉搏正常，呼吸困难，呼吸时喉头有鸡鸣音，应考虑**

A．舌后坠

B．呼吸道分泌物过多

C．喉痉挛

D．呕吐物窒息

E．呼吸节律紊乱

4. **应立即采取的处理措施是**

A．人工呼吸

B．肌松药，同时气管内插管

C．置入口咽通气管

D．吸氧

E．取俯卧位

（5～7 题共用题干）

黎某，男性，56 岁，在全麻下行食管癌根治术，术后回病房麻醉未清醒。

5. 患者血压脉搏正常，呼吸困难，呼吸时喉头有啰音，应考虑

A．舌后坠
B．呕吐物窒息
C．呼吸道分泌物过多
D．喉痉挛
E．呼吸节律紊乱

6. 应立即采取的护理措施

A．吸氧　B．吸痰
C．雾化吸入　D．抗生素
E．气管插管

7. 该患者应采取的体位是

A．去枕平卧，头偏向一侧
B．平卧位
C．仰卧位
D．半卧位
E．头高卧位

（编者：侯世明）

第六章　围手术期患者的护理

第一节　手术前患者的护理

【知识要点】

一、概述

围手术期的概念：手术患者从入院，经过术前、术中和术后，直至基本康复出院的全过程，又称手术全期。

1. 手术分类：

(1) 按照手术的时机：择期手术、限期手术、急症手术。

(2) 按照手术中细菌接触的情况：无菌手术、可能污染手术、感染手术。

(3) 按照手术的彻底程度：根治性手术、姑息性手术。

(4) 按照手术的程序计划：一期手术、分期手术。

2. 手术前准备的重要性：手术是外科疾病的重要治疗手段。做好术前准备，使患者具有充分的心理准备和良好的机体条件，以便更安全地耐受手术。

二、护理评估

1. 健康史。

2. 身体状况：

(1) 年龄及性别、营养状态。

(2) 重要器官的功能状况：心脏血管系统，呼吸系统，神经系统，血液系统，泌尿生殖系统。

(3) 手术耐受性：耐受良好和不良。

3. 辅助检查：了解各项实验室检查结果，如血、尿、粪三大常规和血生化检查结果，了解X线、心电图、B超、CT及MRI等检查结果，以协助判断各系统的功能及预后。

三、治疗要点

1. 心理护理。

2. 饮食护理。

3. 一般准备和护理：

(1) 呼吸道准备：练习胸、腹式呼吸，戒烟2周，控制呼吸道感染，练习深呼吸运动、有效咳嗽和排痰。

(2) 胃肠道准备，包括禁饮食、洗胃、灌肠（急诊手术患者禁忌灌肠）和使用肠道不吸收抗生素。

(3) 皮肤准备（24 h内）：备皮的步骤和范围。

(4) 适应性训练：

① 练习适应手术后床上使用便盆、调整卧位和床上翻身。

② 练习术中特殊体位。

(5) 其他准备：做好配血、药物过敏试验、确认手术部位等。

(6) 手术晨间准备：① 心理准备；② 术前准备及“四禁”；③ 密切观察病情变化。

(7) 特殊患者准备：包括高血压、心脏病、糖尿病、呼吸功能障碍患者（停止吸烟 2 周，鼓励患者多练习深呼吸和咳嗽）等。

4. 急诊手术准备：6 点。

四、主要护理诊断及合作性问题与护理措施

术前患者的主要护理诊断及合作性问题与护理措施见表 6-1。

表 6-1　术前患者的主要护理诊断及合作性问题与护理措施

护理诊断/问题	主要护理措施
1. 焦虑与恐惧：知识缺乏。	(1) 建立良好的护患关系，减轻患者不良心理反应。 (2) 发挥家庭及社会的支持作用。 (3) 健康宣教。
2. 营养不良。	(1) 鼓励进食。 (2) 胃肠外静脉营养。 (3) 静脉补液，纠正水电解质及酸碱平衡；贫血者必要时予以输血。

五、健康教育

告知患者术前准备的重要意义。

【课前预习】

一、基础复习

麻醉分类和麻醉前用药。

二、预习目标

1. 围手术期指护士从迎接患者进入________到患者术后________回家这段时期。

2. 手术按时限可分为________、________和________；对肿瘤患者按彻底程度分为________和________。

【课后巩固】

一、名词解释

根治性手术　姑息性手术　术前适应性训练　择期手术　备皮

二、填空题

1. 外科患者手术前最常见的心理问题是________，心理护理最有效的方法是进行________。

2. 术后患者因麻醉和手术的影响，加之不习惯在床上大小便，易发生尿潴留，术前应进行____________。

3. 手术当日清晨测量生命体征，若患者有体温、血压升高或女性患者月经来潮时，及时通知医师，必要时____________手术。

【综合练习】

A1 型题

1. 关于外科围手术期，正确的描述是
A．从患者发病到出院相连续的这段时间
B．从入院到手术期完成相连续的这段时间
C．入院后的手术前、手术中、手术后相连续的这段时间
D．从入院手术后到出院相连续的这段时间
E．从手术麻醉到患者清醒相连续的这段时间

2. 为骨科手术患者备皮，以下哪项措施是错误的
A．术前 3 天开始准备皮肤
B．术前 2～3 天每日用肥皂水冲洗
C．备皮范围要超过切口 35 cm
D．术前一日剃净毛发
E．备皮后用 75% 乙醇清毒，无菌巾包扎

3. 患者手术区皮肤准备的目的
A．确定手术切口的长度
B．保持手术切口清洁
C．防止术后切口感染
D．防止术中切口出血
E．有利于观察伤口情况

4. 为了防止患者在麻醉或手术中呕吐而引起窒息或吸入性肺炎，应在术前
A．8 h 禁食，4～6 h 禁饮
B．10 h 禁食，3～4 h 禁饮
C．12 h 禁食，4～6 h 禁饮
D．24 h 禁食，12 h 禁饮
E．10 h 禁食，3～5 h 禁饮

5. 关于患者术日晨准备，以下哪项措施不妥
A．测量体温、呼吸、脉搏、血压
B．协助患者取下义齿、眼镜
C．口服抗生素
D．进入手术室前嘱患者安心配合手术
E．按麻醉要求执行手术前用药

6. 手术前应行清洁灌肠的是
A．结肠或直肠手术　　B．胃部手术
C．慢性阑尾炎　　D．脊椎手术
E．十二指肠手术

7. 急症手术患者的术前准备工作，以下哪项措施不正确
A．给患者灌肠
B．通知患者禁食、禁饮
C．配血，做药物过敏试验
D．术前用药
E．密切观察病情变化，并做好记录

A2 型题

1. 王先生，52 岁，因患结肠癌入院。拟进行结肠癌根治术，此患者术前应
A．2 日内禁食
B．3 日前做肠道准备工作，口服抗生素
C．3 日前做肠道准备工作，服泻剂
D．多吃水果、蔬菜，防止便秘
E．提前 3 天做清洁灌肠

2. 男性，46 岁，十二指肠溃疡并发瘢痕性幽门梗阻，反复呕吐宿食，消瘦，皮肤干燥且弹性下降。入院后经术前准备，在硬膜

外麻醉下行胃大部切除术。特殊的术前准备是

A．心理护理　B．皮肤护理
C．每晚洗胃　D．配血、皮试
E．术前用药

3. 张先生，30岁，急性阑尾炎入院，拟腰麻下急症手术。下列哪项准备不妥

A．服泻药，防术后腹胀　B．备皮
C．查出凝血时间　D．禁食
E．禁饮

4. 于先生，70岁。因腹泻、便秘交替出现2个月就诊，大便稀并带有黏液血便，疑患“直肠癌”收住院。如明确诊断并准备行手术，错误的术前准备是

A．术前3天开始少渣半流食
B．术前3日服缓泻剂
C．术前3日口服肠道吸收的抗生素
D．术日晨留置导尿管
E．术前3日应用维生素K

5. 男性患者，30岁，诊断为外伤性休克，怀疑脾破裂需立即手术，由门诊直接送入手术室，在医师和麻醉师看患者的同时，巡回护士应首先处理的是

A．给患者吸氧
B．手术区备皮
C．输液，抽血配血
D．准备手术器械
E．摆好患者体位

6. 女性，40岁，甲状腺良性瘤定于今日上午手术。在晨间护理时发现患者什么情况手术可按期进行

A．咳嗽　B．月经来潮
C．精神紧张　D．发热
E．血压升高

7. 患者，女性，50岁，无意中发现左乳房无痛性肿块。体检见左侧乳房外上象限触及直径3 cm的肿块，质硬、表面不光滑、边界不清，活动度小，局部皮肤凹陷，区域淋巴结不肿大，拟行根治性手术，该患者的术前备皮范围错误的是

A．上至锁骨上窝
B．下至剑突
C．健侧至腋前线
D．患侧至腋后线
E．包括患侧上臂和腋下

8. 患者，男性，52岁，确诊为食管癌，拟行根治治疗。患者术前准备不包括

A．加强营养
B．肠道准备
C．呼吸道排痰练习
D．练习床上排便
E．术前3天每晚洗胃

A3/A4 型题

（1～2题共用题干）

许某，男性，55岁，脊柱结核手术后卧床2周，出现右小腿疼痛，有紧束感，并逐渐出现水肿。

1. 该患者出现的术后并发症是

A．肌肉萎缩
B．水电解质紊乱
C．关节炎
D．切口感染
E．下肢深静脉血栓形成

2. 护理此患者时应禁止

A．应用抗生素　B．热敷
C．抬高患肢　D．按摩患肢
E．理疗

（3～4题共用题干）

患者，男性，18岁，转移性右下腹痛8 h。体检：体温38 °C，血压正常，右下腹有固定的压痛，无腹肌紧张，临床诊断为急性阑尾炎，经术前准备后，在腰麻下行阑尾切除手术。

3. 手术前准备，错误的是

A．禁食、禁饮　B．静脉输液

C．备皮、皮试　D．通便灌肠
E．术前用药

4．术后鼓励患者早期下床活动，主要是为了防止

A．腹腔内出血　B．肠粘连
C．切口感染　D．门静脉炎
E．盆腔脓肿

第二节　手术室护理工作

【知识要点】

一、手术室的设施与设备

1. 手术室布局。　2. 手术室区域划分。　3. 手术间设置及常用设备。
4. 附属工作间。　5. 洁净手术室。

二、手术室的管理

1. 规章制度。　2. 分区管理。　3. 清洁消毒。

三、手术室常用手术器械与物品

1. 布类：手术衣、手术巾单、手术包布。
2. 手术敷料：纱布、棉花，用于止血、拭血、压迫、包扎。
3. 手术器械：刀刃解剖器械、夹持钳制器械、牵拉器械、探查扩张器械、吸引器头、内镜、吻合器、精密及专科器械。
4. 缝针及缝线。
5. 引流物。

四、患者及手术人员准备

1. 患者的准备：

(1) 安置手术体位：① 调节万能手术台；② 安置手术体位的要求；③ 常用手术体位及适应证。

(2) 手术区皮肤消毒：① 常用皮肤消毒剂；② 消毒范围；③ 由手术护士、巡回护士和第一助手配合进行腹部手术皮肤消毒。

(3) 铺无菌手术单：

① 由手术护士和第一助手配合铺第一层四块方巾。

② 由第二助手和手术护士配合铺第二层中单和第三层大单、贴无菌手术薄膜。

2. 手术人员的准备：

(1) 手臂的消毒：① 七步洗手法；② 碘伏洗手法；③ 灭菌王洗手法；④ 紧急洗手法。

(2) 穿无菌手术衣：① 传统手术衣；② 遮盖式手术衣。

(3) 戴无菌手套法：① 戴干、湿手套；② 脱手术衣、脱手套；③ 连台手术脱手术衣、脱手套。

五、手术室护士的主要岗位及配合

1. 器械护士、巡回护士的工作职责：

(1) 器械护士的配合：主要任务是准备手术器械，传递手术器械，管理无菌桌，配合医生完成手术。

(2) 巡回护士的配合：主要任务是做好术前准备，负责患者出入手术室的安全，配合麻醉和手术组人员完成手术，并配合处理手术中的紧急情况。

2. 器械台的护理工作：① 器械台的要求；② 铺无菌台；③ 器械托盘。

3. 手术中的无菌原则：① 明确无菌范围；② 保持无菌物品的无菌状态；③ 减少空气污染；④ 保护皮肤切口；⑤ 正确传递物品及调换位置；⑥ 污染手术的隔离技术。

【课前预习】

一、基础复习

脱碘，外科无菌技术，无菌区，巡回护士的职责。

二、预习目标

1. 术前手术人员用肥皂水刷手的顺序为____________、___________、____________三段，范围从指尖到肘上______cm。连台手术时，若无菌手术完毕，手套未破，不用重新刷手，脱手套后可用高效消毒液揉搓______________两遍。

2. 穿无菌手术衣和戴手套时，如果用干手套，应先_____________，后____________；如果用湿手套，则应先___________，后_________________。未戴手套的手只能接触手套的___________________，戴好手套的手只能接触手套的____________。穿戴无菌手术衣及手套后，手术人员的______部、______部以下和______部以上都应视为有菌区，等待手术开始时应将双手置于____________，面向________区。

3. 手术室按无菌要求可分为三个区域：____________、___________及_______________。

4. 物理灭菌法分为______________和__________ 两种。

5. 做皮肤切口以及缝合皮肤之前，应用 70% 乙醇消毒皮肤_____次，切开空腔脏器前，要先用_____________保护周围组织，以防止或减少污染。

3. 所有参加手术的人员必须认真执行的规章，即称________________。术中手术人员一经“洗手”，手臂即不准再接触_______________的物品。不可在手术人员的__________传递器械及手术用品，坠落到______________以外的器械物品，不准拾回再用。

【课后巩固】

一、名词解释

消毒指示卡 手术人员无菌区 空气净化技术

二、填空题

1. 手术室空气净化级别________级可以用于心脏手术。

2. 手术人员手臂刷洗消毒后，手臂应保持____________姿势，并置于胸前无菌区。

3. 圆针主要用于缝合________________________________等软组织；三角针主要用于缝合_______________等坚韧组织。结扎血管、缝合组织一般用______线，号码越大，线越______；缝合黏膜一般用______线，粗细用 0 表示，0 越多，线越________。

4. 常用的外科手术衣有两种，分别是：____________、______________。

5. 手术体位安置的具体要求是：保证患者的____________，充分显露____________，不影响呼吸循环，避免____________受压，肢体及关节不能悬空，妥善____________，便于麻醉和监测。

【综合练习】

A1 型题

1. 穿手术衣和戴无菌手套后，必须保持的无菌区域除双上肢处，还需包括
   A．整个胸、腹、背部
   B．整个颈、胸、腹、背、肩部
   C．腰部以上的前胸和后背
   D．腰部以上的前胸和侧胸
   E．腰部以上的前胸和肩部
2. 无菌切口的消毒顺序是
   A．自下而上　B．自上而下
   C．由切口向四周　D．由四周向切口
   E．无一定顺序
3. 下列哪项洗手步骤正确
   A．范围应从手指尖到肘上 5 cm
   B．冲水时应将手指及肘均朝下
   C．浸泡乙醇范围应到肘上 3 cm
   D．浸泡苯扎溴胺后应擦干手臂
   E．范围应从手指尖到肘上 10 cm
4. 手术区域的无菌布单覆盖正确的是
   A．8 层　B．4 层
   C．4～6 层　D．6 层
   E．4～8 层
5. 铺无菌巾下垂应超过手术床边
   A．30 cm　B．20 cm
   C．40 cm　D．60 cm
   E．50 cm
6. 关于千级手术间的适用范围，下列不正确的是
   A．全子宫切除术
   B．肝脏部分切除
   C．骨折内固定
   D．卵巢切除术
   E．脊柱病变切除手术
7. 半限制区划分错误的是
   A．麻醉诱导间　B．洗涤间
   C．消毒室　D．护士站
   E．敷料间
8. 在手术无菌操作规则中，下列错误的是
   A．皮肤切开或缝合之前，需用 75% 乙醇再涂擦皮肤 1 次
   B．切开空腔脏器前，要先用无菌纱布垫保护周围组织
   C．术中手套破损或接触到有菌部位应更换无菌手套
   D．手术人员穿手术衣和戴手套后，肩部以上及前胸可认为是无菌部位
   E．不可在手术人员背后传递器械及其他物品
9. 探查胆道使用过的器械均视为
   A．清洁的　B．无菌的
   C．干燥的　D．污染的
   E．以上皆不是
10. 手术薄膜的作用为
    A．保护切口　B．保温
    C．保护术者　D．美观好看
    E．防水
11. 不符合手术无菌要求的是
    A．切口周围铺巾 4 层以上
    B．无菌布单垂缘 30 cm 以上
    C．缝针别在无菌布上，避免丢失
    D．切开空腔脏器前，用纱布覆盖周围组织
    E．器械落在台面下，虽未着地亦不可使用。
12. 一般情况下，颈、胸、腹部手术后采用

A．半坐卧位　B．平卧位
C．侧卧位　D．俯卧位
E．头低脚高位

13. 手术切口四周皮肤消毒范围至少在
A．5 ~ 10 cm　B．10 ~ 15 cm
C．15 ~ 20 cm　D．20 ~ 25 cm
E．25 ~ 35 cm

14. 关于戴无菌手套、脱污染手套，下述描述哪项是错误的
A．戴无菌手套时注意勿触及手套外面
B．脱污染手套时，手套外面不能触及皮肤
C．常规洗手，如用干手套，先穿手术衣后戴手套
D．常规洗手后，如用湿手套，先戴手套后穿手术衣
E．常规洗手后，如用干手套，先戴手套后穿手术衣

15. 连台手术时
A．不需要更换手术衣、手套
B．先脱手术衣，再脱手套
C．先脱手套，再脱手术衣
D．不需要洗手，另穿手术衣
E．手可随意接触

16. 手术室有温度调节装置，室内温度宜保持在
A．17 ~ 20 °C　B．20 ~ 25 °C
C．25 ~ 29 °C　D．29 ~ 31 °C
E．31 °C 以上

17. 手术护士和巡回护士共同的职责是
A．共同清点器械、敷料等
B．协助患者安置好手术体位
C．协助麻醉师做好病情观察
D．打开无菌物品
E．给患者铺巾

第三节　手术后患者的护理

【知识要点】

一、概述

根据患者的手术情况和病情等，进行护理评估，针对护理问题，实施术后监护及有效的护理措施，尽可能减轻患者的痛苦和不适，防治并发症，促进患者康复。

二、护理评估

1. 健康史：手术类型和麻醉方式。

2. 身体状况：

(1) 生命体征：① 意识状态；② 切口情况（甲、乙、丙级愈合）；③ 引流管情况；④ 疼痛；⑤ 麻醉反应；⑥ 肢体情况。

(2) 常见不适：是否出现切口疼痛、发热、恶心呕吐、呃逆、腹胀、尿潴留等。

(3) 并发症：有无术后出血、切口感染、切口裂开、肺部感染、尿路感染、深静脉血栓形成等并发症的发生。

3. 辅助检查：

(1) 血、尿、便常规检查，生化检查，血气分析。

(2) 必要时可行胸部 X 线摄片、B 超、CT、MRI 检查等，以了解脏器功能恢复情况。

三、治疗要点

1. 安置患者。
2. 体位：根据麻醉和手术部位来安排体位。
3. 病情观察。
4. 饮食：非胃肠道手术，胃肠道手术。
5. 切口护理：注意一般患者的拆线时间。
6. 引流管的护理：

(1) 必须熟知各种引流管的作用和通向，切勿接错。
(2) 固定妥当，以免脱落或滑入体腔内。观察、记录引流液的颜色、性状及量。
(3) 保持引流通畅，避免压迫、扭曲、折叠引流管，必要时用无菌生理盐水缓慢冲洗。
(4) 维持引流装置的无菌状态，每天更换引流袋（瓶），引流管不能高于引流出口，以防逆行感染。
(5) 掌握各类引流管的拔管指征及方法。

7. 活动与休息：指导早期活动。

四、主要护理诊断及合作性问题与护理措施

手术后患者的主要护理诊断及合作性问题与护理措施见表 6-2。

表 6-2　手术后患者的主要护理诊断及合作性问题与护理措施

护理诊断/问题		主要护理措施
1. 营养缺乏。		(1) 肛门排气后鼓励进食；无饮食禁忌者尽早进食。 (2) 胃肠外静脉营养。
2. 焦虑与恐惧。		(1) 减轻患者不良心理反应。 (2) 发挥家庭及社会的支持作用。 (3) 健康宣教。
3. 体液不足。		静脉补液，纠正水电解质及酸碱平衡。
4. 术后常见不适：	术后疼痛	取合适体位，给予止痛药物，减轻焦虑。
	恶心、呕吐	防止吸入性肺炎，镇静，止吐药物。
	腹胀	禁食，胃肠减压，腹部热敷，电针双侧足三里，必要时肛管排气。
	尿潴留	诱导排尿，理疗，药物，导尿术。
5. 术后并发症：	术后出血	(1) 观察切口、引流及生命体征。 (2) 止血。再次手术止血的术前准备。
	肺炎、肺不张	(1) 术前锻炼深呼吸。 (2) 减少肺泡和支气管内的分泌液，术前 2 周停止吸烟。 (3) 帮助咳痰，稀释痰液，必要时可做气管切开。 (4) 防止术后呕吐物或口腔分泌物误吸，同时给予抗生素治疗。
	切口感染	早期采取局部理疗或抗生素治疗，有脓肿形成时，应拆除缝线，安置引流条。
	切口裂开	切口完全破裂时，要立刻用无菌敷料覆盖切口，送手术室重新缝合。
	尿路感染	无菌技术操作原则，防止尿潴留，应用抗生素，鼓励患者多饮水。
	血栓性静脉炎	早期下床活动，弹力袜，患肢抬高制动，给予 50% 硫酸镁湿热敷或理疗，禁止局部按摩。

五、健康教育

1. 注意休息，劳逸结合。加强营养，摄入均衡饮食，胃肠道手术患者少食多餐。
2. 忌暴饮暴食，禁止进刺激性食物。
3. 遵医嘱按时服药，讲解药物知识，告知药物的作用和服药的注意事项。
4. 告知切口保护的注意事项。

【课前预习】

一、基础复习

1. 手术后体位。 2. 手术后饮食管理。

二、预习目标

1. 手术后患者常见的不适有：________、________、________、________、________和________。

2. 手术后患者常见的并发症有：________、________、________、________、________和________。

【课后巩固】

一、名词解释

手术热 内出血 外出血 血栓性静脉炎

二、填空题

1. 手术后只要无禁忌，原则上应该早期________活动，并尽早________活动。早期活动有利于增加肺活量，减少________；改善全身血液循环，促进伤口________，减少下肢静脉血流缓慢所致________形成；有利于肠道和膀胱功能恢复，减少________和________的发生。

2. 引流管的护理时应妥善________；保持引流________；每日观察、记录引流液的________。术后橡皮管引流放置的时间一般为________天，胃肠减压管一般在________、________后即可拔出，表浅的乳胶片一般术后________天拔出，导尿管可留置________天。

3. 手术后切口感染常发生在术后______天。切口有局部________加剧或体温升高等表现。护理措施有：保持伤口敷料________；严格________，脓肿形成时拆除________引流；遵医嘱使用________；加强患者营养支持。

4. 切口全层裂开，用________覆盖切口及脱出脏器，与医师联系立即送往________重新缝合。不可将脱出脏器________，以免引起腹腔感染。

5. 下肢静脉血栓形成及血栓性静脉炎多因术后________，同时下肢静脉多次输注________液体和____性药物等引起。护理措施有：停止________输液；抬高患肢并________，局部________湿热敷；禁忌________，以防血栓脱落。

6. 切口缝线撤出时间应根据患者的年龄、________和________情况决定。一般头、面、颈部__________天拆线；下腹、会阴部__________天拆线；胸部、上腹部、背部、臀部__________天拆线；四肢__________天拆线；减张缝合__________天拆线。

【综合练习】

A1 型题

1. **手术患者术后会出现“外科热”，2～3 日恢复正常，无须处理，体温一般不超过**
   A．37.5 °C　B．37 °C
   C．38.5 °C　D．38 °C
   E．39 °C
2. **手术后肺部感染与肺不张的护理中，以下哪项措施是错误的**
   A．气管切开
   B．指导患者有效排痰咳嗽
   C．痰液黏稠不易咳出者每日雾化吸入 4 次
   D．遵医嘱给予抗生素及祛痰药物
   E．保持室内正常的温度及湿度
3. **以下关于手术后引流管的护理中，哪项措施不对**
   A．妥善固定
   B．保持通畅
   C．注意观察引流液的量及性状
   D．注意无菌操作，每 3 天更换引流瓶一次
   E．如有阻塞应及时用无菌等渗盐水缓慢冲洗
4. **蛛网膜下腔麻醉患者需去枕平卧 6～8 h，其目的是**
   A．防止颅内压增高
   B．防止呕吐
   C．防止脑脊液外流
   D．防止低血压
   E．防止头痛
5. **下列哪项不是手术后切口感染的表现**
   A．术后 24 h 内切口剧烈疼痛
   B．术后 3 天切口处疼痛剧烈
   C．术后 3 天体温上升至 38 °C 以上
   D．切口红、肿、热、痛
   E．术后白细胞总数持续上升
6. **下列哪项防治术后尿潴留的措施不妥**
   A．术前练习卧床排尿
   B．术前或术后常规放置导尿管
   C．及时恰当地镇静、止痛
   D．下腹部热敷、轻柔按摩
   E．情况允许可坐起或站立排尿
7. **下列哪项是引起术后恶心呕吐的常见原因**
   A．ICP 增高　B．急性胃扩张
   C．麻醉反应　D．肠梗阻
   E．糖尿病酮症酸中毒

A2 型题

1. **丁女士，30 岁，全麻下开颅手术，术后已清醒，应采取的体位是**
   A．半卧位
   B．平卧位
   C．头高斜坡位
   D．平卧，头转向一侧
   E．侧卧位
2. **患者，女性，28 岁。胃大部切除术后 4 天，体温 38.5 °C，切口疼痛，应考虑**
   A．外科热　B．切口感染
   C．腹腔感染　D．肺部感染
   E．膈下脓肿
3. **李女士，38 岁，胃大部切除术后。患者精神萎靡，眼窝凹陷，唇干舌燥，尿少且比重高，此患者的护理诊断问题是**
   A．营养失调　B．体液不足

C．排尿异常　D．失血
E．感染

4. **董先生，45 岁，急性胃穿孔入院，行胃大部切除术后 20 h，患者出现烦躁不安，神志恍惚，查血压 90/60 mmHg，脉搏 120 次/min，腹软，上腹部轻度压痛，此患者最可能发生的并发症是**
A．十二指肠残端瘘　B．切口感染
C．出血　D．心力衰竭
E．急性腹膜炎

5. **宋女士，27 岁。腹部外伤后，行剖腹探查术后出现伤口感染，以下哪项描述是错误的**
A．切口红、肿、热、痛
B．术后 48 h 体温在 38 °C 以上
C．术后 3 天体温在 38 °C
D．切口有脓性分泌物
E．白细胞计数增高

6. **李先生，20 岁。在腰麻下行腹股沟斜疝修补术，引起尿潴留，不正确的处理方法是**
A．立即在无菌操作下导尿
B．安慰、鼓励患者，增强自行排尿信心
C．下腹部热敷、按摩
D．变换体位
E．采用针灸、电兴奋治疗

7. **女性患者，54 岁，肠梗阻手术后 7 天，多次右下肢静脉输液，并发为血栓静脉炎，其护理方法应禁忌的是**
A．局部硫酸镁湿热敷
B．患肢抬高
C．局部按摩
D．患肢制动
E．应用抗生素

8. **患者，女性，52 岁。胃手术后第 8 天已拆线。剧烈咳嗽后，发现伤口敷料被淡红色液体浸湿，检查见伤口有 4 cm 长裂缝，未见有肠管脱出，应首先考虑是**
A．伤口缝线反应　B．伤口裂开
C．切口疝　D．伤口感染
E．肠胃吻合口瘘

A3/A4 型题

（1～2 题共用题干）

季先生，因十二指肠溃疡并发瘢痕性幽门梗阻，反复呕吐宿食，消瘦，皮肤干燥，弹性消失，入院后经充分术前准备，在硬脊膜外麻醉下行胃大部切除术。

1. **该患者入院时的护理诊断是**
A．心输出量减少
B．体液不足
C．组织灌注量改变
D．活动无耐力
E．知识缺乏

2. **术后若发生胃肠吻合出血，最早出现的身体状况是**
A．脉搏细速，血压下降
B．烦躁不安，面色苍白
C．尿量减少，四肢湿冷
D．头晕、心悸、出冷汗
E．胃管内吸出大量血液

（3～4 题共用题干）

赵先生，50 岁。行剖腹探查术后 6 天，剧烈咳嗽后腹部切口全层裂开，小肠部分脱出，切口周围有脓性分泌物。

3. **护士在紧急处理中，正确的操作是**
A．立即将肠管还纳腹腔
B．立即紧急包扎、消毒
C．立即用无菌纱巾覆盖，腹带包扎
D．立即止痛，防止休克
E．立即应用抗生素

4. **引起切口裂开不正确的说法是**
A．伤口感染　B．切口过大
C．切口缝合不牢　D．腹内压增高
E．患者营养不良

（5～6 题共用题干）

王先生，32 岁。因腹部外伤行肠管吻合术，术后常规胃肠减压、禁食。

5. **王先生在一般情况下应禁食**

A. 4～6 h　B. 24 h
C. 3～4 天　D. 12 h
E. 2～3 天

6. 该患者在下列哪种情况下方可进流质饮食

A. 腹胀消失　B. 术后 3 天以后
C. 肛门排气后　D. 切口愈合良好
E. 无并发症发生

（7～8 题共用题干）

某患者，胃大部切除术后 8 天，剧烈咳嗽后突然出现腹痛，并有崩裂感，伤口敷料被淡红色液体浸湿。

7. 导致切口裂开的原因可能是

A. 切口感染　B. 腹压增大
C. 术后营养不良　D. 缝合线过细
E. 吻合口瘘

8. 处理措施不恰当的是

A. 部分裂开的伤口用蝶形胶布固定，并加压包扎
B. 完全裂开患者应立即卧床休息
C. 立即还纳脱出内脏
D. 通知医生立即进行手术
E. 安慰患者

（9～11 题共用题干）

患者，女性，急性阑尾炎并发穿孔，急诊在硬膜外麻醉下行阑尾切除术，术中顺利，术后血压稳定，病情平稳，随即将患者送回病房。

9. 病房护士应为患者安置的体位是

A. 仰卧屈膝位 6 h
B. 去枕平卧 6 h
C. 侧卧位 6 h
D. 中凹卧位 6 h
E. 头高足低位 6 h

10. 术后第二天患者体温 38.2 °C，并诉切口疼痛，此时护士应为患者安置的体位是

A. 头高足低位　B. 仰卧屈膝位
C. 右侧卧位　D. 半坐卧位
E. 端坐位

11. 安置该体位的目的是

A. 可减少局部出血，有利于切口愈合
B. 有利于增进食欲，为进食做准备
C. 有利于减少回心血量，减轻心脏负担
D. 有利于减轻肺部淤血，减少肺部并发症
E. 可使感染局限，减轻切口缝合处的张力，缓解疼痛

（12～13 题共用题干）

男性，46 岁，十二指肠溃疡并发瘢痕性幽门梗阻，反复呕吐宿食，消瘦，皮肤干燥且弹性下降。入院后经术前准备，在硬膜外麻醉下行胃大部切除术。

12. 特殊的术前准备是

A. 心理护理　B. 皮肤护理
C. 每晚洗胃　D. 配血、皮试
E. 术前用药

13. 该患者入院时可能出现的酸碱失衡是

A. 混合性酸中毒　B. 呼吸性碱中毒
C. 呼吸性酸中毒　D. 代谢性酸中毒
E. 代谢性碱中毒

（编者：侯世明）

第七章 外科感染患者的护理

第一节 概 述

【知识要点】

1. 感染：指病原体侵入机体引起的局部或者全身炎症反应，病原体主要有细菌和真菌等。
2. 外科感染指与损伤、手术、空腔器官梗阻有关的感染。
3. 外科感染的特点：4 点。
4. 外科感染的分类：
(1) 按致病菌种类：非特异性感染（化脓性感染）和特异性感染。
(2) 按病程：急性感染、亚急性感染、慢性感染。
(3) 按感染发生的条件：机会感染、二重感染、院内感染。
5. 病理生理：
(1) 感染后的炎症反应：
① 局部反应：局部急性炎症反应。
② 全身反应：炎症介质、细胞因子和病菌毒素等进入血流，引起全身性反应。
(2) 感染的转归：炎症局限、炎症扩散、转为慢性感染。
6. 化脓性感染的常见致病菌：葡萄球菌、链球菌、大肠杆菌、绿脓杆菌、变形杆菌。常见化脓性致病菌及其致病特点参见教材表 7-1。

【课前预习】

一、基础复习

1. 感染　　2. 外科感染

二、预习目标

1. 外科感染是指需要________________治疗的感染性疾病或________________、________________、介入性诊疗操作后继发的感染，病变表现为局部或全身性________反应。
2. 外科感染多数与____________或____________有关。

【课后巩固】

一、名词解释

非特异性感染　　二重感染　　院内感染

二、填空题

1. 外科感染按致病菌和病变性质分为两大类：① 非特异性感染，又称为________感染或一般性感染，常见致病菌是______________、____________、_____________；② 特异性感染：是指由____________、__________、________________等特异致病菌引起的感染。

2. 外科感染按病程分为 3 类：______________称为急性感染，________________称为亚急性感染，______________称为慢性感染。

3. 外科感染的局部出现__________、__________、__________、_________和__________是化脓性感染的典型症状。

【综合练习】

A1 型题

外科感染的局部表现不包括

A. 功能障碍　　B. 局部发红　　C. 肿胀　　D. 痒　　E. 疼痛

第二节　浅部组织细菌性感染患者的护理

【知识要点】

一、概述

1. 疖：常见致病菌是金黄色葡萄球菌，好发于毛囊和皮脂腺丰富的部位。

2. 痈：是指多个相邻的毛囊及其所属皮脂腺或汗腺的急性化脓性感染，可由多个疖融合而成。常见致病菌是金黄色葡萄球菌，好发于皮肤韧厚的颈、背部。

3. 脓肿：是在身体各部位发生急性感染后，病灶局部的组织发生坏死、液化而形成的脓液积聚，其周围有一完整的脓腔壁将脓液包绕；常见致病菌为金黄色葡萄球菌。

4. 急性蜂窝织炎：是皮下、筋膜下、肌肉间隙或深部蜂窝组织的一种急性弥漫性化脓性感染；致病菌多为乙型溶血性链球菌。

5. 丹毒：是皮肤及其网状淋巴管的急性化脓性炎症；致病菌为β-溶血性链球菌，好发于下肢和面部。

6. 急性淋巴管炎和急性淋巴结炎：常见致病菌为金黄色葡萄球菌和溶血性链球菌。

(1) 急性淋巴管炎：是指致病菌从皮肤、黏膜的破损处或其他感染病灶侵入淋巴管，引起淋巴管及其周围组织的急性炎症。

(2) 急性淋巴结炎：是指致病菌经皮肤破损或其他感染病灶处侵入淋巴管侵犯淋巴结引起局部淋巴结及其周围组织发生的急性炎症。

二、护理评估和治疗要点

1. 疖：

(1) 健康史。

(2) 身体状况：

① 局部表现：红、肿、痛的小结节→黄白色小脓栓→脓栓脱落、炎症愈合。

② 全身表现：面部“危险三角区”的疖被挤压时，致病菌可经内眦静脉、眼静脉进入颅内，引起化脓性海绵状静脉窦炎。

(3) 辅助检查：① 血常规；② 脓液细菌培养。

(4) 治疗原则：早期促使炎症消退，化脓时及早排净脓液。

(5) 治疗要点：

① 局部治疗：初期可用热敷或物理疗法；形成脓栓后，可在其顶部点涂石碳酸（苯酚）或用针尖将脓栓剔除，但禁忌挤压；肿块有波动感时，及时切开引流。

② 全身治疗：对面部疖、肿胀范围较大或有明显全身症状者，给予足量抗生素治疗。

2. 痈：

(1) 健康史。

(2) 身体状况：

① 局部表现：开始为小片皮肤肿硬、色暗红，界限不清，表面上有几个脓点，疼痛较轻；继续发展，肿硬范围增大，脓点增大、增多，中央为紫红色炎性浸润，破溃后成蜂窝状或“火山口”状，其内含有坏死组织和脓液。

② 全身表现：寒战、发热、食欲不佳；上唇痈可引起颅内化脓性海绵状静脉窦炎。

(3) 辅助检查：① 血常规；② 脓液细菌培养；③ 血糖、尿糖。

(4) 治疗原则：早期促使炎症消退，化脓时及早排净脓液，减轻临床症状。

(5) 治疗要点：

① 局部治疗：初期可用热敷或物理疗法，脓肿有波动感时，及时切开引流。唇痈禁忌切开引流。

② 全身治疗：对面部疖、肿胀范围较大或有明显全身症状者，给予足量抗生素治疗。

3. 脓肿：

(1) 健康史。

(2) 身体状况：① 局部表现：表浅脓肿有波动感；深部脓肿有深压痛，穿刺抽到脓液可确诊。② 全身表现：全身中毒症状。

(3) 辅助检查：①血常规；②脓液细菌培养；③B 超检查。

(4) 治疗要点：① 局部治疗：一旦确诊，尽早切开引流。② 全身治疗：全身支持治疗、对症处理和应用抗菌药物。

4. 急性蜂窝织炎：

(1) 健康史。

(2) 身体状况：

① 局部表现：局部肿痛明显，并向四周迅速扩散，病变区与正常皮肤无明显分界。分浅层和深层蜂窝织炎。口底、颌下和颈部蜂窝织炎可引起喉头水肿，导致呼吸困难或窒息。厌氧性蜂窝织炎病情发展迅速，局部有捻发音，脓液恶臭。

② 全身表现：寒战、高热、全身乏力、头痛等症状。

(3) 辅助检查：① 血常规；② 脓液细菌培养。

(4) 治疗要点：

① 局部治疗：制动，局部用热敷；脓肿形成者切开引流；口底、颌下和颈部蜂窝织炎及早切开减压。厌氧性蜂窝织炎应广泛切开，改善厌氧环境。

② 全身治疗：抗生素、加强营养、对症治疗。

5. 丹毒：

(1) 健康史。

(2) 身体状况：

① 局部表现：局部出现边界清楚的鲜红色水肿斑，稍隆起，压之褪色，迅速向四周蔓延，皮损表面可出现水疱，有烧灼样疼痛，可伴发淋巴管炎及淋巴结炎。丹毒具有传染性，需床旁接触隔离。下肢丹毒反复发作可导致象皮肿。

② 全身表现：起病急，发病前有全身不适、畏寒、高热等前驱期症状。

(3) 辅助检查：① 血常规；② 脓液细菌培养。

(4) 治疗要点：

① 局部治疗：抬高患处，局部用 50% 硫酸镁湿热敷等。如丹毒病灶局部不化脓，一般不需切开。

② 全身治疗：全身应用抗生素，首选青霉素，一般需用药 2 周，注意休息，治疗足癣。

6. 急性淋巴管炎和急性淋巴结炎：

(1) 健康史。

(2) 身体状况：

① 急性淋巴管炎：管状淋巴管炎分浅、深两种。浅层急性淋巴管炎，在病灶表面出现一条或多条“红线”，硬而有压痛。深层急性淋巴管炎不出现红线，但患肢肿胀、有条形压痛区。

② 急性淋巴结炎：早期淋巴结肿大，触之有压痛，可活动。随着炎症继续扩散，可有多个淋巴结粘连成硬块，不易推动，局部皮肤红、肿、压痛更加明显，伴畏寒、发热、头痛、乏力等全身症状。

(3) 辅助检查：① 血常规；② 脓液细菌培养。

(4) 治疗要点：

① 局部治疗：局部外敷呋喃西林溶液，脓肿形成切开引流。

② 全身治疗：积极治疗原发感染病灶，全身使用有效的抗生素。

三、主要护理诊断及合作性问题与护理措施

浅部组织细菌性感染患者的主要护理诊断及合作性问题与护理措施见表 7-1。

表 7-1　浅部组织细菌性感染患者的主要护理诊断及合作性问题与护理措施

护理诊断/问题	主要护理措施
1. 有感染扩散的危险。	(1) 皮肤卫生；(2) 改善微循环；(3) 及时引流； (4) 合理应用抗生素；(5) 休息和营养。
2. 疼痛。	(1) 制动和抬高患肢；(2) 止痛。
3. 体温过高。	(1) 控制感染；(2) 皮肤卫生； (3) 物理降温、药物降温； (4) 休息和营养。
4. 知识缺乏。	(1) 加强个人卫生的宣传教育； (2) 加强护患沟通，提供相关知识； (3) 注意职业防护。
5. 潜在并发症：化脓性海绵状静脉窦炎、脓毒症、窒息、血栓性静脉炎。	(1) 避免挤压未成熟的疖；(2) 注意病情观察； (3) 及时控制病情；(4) 做好急救准备；

四、健康教育

1. 加强宣传教育，注意个人卫生和劳动保护。
2. 及时治疗，防止感染扩散。
3. 糖尿病患者有效控制血糖。

【课前预习】

一、基础复习

1. 疖 2. 痈

二、预习目标

1. 疖是指单个______及其所属______的急性化脓性感染。好发于毛囊丰富的______和______等部位，致病菌多为______。在身体不同部位，多个疖同时或反复发生称为______。

2. 痈是指______毛囊及其周围组织的急性化脓性感染，也可由多个______融合而成。好发于皮肤较厚的______部位，主要致病菌为______。

【课后巩固】

一、名词解释

急性蜂窝织炎 丹毒 急性淋巴管炎和急性淋巴结炎

二、填空题

1. 发生在______区的疖和痈，若受______，感染可致颅内______，表现为寒战、高热、头痛，甚至______。

2. 痈的皮肤局部出现稍微隆起的硬结，色______，其中可有多个脓点，以后中央区皮肤坏死，呈______状，有多个脓栓，伴有明显的全身中毒症状，严重者可因______感染而危及生命。

3. 痈形成后可采用______切口清除坏死组织。______禁忌切开。

4. 急性蜂窝织炎是发生在______的一种急性______性化脓性感染。致病菌多为______和______等。

5. 深部的急性蜂窝织炎，感染迅速波及咽喉部，导致______甚至引起窒息而威胁生命。

6. 口底、颌下、颈部的急性蜂窝织炎一旦确诊，应及时应用______。

7. 皮内网状淋巴管炎又称______，好发于______等部位，致病菌多为______。局部表现为边界______的______色斑，一般______化脓，具有______，应做好接触隔离。

8. 浅层急性淋巴管炎会在皮肤上出现一条或数条______而有压痛的硬节，自原发病灶向______端延伸。

9. 急性淋巴结炎局部先有淋巴结__________，疼痛和触痛，病变加重时形成局部脓肿，脓肿形成时有__________，甚至破溃流出脓液。

【综合练习】

A1 型题

1. 脓肿形成后应尽早实施的措施是
   A. 理疗热敷
   B. 大剂量应用抗生素
   C. 切开引流
   D. 外敷消炎膏
   E. 反复抽脓
2. 位于危险三角区的疖，首要的护理问题是
   A. 潜在并发脓毒症
   B. 潜在并发菌血症
   C. 潜在并发休克
   D. 潜在并发毒血症
   E. 潜在并发颅内感染
3. 关于丹毒的临床表现，下列不正确的是
   A. 局部皮肤红　B. 胀痛及烧灼感
   C. 常有化脓　D. 容易复发
   E. 好发于小腿
4. 疖病多见于
   A. 结核病　B. 心脏病
   C. 肾脏病　D. 肥胖
   E. 糖尿病

A2 型题

1. 患者，男性，62 岁，因颈部蜂窝织炎入院。患者颈部肿胀明显，观察中应特别注意
   A. 体温　B. 呼吸
   C. 血压　D. 吞咽
   E. 神志
2. 患者，女性，26 岁，产后 4 周出现体温升高、右侧乳房疼痛、局部红肿、有波动感，最主要的处理措施是
   A. 托起患侧乳房
   B. 33% 硫酸镁湿敷
   C. 局部物理疗法
   D. 及时切开引流
   E. 全身应用抗生素
3. 女性，12 岁，口底蜂窝织炎 3 日，伴高热、乏力、头痛、全身不适，医生决定切开引流，其目的是为预防
   A. 败血症　B. 呼吸困难
   C. 吞咽困难　D. 脓毒症
   E. 感染性休克
4. 患者，女，20 岁，上唇疖，因用力挤压后出现眼部及其周围组织的进行性红肿，寒战、发热、头痛、呕吐。应考虑为
   A. 脑脓肿　B. 全身感染
   C. 急性蜂窝织炎　D. 颅内感染
   E. 脓毒症
5. 患者，男，20 岁，背部出现一片稍隆起的紫红色浸润区，界限不清，表面有突出的脓点，疼痛较轻。5 天后脓肿破溃，内含坏死组织和脓液，呈蜂窝状；同时患者出现寒战、发热、食欲减退等症状。应首先考虑为
   A. 疖　B. 痈
   C. 急性蜂窝织炎　D. 急性淋巴结炎
   E. 网状淋巴管炎
6. 患者，男，55 岁，突然出现畏寒、发热、头痛，体温达 40 °C，2 天后大腿内侧出现片状红疹，中央较淡，边界清楚并隆起。应首先考虑为
   A. 痈　B. 丹毒
   C. 疖　D. 急性淋巴管炎

E．急性蜂窝织炎

7．**杨先生，42 岁。足癣 10 年，出现下肢红肿热痛，不正确的处理措施是**

A．积极治疗足癣

B．使用抗生素

C．床旁隔离

D．局部切开引流

E．临床症状消失后继续用药 3～5 天

8．**男性，20 岁，右足癣处出现红、肿、痛 3 天，昨天开始出现右小腿 5 条纵向“红线”，压痛(+)，考虑为**

A．急性网状淋巴管炎

B．急性管状淋巴管炎

C．急性蜂窝织炎

D．急性淋巴结炎

E．急性坏死性筋膜炎

A3/A4 型题

（1～2 题共用题干）

孙先生，40 岁，右前臂锐器伤，长 4 cm，清创缝合后 5 天，局部红肿，切口有脓性分泌物，水肿明显，有深压痛。查体：体温 38.3 °C，白细胞 18.5×10^9/L。

1．**评估患者的身体状况，该患者是**

A．痈　　B．丹毒

C．气性坏疽　　D．急性淋巴管炎

E．急性蜂窝织炎

2．**以下哪项护理诊断不正确**

A．疼痛　　B．体温过高

C．有传染的危险　　D．功能障碍

E．组织完整性受损

（3～5 题共用题干）

男性，60 岁，患唇痈 1 周，红肿明显。1 天前出现昏迷、高热，眼结膜充血水肿，眼球突出。

3．**患者唇痈的并发症是**

A．败血症　　B．高热、昏迷

C．海绵状静脉窦炎　　D．颅内出血

E．脑栓塞

4．**出现此并发症的原因可能是**

A．挤压或说话过多　　B．睡眠欠佳

C．应用抗生素　　D．局部热敷

E．应用镇静止痛药

5．**患者感染的致病菌可能是**

A．金黄色葡萄球菌

B．溶血性链球菌

C．大肠埃希菌

D．铜绿假单胞菌

E．变形杆菌

（6～8 题共用题干）

男性，8 岁，右手外伤后感染，右腋窝出现肿块，疼痛，伴发热、头痛 2 日。查体：体温 39 °C，右侧腋窝有一 4 cm 直径大小的肿块，质韧、压痛、无波动感，皮肤红、肿、热。白细胞 15×10^9/L，中性粒细胞 89%。

6．**该患者应考虑为**

A．急性淋巴结炎　　B．急性蜂窝织炎

C．丹毒　　D．急性淋巴管炎

E．腋窝脓肿

7．**不正确的护理措施是**

A．高营养饮食、多饮水

B．50% 硫酸镁湿热敷

C．静脉注射抗生素

D．给予物理降温

E．立即切开引流以防坏死

8．**具备以下哪项条件可切开引流**

A．体温超过 40 °C　　B．感染性休克

C．穿刺抽出脓液　　D．血培养阳性

E．局部肿胀加重

（9～11 题共用题干）

男性，40 岁，因面部痒，手抓后，次日突然寒战、发热，面部出现蝴蝶样鲜红色斑稍隆起，压之褪色，烧灼样疼痛。

9. **初步考虑是**
A. 疖　B. 急性蜂窝织炎
C. 痈　D. 疖病
E. 丹毒

10. **该患者是感染了**
A. 金黄色葡萄球菌
B. 溶血性链球菌
C. 大肠杆菌
D. 产气荚膜杆菌
E. 脆弱拟杆菌

11. **下列哪项处理不当**
A. 用抗生素　B. 支持疗法
C. 隔离　D. 手术
E. 硫酸镁湿热敷

（12～14 题共用题干）

女性，70 岁，因“颌下急性蜂窝织炎”入院。患者颈部明显红肿、疼痛，伴严重全身感染症状，自感心慌、气紧、胸闷，口唇发绀。既往有冠心病及慢性支气管炎史。入院后予以补液、抗感染治疗。

12. **目前患者最可能发生的并发症是**
A. 急性肺水肿
B. 急性心肌梗死
C. 急性呼吸衰竭
D. 窒息
E. 慢性支气管炎急性发作

13. **导致患者发生该并发症的原因是**
A. 输液过多、过快
B. 支气管痉挛
C. 喉头水肿
D. 心肌缺血、缺氧
E. 支气管炎症水肿

14. **预防该并发症的最重要措施是**
A. 尽早吸氧
B. 应用支气管解痉剂
C. 大剂量应用皮质激素
D. 舌下含化硝酸甘油
E. 尽早行局部切开减压

第三节　手部急性化脓性感染患者的护理

【知识要点】

一、概述

手部急性化脓性感染，多由刺伤引起，主要致病菌为金黄色葡萄球菌。

1. 甲沟炎：指甲两侧的甲沟及周围组织的化脓性感染。
2. 脓性指头炎：手指末节掌面皮下组织的急性化脓性感染。
3. 急性化脓性腱鞘炎和滑囊炎：均伴有全身症状。

(1) 急性化脓性腱鞘炎是手指屈指肌腱鞘的急性化脓性感染。

(2) 拇指和小指的腱鞘炎，可分别发展为桡侧和尺侧滑囊炎，向上蔓延可引起前臂肌间隙感染。

4. 手掌深部间隙感染：包括掌中间隙和鱼际间隙。

二、护理评估和治疗要点

1. 甲沟炎

(1) 健康史。

(2) 身体状况：

① 局部表现：一侧甲沟局部红、肿、热、痛，有的可自行好转，有的迅速化脓，甚至形成甲下脓肿或指甲周围脓肿。

② 全身表现：无全身症状。

(3) 辅助检查：① 血常规；② 脓液细菌培养。

(4) 治疗要点：

① 局部治疗：早期者可用热敷、理疗、药物外敷；已形成脓肿者，应尽早行脓肿切开引流。

② 全身治疗：应用抗生素。

2. 脓性指头炎：

(1) 健康史。

(2) 身体状况：

① 局部表现：发病初期，指头轻度肿胀、发红、刺痛，继之指头肿胀加重、剧烈跳痛，患肢下垂时加剧。可形成慢性指骨骨髓炎。

② 全身表现：多伴有发热等全身症状。

(3) 辅助检查：① 血常规；② 脓液细菌培养；③ X 线摄片。

(4) 治疗要点：

① 局部治疗：早期可行非手术治疗，休息，抬高患肢，理疗；一旦出现指头明显肿胀和跳痛应及时切开减压和引流。

② 全身治疗：全身应用有效的抗生素。

3. 急性化脓性腱鞘炎、滑囊炎性炎和手掌深部间隙感染：

(1) 健康史。

(2) 身体状况：

① 均伴有全身症状。

② 局部表现：

· 化脓性腱鞘炎：患指除末节外，呈均匀性肿胀；沿整个腱鞘有明显的压痛；患指呈半屈曲状， 被动伸指剧痛。如未及时切开减压，可致肌腱缺血坏死。

· 滑囊炎：尺侧滑囊炎，小指和环指呈半屈曲状，小鱼际和小指腱鞘区肿胀、压痛；桡侧滑囊炎，拇指屈曲，不能外展和伸直，大鱼际和拇指腱鞘区肿胀、压痛。

· 手掌深部间隙感染：掌中间隙感染，多由中指或环指腱鞘感染蔓延引起，掌心凹消失，手背肿胀明显，中指、环指、小指半屈曲状，被动伸指剧痛；鱼际间隙感染，多由示指腱鞘感染蔓延所致，大鱼际和拇指指蹼明显肿胀、压痛，拇指外展略屈，示指半屈曲状，被动伸指剧痛。

(3) 辅助检查：① 血常规；② B 超检查。

(4) 治疗要点：① 患指和手臂抬高、制动以减轻疼痛；② 感染严重者，应尽早切开减压。

三、主要护理诊断及合作性问题与护理措施

手部急性化脓性感染患者的主要护理诊断及合作性问题与护理措施见表 7-2 。

表 7-2 手部急性化脓性感染患者的主要护理诊断及合作性问题与护理措施

护理诊断/问题	主要护理措施
1. 体温过高。	(1) 控制感染；(2) 皮肤卫生；(3) 物理降温、药物降温；(4) 休息和营养。
2. 疼痛。	(1) 制动和抬高患指；(2) 止痛。
3. 潜在并发症。	(1) 给予患指按摩和理疗，并指导功能锻炼； (2) 教育患者重视手的保护。
4. 知识缺乏。	(1) 加强个人卫生的宣传教育； (2) 加强护患沟通，提供相关知识； (3) 注意职业防护。

四、健康教育

1. 加强宣传教育，注意个人手部清洁。
2. 教育患者重视手的微小伤。

【课前预习】

一、基础复习

1. 甲沟炎　　2. 脓性指头炎

二、预习目标

甲沟炎是指____________________的化脓性感染，可从一侧蔓延至对侧甲沟，形成________脓肿。

【课后巩固】

一、名词解释

急性化脓性腱鞘炎

二、填空题

1. 甲沟炎主要致病菌常为皮肤表面的__________，多由手部轻微外伤、刺伤、倒刺、剪指甲过深引起，扩散、蔓延可形成__________。

2. 脓性指头炎初期表现为指头________，逐渐出现指头肿胀加重；当动脉受压时，疼痛转为________，肢体下垂时加重；若不及时治疗，可引起末节指骨__________和__________。

3. 脓性指头炎应保持患指向上，避免______，与前臂保持________。一旦出现__________，应及时切开减压和引流。

【综合练习】

A1 题型

脓性指头炎典型的临床表现是

A. 手指发麻

B. 搏动性跳动

C. 寒战、发热

D. 晚期疼痛加重

E. 晚期指头明显发红肿胀

A2 型题

1. **陈某，女，左手环指患脓性指头炎，拟在指神经阻滞麻醉下手术切开引流，为预防局麻药毒性反应，以下哪项护理是错误的**

    A．局麻药须限量使用

    B．局麻药浓度不能过高

    C．常规麻醉前用药

    D．麻醉药中加少量肾上腺素

    E．防止局麻药注入血管

2. **男性，20 岁，在 4 天前刺伤左手示指末节指腹，次日局部肿胀，皮肤转白，自觉搏**

动性跳痛，疼痛难忍，考虑为

A．甲沟炎

B．脓性指头炎

C．滑囊炎

D．化脓性腱鞘炎

E．甲下积脓

A3/A4 型题

（1～2 题共用题干）

张先生，3 天前刺伤左手示指末节指腹，次日局部肿胀明显，皮肤苍白，自觉跳痛，疼痛难忍。

1. 该患者的诊断是

A．甲沟炎　　B．脓性指头炎

C．甲下积脓　　D．化脓性腱鞘炎

E．滑囊炎

2. 如治疗不及时，易引起

A．末节指骨坏死

B．掌中间隙感染

C．慢性甲沟炎

D．化脓性滑囊炎

E．鱼际间隙感染

（3～5 题共用题干）

患者，女，13 岁，因右手指甲修剪过深导致感染，发热 4 天伴纳差 2 天急诊就诊。检查：血压 114/70 mmHg，右手示指指头肿胀伴跳痛。查血：白细胞计数为 20×10^9/L，中性粒细胞为 89%。

3. 该患者应考虑为

A．甲沟炎　　B．脓性指头炎

C．丹毒　　D．急性淋巴管炎

E．蜂窝织炎

4. 此时最重要的处理措施是

A．患处敷贴鱼石脂软膏

B．全身应用抗生素

C．拔除指甲

D．脓肿切开减压和引流

E．抬高患肢

5. 以下对该患者的护理措施中，不正确的是

A．抬高患指

B．无菌生理盐水浸湿敷料后换药

C．按摩并经常活动患指

D．换药前应用镇痛剂

E．70%乙醇浸泡患指

第四节　全身性外科感染患者的护理

【知识要点】

一、概述

全身化脓性感染是指致病菌侵入人体血液循环，并在体内生长繁殖或产生毒素而引起严重的全身感染症状。

1. 分类：

(1) 脓毒症：伴有全身性炎症反应表现，如体温、循环、呼吸等明显改变的外科感染的统称。

(2) 菌血症：有全身性炎症反应表现，且血培养检出致病菌者。

2. 病因：细菌数量多、毒力强和（或）人体抵抗力下降。

3. 常见致病菌：革兰氏阴性杆菌（最常见）、革兰氏阳性球菌、无芽孢厌氧菌、真菌。

二、护理评估

1. 健康史。

2. 身体状况：

(1) 局部表现：原发感染病灶的表现。

(2) 全身表现：① 寒战、高热、头痛、头晕等全身症状；② 严重者可大量出汗、贫血、呼吸急促、心跳加快、神志的改变或感染性休克；③ 肝、脾肿大。

3. 辅助检查：

(1) 血常规。

(2) 血生化。

(3) 细菌培养和药物敏感试验：最重要的检查，注意抽血的时机。

三、治疗要点

1. 局部治疗：重点处理原发感染病灶。

2. 全身治疗：早期、足量、联合应用抗生素，积极支持治疗和对症治疗。

四、主要护理诊断及合作性问题与护理措施

全身性外科感染患者的主要护理诊断及合作性问题与护理措施见表 7-3。

表 7-3 全身性外科感染患者的主要护理诊断及合作性问题与护理措施

护理诊断/问题	主要护理措施
1. 体温过高。	(1) 控制感染，及时、准确应用抗生素； (2) 及时做血培养检查； (3) 物理降温、药物降温； (4) 休息和营养； (5) 加强各种导管护理。
2. 焦虑。	关心和体贴患者。
3. 潜在并发症：感染性休克、水电解质代谢紊乱。	(1) 密切观察病情； (2) 及时报告医生； (3) 及时控制病情； (4) 监测电解质水平变化； (5) 病情许可，鼓励患者多饮水； (6) 按医嘱及时补液。

五、健康教育

1. 注意个人卫生。

2. 积极治疗糖尿病、氮质血症等全身性疾病。

3. 加强营养，锻炼身体。

【课前预习】

一、基础复习

全身化脓性感染

二、预习目标

1. 全身性感染的发生是由于致病菌数量______、毒力______和机体抵抗力______引起，常继发于严重__________后感染和各种__________感染。

【课后巩固】

一、名词解释

脓毒症　　菌血症

二、填空题

1. 全身性感染的特点是：起病______、病情______、患者突发________或体温_______；可出现__________________________等全身中毒症状；心率_______、脉搏________、呼吸_______，皮下______等。

2. 全身性感染血常规示白细胞 > ______________或__________，________时做血细菌培养可发现致病菌。

【综合练习】

A2 型题

1. 患者，男性，25 岁，高热 1 周，拟诊断为菌血症，医嘱做血培养，其主要目的是
A．测定血液中的内毒素
B．查找血液中的致病菌
C．测定非蛋白氮含量
D．测定细菌的外毒素
E．测定血液中的致热原

2. 女性患者，56 岁。患颈痈 8 天后，突然又出现寒战高热，10 天后于臀部发现波动明显的肿块，应考虑并发为
A．败血症　　B．菌血症
C．脓毒症　　D．毒血症
E．脓毒血症

3. 患者，男性，21 岁。颈后部痈切开引流术后，出现阵发性寒战、高热、面色潮红、呼吸急促，伴有皮疹、腹泻。拟做血液培养，采血的最佳时间是
A．发热开始时　　B．发热缓解时
C．寒战前　　D．寒战高热时
E．寒战后

A3/A4 型题

（1～2 题共用题干）

患者，男性，36 岁，暴饮暴食后突发腹痛，疼痛呈持续性并阵发性加重，伴呕吐，体温升高，被诊断为急性坏死型胰腺炎，急诊手术治疗，置管中心静脉压监测。

1. 术后第 4 天患者体温降至正常后又升高至 39.5 °C，精神萎靡，寒战，无腹痛、腹胀，伤口引流少，中心静脉置管处有压痛，应警惕其可能发生的问题是
A．空气栓塞　　B．低血糖症
C．导管移位　　D．导管败血症
E．急性胰腺炎复发

2. 此时正确的处理措施是
A．全身应用降温药
B．更换穿刺部位敷料
C．拔除导管并将管端送细菌培养
D．改用抗生素
E．继续观察病情，待其自愈

（3～6 题共用题干）

某患者面部疖肿不慎碰撞后，突然寒战，高热，血白细胞 18×10^9/L，中性粒细胞 90%，局部肿胀明显，全身皮肤见散在淤血点。

3. **该患者应考虑为**
A．面部蜂窝织炎　B．菌血症
C．脓毒症　D．毒血症
E．出血热
4. **对该患者做进一步确诊，应做**
A．血常规　B．尿常规
C．血液生化检查　D．血液细菌培养
E．细菌内毒素检查
5. **做该项检查时应**
A．在早上采集标本
B．在傍晚采集标本
C．在寒战、高热时采集标本
D．在退热后采集标本
E．在午后采集标本
6. **对该患者的处理，下列哪项错误**
A．等检查结果出来后再作处理
B．联合应用抗生素静脉滴注
C．纠正水、电解质失衡
D．纠正代谢性酸中毒
E．应用肾上腺皮质激素

第五节　特异性感染患者的护理

【知识要点】

一、概述

特异性感染：又称为非化脓性感染，是指由特异的细菌和真菌等病菌（常见如结核杆菌、破伤风梭菌、产气荚膜杆菌、炭疽杆菌）引起的感染。

1. 按致病菌分类：

(1) 破伤风是由破伤风杆菌经体表破损处侵入组织，大量繁殖并产生毒素，引起局部及全身肌肉阵发性痉挛或抽搐的急性特异性感染。

(2) 气性坏疽是由梭状芽孢杆菌引起的一种严重的以肌组织坏死或肌炎为特征的急性特异性感染。

(3) 其他。

2. 病理生理：

(1) 破伤风的致病菌为破伤风杆菌（破伤风梭菌）：革兰氏阳性厌氧性芽孢菌；广泛存在于泥土和人畜粪便中；主要是外毒素致病，包括痉挛毒素、溶血毒素，破伤风症状以痉挛毒素为主。

(2) 气性坏疽的致病菌为梭状芽孢杆菌：革兰氏阳性厌氧性芽孢菌；广泛存在于泥土和人畜粪便中；气性坏疽通常有两种以上的致病菌混合感染。

二、护理评估和治疗要点

1. 破伤风：

(1) 健康史：询问患者有关开放性损伤史，尤其是伤口污染情况；新生儿注意脐带消毒不严或有无产后感染病史。

(2) 身体状况：

① 潜伏期：破伤风潜伏期为 7 日左右。

② 前驱期症状：常持续 12 ~ 24 h，症状无特异性。

③ 发作期典型症状：

· 肌肉受累的顺序：最先受累的是咀嚼肌，最后受累的是膈肌。

· 肌肉强直性痉挛：咀嚼不便、张口困难、牙关紧闭；“苦笑”面容；颈项强直；角弓反张、腹肌紧张；膈肌和肋间肌受累，出现呼吸困难、窒息。

· 阵发性抽搐：在肌肉持续紧张收缩的基础上，任何轻微的刺激均可诱发全身肌群的痉挛和抽搐。

④ 并发症：患者主要的死因是窒息、心力衰竭或肺内感染。

(3) 辅助检查：伤口分泌物涂片。

(4) 治疗原则：清除毒素来源、中和游离的毒素、控制和解除痉挛、防治并发症。

(5) 治疗要点：

① 严格执行接触性隔离制度，减少刺激，防止交叉感染。

② 在控制痉挛的条件下及时进行彻底清创，清除毒素来源，去除坏死组织和异物，敞开伤口。

③ 中和游离毒素。

④ 控制和解除肌肉痉挛：是破伤风治疗的关键措施。

⑤ 防止并发症：呼吸道并发症、感染、酸碱失衡、电解质紊乱。

2. 气性坏疽：

(1) 健康史。

(2) 身体状况：病情发展迅速，可在 12 ~ 24 h 引起全身情况迅速恶化，迅速出现伤口剧烈疼痛，皮下积气，可触及捻发音，伤口内肌肉坏死，呈暗红色，局部肿胀迅速加剧和有严重的全身中毒症状。

(3) 辅助检查：

① 血常规。

② 伤口分泌物涂片、细菌培养，可见革兰氏阳性梭状杆菌。

(4) 治疗原则：确诊后立即紧急手术治疗。

(5) 治疗要点：

① 局部治疗：在全麻下行清创术，清创范围应达到正常肌肉组织，切口敞开，不予缝合；严重时施以高位截肢，残端不予缝合。

② 全身治疗：应用抗生素（首选大剂量青霉素）、高压氧治疗，全身支持疗法，对症处理。

三、主要护理诊断及合作性问题与护理措施

特异性感染患者的主要护理诊断及合作性问题与护理措施见表 7-4。

表 7-4 特异性感染患者的主要护理诊断及合作性问题与护理措施

护理诊断/问题	主要护理措施
1. 焦虑、恐惧。	(1) 关心和体贴患者；(2) 加强心理护理。
2. 有窒息的危险。	(1) 急救准备；(2) 吸痰；(3) 禁食；(4) 加强观察。
3. 有体液和营养不足的危险。	(1) 密切观察病情；(2) 按医嘱及时补液； (3) 禁食者，鼻饲或 TPN。
4. 有受伤的危险。	(1) 适合的牙垫；(2) 带护栏的病床；(3) 软垫保护关节。
5. 活动无耐力、尿潴留。	(1) 减少刺激；(2) 导尿。
6. 体温过高。	(1) 控制感染；(2) 物理降温、药物降温；(3) 休息和营养。
7. 疼痛。	(1) 制动和抬高患肢；(2) 止痛。
8. 组织完整性受损、自我形象紊乱。	(1) 加强心理护理；(2) 重建器官功能（安装义肢等）； (3) 加强伤口护理。
9. 潜在并发症：肺炎、肺不张、感染性休克。	(1) 密切观察病情；(2) 及时报告医生；(3) 及时控制病情； (4) 做好急救准备；(5) 保持呼吸道通畅。

四、健康教育

1. 加强宣传教育，注意个人卫生和劳动保护。
2. 伤后须及时、正确地处理伤口，及时就医。
3. 破伤风的预防措施（参见教材）。
4. 指导使用义肢和患肢功能锻炼。

【课前预习】

一、基础复习

1. 捻发音　　2. 外毒素

二、预习目标

破伤风是由________侵入人体伤口并生长繁殖所导致的一种急性________感染，破伤风梭菌是一种革兰氏______的______梭状______杆菌，存在于________中，好发于________和异物、失活坏死组织多、局部缺血的伤口。主要致病因素为破伤风杆菌产生的外毒素而细菌并不入血，即________症。其中______毒素引起局部和全身肌肉________；______毒素主要引起组织________和________损害等。

【课后巩固】

一、名词解释

破伤风　七日风

二、填空题

1. 破伤风按病程分为 3 期，即________、________、________。潜伏期长短不一，平均________天左右，潜伏期越短，病死率________。

2. 破伤风发作期最先受累的是________肌，表现为张口________、牙关________；表情肌受累后形成________面容；颈部、四肢肌群持续引起颈项________，形成典型的________；任何轻微声、光、疼痛等刺激皆可诱发强烈的________。患者表现为口唇________、呼吸________、大汗淋漓、口吐________；喉头肌痉挛可导致________，呼吸肌痉挛可导致呼吸________；发作时患者神志始终________。

3. 严重的破伤风患者可出现骨折、心力衰竭等并发症，主要死亡原因为________、________和________。

4. 破伤风预防的最有效方法是按计划注射________；外伤后预防的关键是________。

5. 破伤风局部治疗的关键是消除________来源，包括彻底________、伤口________、用________。

6. 破伤风患者最基本和最重要的治疗环节是采用________药及________药，常用药物有________、________、________等，痉挛抽搐不止时首选________静脉注射。

7. 破伤风患者降低死亡率的关键在于________，预防窒息和感染，床旁常规准备________，________无法控制者尽早行________。

8. 破伤风患者应住单人________病房，保持室内安静，避免__________等各种刺激，所有诊疗操作尽量集中在使用____________药后______min 内完成，严格执行__________制度，______人护理，严密观察病情变化。

【综合练习】

A1 题型

1. 开放性损伤后预防破伤风的有效措施是
A．清创并注射青霉素
B．清创并注射破伤风抗毒素
C．清创并注射破伤风类毒素
D．注射破伤风类毒素
E．注射人体破伤风球蛋白

2. 开放性损伤注射破伤风抗毒素 1500IU，最佳时间为
A．12 h 内 B．24 h 内
C．36 h 内 D．48 h 内
E．72 h 内

A2 型题

1. 青年男性，足部被木刺刺伤后发生破伤风，冲洗此患者伤口所用的溶液为
A．3% 碘酊 B．5% 盐水
C．3% 过氧化氢 D．10% 硝酸银溶液
E．生理盐水

2. 患者，男，15 岁，1 周前右足底被铁钉刺伤，未进行清创处理。近日，感头痛、咬肌紧张酸胀，诊断为破伤风，其发病机制中错误的是
A．毒素也可影响交感神经
B．破伤风是一种毒血症
C．溶血毒素引起组织局部坏死、心肌损害
D．痉挛毒素是引起症状的主要毒素
E．破伤风杆菌产生的内毒素引起症状

3. 男性，28 岁，因被一木刺刺中手臂而出现破伤风，出现肌肉阵发性痉挛，在护理过程中尤其应注意预防
A．休克 B．窒息
C．肺部感染 D．心脏损害
E．脱水、酸中毒

4. 女性患者，35 岁，破伤风，护士巡视病房时发现患者角弓反张，四肢抽搐，牙关紧闭，应立即采取的护理措施是
A．通知医师配合抢救
B．口对口人工呼吸
C．给予氧气吸入
D．纱布包裹压舌板放于上下臼齿间
E．注射破伤风抗毒

5. 患者，男，20 岁，足底刺伤后发生破伤风，频繁抽搐，控制痉挛的主要护理措施是
A．住单人隔离病室
B．限制亲属探视
C．避免声、光刺激
D．按时用镇静剂，集中护理
E．静脉滴注破伤风抗毒素

6. 患者，男性，患破伤风，频繁抽搐，呼吸道分泌物较多，有窒息的危险，为保持呼吸道的通畅，应采取的措施是
A．吸痰、给氧
B．超声雾化吸入
C．气管插管、辅助呼吸
D．气管切开
E．环甲膜穿刺

A3/A4 型题

（1～3 题共用题干）

男性，24 岁，10 天前田间劳动时不慎刺伤足底，自行包扎处理。1 天前患者出现头痛、烦躁、张口困难、颈项强直。诊断为破伤风。

1. 住院期间限制探视的主要目的是

A．避免亲友受感染

B．保护医务人员

C．预防患者继发感染

D．减少对患者的刺激

E．维持病房良好秩序

2. 该患者足底刺伤后的正确处理方法是

A．清洗伤口，注射抗生素

B．彻底清创后注射 TAT

C．包扎伤口前清除异物

D．用干净布类马上包扎伤口

E．乙醇消毒后包扎伤口

3. 该患者注射破伤风抗毒血清(TAT)的目 的是

A．中和游离毒素

B．抑制破伤风杆菌

C．杀灭破伤风杆菌

D．预防肺部感染

E．镇静、止痛

（4～6 题共用题干）

女性，40 岁，外伤后因破伤风住院，全身肌肉持续性收缩，阵发性痉挛，呼吸困难。

4. 治疗的中心环节是

A．应用 TAT　B．应用青霉素

C．镇静解痉　D．隔离

E．防意外

5. 为中和血中的游离毒素，应用

A．TAT　B．青霉素

C．给氧　D．甲硝唑

E．输血

6. 患者呼吸困难，应给患者

A．吸氧　B．加压给氧

C．高压氧舱　D．解痉

E．气管切开

（7～10 题共用题干）

男性，40 岁，右大腿外伤后，因气性坏疽住院治疗。

7. 确诊后的首要处理是

A．给予吸氧　B．高压氧治疗

C．用抗生素　D．手术

E．退烧

8. 下列哪项处理不必要

A．高压氧治疗　B．手术

C．隔离　D．应用青霉素

E．避光安静环境

9. 患者外伤后如何处理可预防气性坏疽的发生

A．彻底清创缝合　B．清创后伤口敞开

C．应用 TAT　D．应用青霉素

E．应用甲硝唑

10. 该患者选用青霉素治疗，每日用量为

A．80 万 U　B．160 万 U

C．320 万 U　D．640 万 U

E．1 000 万 U

（11～13 题共用题干）

患者男性，35 岁。因腿部刺伤后出现全身肌肉强直性收缩，阵发性痉挛，诊断为破伤风。

11. 易导致患者死亡的常见原因是

A．休克　B．窒息

C．肺部感染　D．肾衰竭

E．脱水、酸中毒

12. 与控制痉挛无关的护理措施是

A．保持病室安静

B．护理措施要集中进行

C．按时使用镇静剂

D．避免损伤

E．避免强光照射

13. 治疗此患者应使用的抗生素是

A．青霉素　B．甲硝唑

C．红霉素　D．四环素

E．磺胺药

（编者：蔡虹）

第八章　损伤患者的护理

第一节　创伤患者的护理

【知识要点】

一、概述

各种致伤因素作用于机体后，引起的组织结构破坏或功能障碍，统称为损伤。

1. 病因分类：按损伤的原因分 4 类。① 闭合性创伤，四类；② 开放性创伤，六类。

2. 伤口修复：

(1) 创伤修复的基本过程：包括炎症反应、细胞增生和肉芽形成、组织塑形三个阶段。

(2) 影响伤口愈合的因素：主要有年龄、营养状况、慢性疾病、药物和伤口因素。

(3) 伤口愈合类型：一期愈合和二期愈合。

二、护理评估

1. 健康史。

2. 身体状况：

(1) 局部表现：疼痛、肿胀、瘀斑、功能障碍、伤口与出血。

(2) 全身表现：体温升高、全身炎症反应综合征、多器官功能障碍综合征。

3. 辅助检查：

(1) 实验室检查：可做血、尿常规检查，血液电解质化验和血气分析检查。

(2) 穿刺检查：胸腹腔穿刺检查可证实有无内脏破裂、出血。导尿检查可帮助诊断尿道、膀胱损伤。

(3) 影像学检查：X 线透视或摄片、B 超、CT、MRI、选择性血管造影等。

三、处理原则

1. 急救处理：处理原则是抢救生命、重点检查、包扎伤口、固定转运。即：迅速抢救危及生命的紧急情况；维持呼吸道通畅；包扎伤口及止血；妥善固定骨折；稳妥转运患者。

2. 一般软组织闭合性损伤处理：多不需要特殊处理，可自行修复。

3. 软组织开放性损伤处理：尽早施行清创术。

四、主要护理诊断及合作性问题与护理措施

创伤患者的主要护理诊断及合作性问题与护理措施见表 8-1。

表 8-1　创伤患者的主要护理诊断及合作性问题与护理措施

护理诊断/问题	主要护理措施
1. 体液不足。	(1) 止血，减少进一步出血； (2) 根据受伤部位选择合适的体位； (3) 建立静脉输液通道和输液； (4) 监测生命体征。
2. 急性疼痛。	(1) 固定和制动； (2) 多平卧位或抬高受伤的患肢； (3) 合理使用镇静、止痛剂。
3. 组织完整性受损。	(1) 开放性损伤：清创术前准备；抬高患肢和制动；观察和处理创面。 (2) 闭合性损伤：24 h 内局部冷敷，24 h 后改热敷和理疗；观察病情变化；穿刺抽血肿并加压包扎。
4. 焦虑。	(1) 改善病房环境，患者注意休息、保证睡眠； (2) 及时控制病情，如疼痛、出血。
5. 潜在并发症：伤口出血、感染、挤压综合征。	(1) 注意病情观察； (2) 及时控制病情。

五、健康教育

1. 加强安全教育，防止损伤的发生。
2. 一旦受伤，应及时到医院就诊。
3. 恢复期加强身体各部位的功能锻炼。

【课前预习】

一、基础复习

1. 损伤的修复过程。
2. 全身炎症反应综合征（SIRS）。

二、预习目标

1. 创伤按照皮肤黏膜是否完整分为两大类，其中闭合性创伤包括①__________、②__________、③__________、④__________；开放性创伤包括①__________、②__________、③__________、④__________、⑤__________、⑥__________。

2. 创伤的局部表现包括__________、__________、__________、__________，开放性创伤还有__________和__________。

【课后巩固】

一、名词解释

挤压综合征　　扭伤　　MODS

二、填空题

1. 创伤伤口的修复过程基本分为______、______、______三个阶段。

2. 损伤按病因分为______损伤、______损伤、______损伤、______损伤。

3. 扭伤是指______过度活动超过正常范围引起的关节囊、韧带、肌腱等组织撕裂伤，进而引起关节疼痛、肿胀和功能障碍。

4. 挤压伤多见于______丰富的肢体或躯干长时间被重物挤压后，严重时肌肉组织广泛缺血、坏死、变性，随后大量坏死组织的分解产物如肌红蛋白、K^+和乳酸等吸收入血引起______，称为挤压综合征。

5. 切割伤由______切割引起，创缘整齐，对周围组织破坏较轻；裂伤由______打击引起，创缘多不整齐，对周围组织破坏严重。

6. 火器伤是由弹片或枪弹造成的创伤，分为______伤和______两种。

7. 全身炎症反应综合征（SIRS）是指由______和______等非感染因素所产生的变性坏死组织及其产物激活体内炎症细胞，促使炎症介质大量释放而导致的全身炎症反应。

【综合练习】

A1 型题

1. 车祸后出现下列损伤，必须首先处理的伤情是
A．右侧胫骨开放性骨折
B．头皮裂伤
C．锁骨骨折
D．张力性气胸
E．鼻出血

2. 影响创面愈合的最常见局部因素是
A．坏死　B．异物
C．感染　D．制动不良
E．局部血液循环障碍

3. 挤压综合征主要并发
A．呼吸困难　B．肾功能衰竭
C．心力衰竭　D．休克
E．昏迷

4. 以下属于开放性损伤的是
A．挫伤　B．裂伤
C．扭伤　D．挤压伤
E．冲击伤

A2 型题

1. 患者，男性，60 岁。意外事故中致胫骨开放性骨折伴有大出血，面色苍白、脉细速。现场急救首先采取的措施是
A．固定骨折　B．输液
C．止血　D．止痛
E．立即转送

2. 患者，男，20 岁。因工程塌方被石板压迫 4 h，伤肢严重肿胀，组织广泛坏死，该损伤属于
A．扭伤　B．挤压伤
C．挫伤　D．冲击伤
E．撕裂伤

3. 患者，男性，32 岁。因车祸造成胸部严重创伤，肋骨骨折，有反常呼吸，送至医院心跳已停止。抢救应
A．立即行胸外心脏按压

B．心内注射复苏药物
C．电击除颤
D．气管内注入肾上腺素
E．立即开胸作胸内心脏按压

4. **男性，左手被刀割伤 1 h，创缘整齐，出血量较多，其受伤类型为**
A．裂伤　　B．切割伤
C．挤压伤　　D．扭伤
E．挫伤

5. **患者，女性，46 岁，右下肢因房屋倒塌被砖墙压住，4 h 后被救出。体检：脉搏 96 次/min，血压 86/66 mmHg，右肢体明显肿胀，有瘀斑。静脉输液应首选**
A．低分子右旋糖酐
B．5% 葡萄糖溶液
C．3% 高渗盐水溶液
D．全血或血浆
E．平衡液

6. **患者，男，48 岁。因车祸而撞伤背部，感觉背部疼痛，无法活动，怀疑脊柱骨折，应如何运送患者，下列哪种是正确的**
A．用软担架搬运
B．三人平托放于硬板上搬运
C．二人抱持搬运
D．一人抱持搬运
E．一人背负搬运

7. **患者，男，38 岁。因车祸受伤急诊入院。目前诊断为失血性休克，查体血压 70/50 mmHg。患者最适宜的体位是**
A．中凹卧位　　B．头高足低位
C．去枕仰卧位　　D．侧卧位
E．头低足高位

8. **男，34 岁，从地震现场救出，全身多处伤口，肢体活动后剧烈疼痛，脊柱及右侧上、下肢多处骨折，以下急救处理错误的是**
A．患者应放置于硬板床上
B．及时包扎止血
C．现场进行骨折复位固定
D．转运中输液抗休克
E．患者头部朝后

9. **患者，男，19 岁，车祸致伤，即入院就诊。神志朦胧，咯血，口鼻均有泥沙夹血外溢，呼吸困难、烦躁不安，左胸侧严重擦伤，肿胀，心率 98 次/min，血压 120/90 mmHg，左大腿中下段中度肿胀，有瘀斑和严重擦伤。此时最紧迫的抢救措施是**
A．请胸外科医师会诊处理
B．清除上呼吸道异物，保持呼吸道通畅
C．开放静脉通道，输血
D．鼻导管低流量吸氧
E．左下肢夹板固定

10. **成年男性，足底被铁钉刺伤 6 h，伤口较深，就诊时伤口已止血，污染较重，创缘红肿，正确的是**
A．生理盐水冲洗、碘伏消毒后包扎
B．清创后包扎
C．清创后一期缝合
D．清创后注射破伤风抗毒血清
E．清创后油纱条填塞

11. **患者，男，35 岁。因房屋墙壁倒塌左下肢被压，5 h 后被救出，伤肢严重肿胀，组织广泛坏死，治疗中除严密观察生命体征外，应特别注意**
A．伤口肿胀情况　　B．肢端温度
C．伤口疼痛　　D．尿量、尿色
E．神志

12. **男性，20 岁，踝关节扭伤，为防止皮下出血和组织肿胀，在早期应选用**
A．局部按摩　　B．红外线照射
C．冰袋冷敷　　D．湿热敷
E．放置热水袋

13. **患者，男，25 岁，“颅脑外伤”入院。护士对处于昏迷状态的患者评估后，确认患者存在以下健康问题，其中应优先解决的问题是**
A．大便失禁
B．沟通障碍
C．活动无耐力
D．皮肤完整性受损
E．清理呼吸道无效

14. **患者，女，30 岁。被汽车撞伤后 30 min 被人送到医院就诊。检查意识模糊，面色苍白，口鼻出血，衣服上有呕吐物，左上肢有假关节活动。护士为患者清理口鼻、给氧、开放**

静脉通道、测量生命体征后，还必须
A．留置尿管 B．给止痛剂
C．给患者保暖 D．临时左上肢固定
E．做心电图

15. 患者，男，34 岁。因车祸而致右下肢开放性骨折，大量出血，被送来急诊。在医生未到之前，接诊护士应立即
A．详细询问车祸发生的原因
B．向医院有关部门报告
C．给患者注射镇静剂
D．给患者使用止血药
E．给患者止血、测量血压，建立静脉通道

A3/A4 型题

（1～3 题共用题干）

一汽车被火车撞出 30 米远，现场汽车内乘客伤情各异，有的人大喊大叫，有的人呻吟，有的人安静、不动。

1. 以下现场处理方法不对的是
A．抢救人员奔向大喊大叫者
B．对伤口进行初步检查
C．对出血伤口进行初步止血
D．伤口初步包扎
E．暂不还纳脱出内脏

2. 将伤员全部清理之后，下列伤员首先要处理的是
A．股骨干闭合性骨折
B．髋关节脱位
C．大片软组织挫伤
D．开放性气胸
E．肩关节脱位

3. 上述伤员出血量大的是
A．股骨干闭合性骨折 B．髋关节脱位
C．大片软组织挫伤 D．开放性气胸
E．肩关节脱位

（4～6 题共用题干）

男性，18 岁，外出时，被从 2 楼飞落的玻璃砍伤右肩部，伤口约 10 cm，出血，疼痛，即刻来院诊治。

4. 对该患者的诊断是
A．挫伤 B．切割伤
C．擦伤 D．撕脱伤
E．扭伤

5. 当前对伤口处理的方法是
A．包扎
B．清创缝合
C．清创暂不缝合
D．清创缝合，放橡皮片引流
E．清创，延期缝合

6. 为预防破伤风，患者应首选
A．TAT
B．青霉素
C．破伤风类毒素
D．人体破伤风免疫球蛋白
E．胎盘球蛋白

（7～9 题共用题干）

患者，男性，46 岁，右下肢因房屋倒塌被砖墙压伤，4 h 后被救出，6 h 后入院，主诉尿少，呈暗红色。体检：脉搏 58 次/min，血压 86/66 mmHg，右下肢体明显肿胀，有淤血斑；化验血钾 5.9 mmol/L。

7. 此损伤患者应考虑为
A．创伤性休克 B．右下肢挫伤
C．挤压综合征 D．右下肢闭合性损伤
E．右下肢血栓形成

8. 损伤后需及时处理的是
A．休克 B．肾衰竭
C．肢体淤血斑 D．轻度高钾
E．心动过缓

9. 静脉输液应首选
A．低分子右旋糖酐 B．5% 葡萄糖溶液
C．3% 高渗盐水溶液 D．全血或血浆
E．等渗盐水

第二节　烧伤患者的护理

【知识要点】

一、概述

烧伤是由热力、电流、放射线以及化学物质等致伤因子作用于人体所引起的损伤，其中以热力烧伤最为常见。烧伤不仅损伤皮肤，出现红斑、水泡、焦痂，还可累及肌肉、骨骼，严重者出现休克、脓毒症等病理生理变化。

二、护理评估

1. 健康史：了解致伤因素；询问患者受伤的时间及部位、伤后处理情况。

2. 身体状况：

(1) 烧伤程度估计：

① 面积计算：包括中国新九分法和手掌法；烧伤面积可归纳为“三三三、五六七/十三、十三、二十一/双臀占五会阴一/小腿十三双足七”。

② 深度估计：采用三度四分法（参见教材中的表 8-2）。

③ 程度估计：见表 8-2。

表 8-2　烧伤程度估计

烧伤面积	轻度烧伤	中度烧伤	重度烧伤	特重度烧伤
烧伤总面积	小于 9%	10%～29%	30%～49%	大于 50%
Ⅲ度烧伤面积	—	小于 9%	10%～19%	大于 20%
其他	—	—	面积不够，但有较严重的复合伤	已有严重并发症

(2) 病程分期。其病程一般分三期：

① 休克期。主要发生在烧伤后 48 h 内，是患者早期死亡的主要原因。伤后大量血浆外渗至组织间隙和创面，属于低血容量性休克。体液渗出 6～8 h 最快，至 36～48 h 达高峰。

② 感染期。伤后 48 h 开始，创面及组织中的毒素和坏死组织的分解产物吸收入血，引起中毒症状。污染创面的细菌易在坏死组织中生长繁殖并产生毒素。烧伤越深、面积越大，感染机会越多、感染越严重。烧伤后常经历 3 个阶段。

③ 修复期。

(3) 特殊部位的烧伤：

① 吸入性烧伤：常与头面部烧伤同时发生，易致窒息或肺部感染。

② 头面部烧伤。

(4) 并发症：感染、休克、肺部感染、急性肾衰竭、应激性溃疡。

3. 辅助检查：包括血、尿常规，肾功能检查。

三、处理原则

1. 现场急救：① 迅速消除致伤因素，指导和协助伤者尽快脱离险境；② 抢救生命；③ 防治休克，镇静止痛，补液；④ 保护创面，包扎伤口；⑤ 转送患者，就近治疗。

2. 治疗原则：① 正确处理创面，措施包括清创、选用包扎疗法或暴露疗法，Ⅲ度烧伤的去痂和植皮；② 防治休克；③ 防治感染。

四、主要护理诊断及合作性问题与护理措施

烧伤患者的主要护理诊断及合作性问题与护理措施见表 8-3。

表 8-3　烧伤患者的主要护理诊断及合作性问题与护理措施

护理诊断/问题	主要护理措施
1. 有窒息的危险。	(1) 维持呼吸道通畅，及时清除呼吸道分泌物。 (2) 吸氧，氧浓度 40% 左右，氧流量 4 ~ 5 L/min。 (3) 加强气管插管或气管切开术后护理。 (4) 呼吸机辅助呼吸的护理和管理。
2. 体液不足。	(1) 建立静脉输液通道。 (2) 制定合理的补液方案，安排合适的输液种类和速度。 (3) 观察液体复苏效果。
3. 皮肤完整性受损。	(1) 抬高患肢，保持关节的功能位。 (2) 正确的创面护理：① 初期创面清创；② 包扎疗法；③ 暴露疗法适用于Ⅲ度烧伤，头面部、颈部、会阴部烧伤，真菌、铜绿假单胞菌感染创面及大面积烧伤；④ 去痂和植皮；⑤ 感染创面的处理。 (3) 保持辅料清洁和干燥。 (4) 适当约束肢体。 (5) 定时翻身。 (6) 合理使用抗生素，注意药物的不良反应。 (7) 病室温度控制在 28 ~ 32 °C，相对湿度 50% ~ 60%。
4. 营养不良：低于机体需要量。	(1) 指导患者饮食。(2) 营养支持，保证摄入足够的营养素。
5. 潜在并发症：感染、应激性溃疡。	(1) 注意病情观察。(2) 及时控制病情。

五、健康教育

1. 提供防火、灭火和自救等安全教育知识。
2. 制订康复计划并予以指导。
3. 鼓励患者和家属做整形手术和功能重建术。

【课前预习】

一、基础复习

1. 体液失衡的补液。　2. 皮肤的解剖结构。

二、预习目标

1. 成人新九分法面积计算可简记为：__________（头）、__________（面）、__________（颈），__________（双手）、__________（双前臂）、__________（双上臂），__________（男双臀）、__________（男双足）、__________（双小腿）、__________（双大腿），__________（躯干前）、__________（躯干后），（会阴　）__________。小儿头部相对较大，所占体表面积为__________；下肢相对较短，所占体表面积为__________，其他部位参照成人比例。

2. 烧伤严重程度分为轻度烧伤，指Ⅱ度烧伤面积 < ______%；中度烧伤，指Ⅱ度烧伤面积________% 或Ⅲ度烧伤面积 < ________%；重度烧伤，指总面积__________% 或Ⅲ度烧伤面积

________% 或出现了休克、呼吸道烧伤；特重度烧伤，指总面积 > ______% 或Ⅲ度烧伤面积 > ________% 或出现严重并发症。

【课后巩固】

一、名词解释

中国九分法　　去痂

二、填空题

1. 大面积烧伤患者的全身反应及临床过程分_______期、____________期、____________期。烧伤后 48 h 内导致患者死亡的主要原因是______________，其发生原因主要是大量血浆外渗引起的_________________休克。

2. 休克期主要指发生在烧伤后______h 内；伤后_______h 内体液渗出最快；__________h 渗出量达到高峰；_______h 渗液开始回吸收。

3. 烧伤深度通常采用________________法。

4. 烧伤面积估计方法有____________________和___________________。大面积用____________________，将人体表面积划分为________个 9%，另加________，构成 100% 总面积。小面积烧伤用___________增减，即伤员五指并拢的手掌面积约为体表总面积的______。

5. 中度以上烧伤应尽快静脉补液，我国常用的烧伤补液方案是伤后第 1 个 24 h 补液总量按患者每_________体重每_____烧伤面积（Ⅱ度和Ⅲ度）补液_______ml（儿童 1.8、婴儿 2.0）计算，另加每日生理需要量______ml（儿童 80 ml/kg 体重、婴幼儿约 100 ml/kg 体重）。每日生理需要量都用__________溶液。

6. 烧伤患者补液时：晶体液首选________________，其次为________________；胶体液首选_____________，其次为全血或右旋糖酐；晶胶比例一般为________________，特重度烧伤为_____________；生理日需要量全部用______________溶液。

7. Ⅲ度烧伤创面处理常需要采取__________、_________和___________，促进创面愈合。

8. 烧伤感染创面应用________________、________________等方法除去脓液和坏死组织，以尽快控制创面感染。

9. 大面积烧伤患者要保护创面，为避免创面长时间受压，应经常翻身：环形烧伤肢体，可用_________________将伤肢悬吊使创面悬空，躯干环形烧伤，需使用______________翻身。

【综合练习】

A1 型题

1. 大面积烧伤早期发生的休克，多为

A. 神经源性休克

B. 心源性休克

C. 低血容量性休克

D. 过敏性休克

E. 感染性休克

2. 大面积烧伤患者 24 h 内主要的护理措施是

A. 镇静止痛

B．自理护理
C．预防感染
D．保持呼吸道通畅
E．保证液体输入

3. **根据烧伤面积的新九分法，下列错误的是**
A．头面颈部为 9%
B．双前臂为 9%
C．臀部为 5%
D．双下肢为 46%
E．双手为 5%

4. **大面积烧伤患者使用电解质溶液扩充血容量，应首选**
A．平衡盐溶液
B．5% 葡萄糖生理盐水
C．5% 碳酸氢钠溶液
D．0.9% 氯化钠溶液
E．低分子右旋糖酐

5. **烧伤创面有水疱形成，疱皮剥脱后创面红润、潮湿，有剧烈疼痛感，则烧伤深度为**
A．Ⅰ度　B．浅Ⅱ度
C．深Ⅱ度　D．Ⅲ度
E．Ⅳ度

A2 型题

1. **患者，女性，35 岁，双上肢烧伤，患处疼痛较为迟钝。体检：双上肢布满小水疱，疱皮较厚。估计烧伤程度和预后错误的是**
A．Ⅰ度烧伤愈后无瘢痕
B．Ⅲ度烧伤愈合后有挛缩
C．浅Ⅱ度烧伤如无感染不留瘢痕
D．深Ⅱ度烧伤可产生瘢痕
E．深Ⅱ度烧伤仅有色素痕迹

2. **患者，男性，42 岁。全身多处烧伤，估计烧伤面积时，下列不确切的是**
A．头、面、颈部各为 3%
B．双前臂为 6%
C．躯干为 27%
D．双手为 5%
E．双大腿、双小腿为 33%

3. **患儿，男，3 岁，两下肢（包括臀部）Ⅱ度烫伤，其烧伤面积是**
A．30%　B．37%
C．41%　D．43%
E．46%

4. **患者，男，20 岁，头面颈部、双手及右前臂深Ⅱ度烧伤，其烧伤面积约为**
A．14%　B．17%
C．20%　D．27%
E．30%

5. **男性，36 岁，大面积烧伤 8 h，已静脉输液 3 000 ml，判断其血容量是否补足的简便、可靠指标是**
A．脉搏　B．血压
C．呼吸　D．尿量
E．中心静脉压

6. **某患者双手烧伤，局部有水疱，基底红润，肿胀剧痛，估计烧伤深度为**
A．Ⅰ度　B．浅Ⅱ度
C．深Ⅱ度　D．Ⅲ度
E．Ⅳ度

7. **患者，男，20 岁，体重 60 kg，双上肢及躯干深Ⅱ度烧伤。该患者第 1 个 24 h 需要补液的总量约为**
A．4 000 ml　B．5 000 ml
C．6 000 ml　D．7 000 ml
E．8 000 ml

8. **成年男性，中度烧伤，住院期间应采用的饮食是**
A．高蛋白、高热量
B．高热量、低脂肪
C．低蛋白、高维生素
D．高脂肪、高热量
E．高维生素、高脂肪

9. **患者，男，22 岁。因火灾致面部烧伤入院。体检发现，患者声音嘶哑，口鼻处有黑色分泌物，鼻毛烧焦。该患者目前最主要危险是**

A. 呼吸衰竭　　B. 肺部感染
C. 肺水肿　　D. 窒息
E. 呼吸性碱中毒

10. **患者，男性，33 岁，头面部烧伤入院。主诉：患处剧烈疼痛，烧灼感。体检：有大小不一的水疱形成，疱壁较薄。考虑为浅Ⅱ度烧伤时，下列哪项有错**
A. 去疱皮后创面潮红
B. 愈合后有色素痕迹
C. 伤及表皮的生发层
D. 伤及真皮乳头层
E. 伤及真皮深层

11. **女性，31 岁，双上肢开水烫伤，创面的处理原则是**
A. 包扎疗法　　B. 暴露疗法
C. 创面切除　　D. 皮肤移植
E. 以上都不是

12. **患者，女，38 岁。大面积烧伤后 5 h 入院。心率 120 次/min，血压 70/50 mmHg，尿少。发生上述状况最可能的原因是**
A. 大量红细胞丧失造成肺换气障碍
B. 大量水分蒸发造成脱水
C. 疼痛导致的生理反应
D. 大量体液从血管内渗出引起低血容量休克
E. 创面细菌感染造成感染性休克

13. **患者，女，25 岁。不慎被浓硫酸烧伤颜面部，最佳的紧急处理措施是**
A. 立即拨打“120”
B. 立即前往医院就诊
C. 立即冰敷伤处
D. 立即取碱性液体冲洗伤处
E. 立即取大量清水冲洗伤处

14. **患者，女，27 岁，因烧伤体表面积 40% 入院，护士向患者解释创面局部涂抹磺胺嘧啶银的目的，错误的是**
A. 促进创面干燥　　B. 促进创面结痂
C. 促进创面愈合　　D. 控制感染
E. 防止出血

15. **患者，女，35 岁。双手深Ⅱ度烧伤康复期。护士指导其双手正确的放置位置是**
A. 握拳位　　B. 半握拳位
C. 伸直位　　D. 半伸直位
E. 双手互握

16. **患者，女，18 岁。70% 体表面积不慎被火烧伤，准备转上级医院进一步处理，当地医院做医疗处理时应首先考虑**
A. 清创后包扎创面以便转送
B. 准备饮料路上饮用
C. 联系运输工具，尽快转院
D. 开放静脉通路，准备输液
E. 给予镇静、止痛药

A3/A4 型题

（1～3 题共用题干）

男性，30 岁，体重 70 kg，烧伤后 4 h 送至医院。右上肢水肿明显，剧烈疼痛，有较大水疱；双下肢（不包括臀部）无水疱，皮肤焦黄色，触之不痛，如皮革样。

1. **该患者的烧伤深度为**
A. 右上肢浅Ⅱ度，双下肢Ⅲ度
B. 右上肢深Ⅱ度，双下肢Ⅲ度
C. 右上肢浅Ⅱ度，双下肢深Ⅱ度
D. 右上肢与双下肢均为深Ⅱ度
E. 右上肢Ⅲ度，双下肢深Ⅱ度

2. **伤后第一个 24 h 的补液总量大约是**
A. 4 500 ml　　B. 5 250 ml
C. 6 250 ml　　D. 7 250 ml
E. 7 500 ml

3. **输液过程中简便而又可靠的观察指标是**
A. 收缩压>12 kPa
B. 脉搏<120 次/min
C. 尿量>30 ml/h
D. 中心静脉压正常

E．肢端温暖

（4～5题共用题干）

男性，40岁，体重70 kg，被热液烫伤3 h来诊。查体：烫伤包括头面颈部、右上肢、右下肢（不包括臀部）、左膝关节以下至足趾及胸部一手掌大小的面积，创面大水疱，潮红，水肿，剧烈疼痛。

4. 该患者烧伤的面积和深度为

A．约35%、浅Ⅱ度

B．约40%、深Ⅱ度

C．约45%、浅Ⅱ度

D．约50%、浅Ⅱ度

E．约55%、深Ⅱ度

5. 伤后48 h内护理的重点是

A．使用止痛剂

B．输液抗休克

C．注射破伤风抗毒素

D．静脉使用抗生素

E．清创

（6～10题共用题干）

男性，40岁，体重60 kg，双下肢烧伤，均为大水疱，伤后即来诊。

6. 患者为几度烧伤

A．Ⅰ度　B．浅Ⅱ度

C．深Ⅱ度　D．Ⅲ度

E．Ⅱ度～Ⅲ度移行

7. 患者第1日输液总量是

A．5 100 ml　B．4 500 ml

C．6 100 ml　D．7 000 ml

E．3 000 ml

8. 第1日第1个8 h应给予晶体与胶体液体总量

A．1 380 ml　B．1 035 ml

C．828 ml　D．2 070 ml

E．690 ml

9. 第1日第1个8 h生理需要量输给

A．1/3　B．1/4

C．1/5　D．1/2

E．1/6

10. 补液过程中密切观察下列指标，其中哪项有误

A．尿量要在30 ml/h以上

B．神志清醒

C．脉搏要在130次/min以下

D．收缩压在90 mmHg（12 kPa）以上

E．老年人要限量

（11～13题共用题干）

青壮年男性，体重60 kg，被开水烫伤，头面颈部、双上肢、躯干部（会阴部除外）及双臀均有水疱，自觉剧痛。

11. 此患者的烧伤面积为

A．45%　B．53%

C．54%　D．58%

E．59%

12. 此患者的烧伤程度为

A．轻度烧伤　B．轻中度烧伤

C．中度烧伤　D．重度烧伤

E．特重度烧伤

13. 患者伤后3 h，主述口渴，脉搏100次/min，血压80/60 mmHg，尿量15 ml。其血容量减少的原因中，以下哪项错误

A．输液量不足

B．心排出量减少

C．末梢循环扩张

D．血浆自创面渗出

E．血浆渗出到组织间歇

（14～17题共用题干）

患者，女性，32岁，双手、双前臂、右上臂和前胸有3手掌面积的烫伤，创面可见较大水疱，疱壁较薄，疼痛较剧。

14. 此患者的烫伤面积估计为

A．16%　B．18%

C．20%　D．22%

E．24%

15. 此患者的烧伤深度为

A．浅Ⅱ度及深Ⅱ度　B．Ⅲ度

C．浅Ⅱ度　D．Ⅱ度

E．深Ⅱ度及Ⅲ度

16. **对此患者的处理方法中不妥的是**
A. 及时补充血容量
B. 止痛
C. 防止发生感染
D. 采取包扎疗法
E. 必须采取暴露疗法

17. **此患者目前主要的护理问题是**
A. 营养失调　B. 恐惧
C. 体液过多　D. 疼痛
E. 自我形象紊乱

第三节 伤口护理和咬伤患者的护理

【知识要点】

伤口护理

伤口护理的主要内容是换药，即更换敷料，是对经过初期治疗的伤口所做的进一步处理。注意伤口换药的目的。

一、换药用品与换药室管理

1. 换药用品：注意教材中表 8-4 所示的“常用外用药物应用”。
2. 换药及换药室的管理：
(1) 保障基本条件。
(2) 规范制度管理。
(3) 保持环境清洁：换药室每日清洁消毒，每周大扫除 1 次并用药物熏蒸，每月做空气及物体表面细菌培养 1 次。
(4) 严格管理物品。
(5) 认真管理换药台：掌握“器械消毒三盘法”。

二、清洁与换药

1. 清创术：又称扩创术，是污染伤口转化为清洁伤口的一种治疗方法，常能达到一期愈合。
(1) 清创目的：使污染伤口变成清洁伤口。
(2) 清创时机：清创术应争取在伤后 6～8 h 内施行，但对污染较轻、头面部的伤口、早期已应用有效抗生素等情况，清创缝合的时限可延长至伤后 12 h；关节附近以及神经、大血管、内脏等重要组织原则上应缝合。
(3) 清创步骤：准备和麻醉→清洁→消毒→清创→缝合→包扎固定。
2. 换药：
(1) 伤口换药顺序：清洁伤口→污染伤口→感染伤口。特异性感染伤口由专人换药。
(2) 换药时间：根据伤口情况而定。
(3) 操作步骤：准备→揭下敷料→处理创面→贴敷料→用物整理。

三、绷带包扎与止血带使用方法

1. 卷轴带包扎方法：

(1) 卷轴带的种类和规格：常用有三种。

(2) 包扎注意事项：6 点。

(3) 基本包扎法：注意各种包扎法的适应证。

2. 多头带使用方法：腹带使用时，上腹部伤口应由上向下包扎，下腹部应由下向上包扎。

3. 止血带的使用方法：

(1) 橡皮止血带：适用于四肢创伤大出血。

① 使用部位：上肢出血扎在上臂上 1/3，下肢出血扎在股中部。

② 注意事项：做好标记；记录时间（每隔 1 h 放松止血带 2 ~ 3 min）；做好交接。

(2) 气囊止血带。

咬伤患者的护理

一、犬咬伤

1. 概述：狂犬病是因感染狂犬病病毒的犬咬伤人所致。狂犬病缺乏有效治疗手段，预后差。

2. 护理评估：

(1) 健康史：狂犬病潜伏期平均 30 ~ 60 天。

(2) 身体状况：

① 局部伤口疼痛、出血、水肿。

② 发生狂犬病，初期伤口周围麻木、疼痛，逐渐扩散到整个肢体；随后出现发热、恐水、怕风、咽肌痉挛，伴流涎、多汗；最后出现肌瘫痪、昏迷、循环衰竭。

3. 治疗要点：

(1) 局部处理：① 及时清创，并用过氧化氢溶液反复冲洗伤口；② 开放引流；③ 伤口周围封闭注射。

(2) 全身治疗：主动免疫治疗和防治感染。

4. 主要护理诊断及合作性问题与护理措施：见表 8-4。

表 8-4 犬咬伤患者的主要护理诊断及合作性问题与护理措施

护理诊断/问题	主要护理措施
1. 有窒息的危险。	(1) 保持病室安静，避免各种刺激，专人护理，集中护理； (2) 及时清除口腔及呼吸道分泌物； (3) 做好气管插管或气管切开的准备。
2. 体液不足。	(1) 建立静脉输液通道，补充能量，维持水电解质及酸碱平衡； (2) 采用鼻饲饮食。
3. 有感染的危险。	(1) 遵医嘱应用抗菌药物；(2) 加强伤口护理； (3) 严格执行接触性隔离制度。

5. 健康教育：

(1) 宣传狂犬病的预防措施，加强对犬的管理。

(2) 教育儿童不要接近、挑逗猫、犬等动物。

(3) 犬咬伤后尽早处理伤口并注射狂犬病疫苗。

二、毒蛇咬伤

1. 概述：毒蛇的特点是头多呈三角形，色彩斑纹明显，咬伤处有一对大而深的牙痕。蛇毒分三类：① 神经毒；② 血液毒；③ 混合毒。

2. 护理评估：

(1) 健康史：蛇毒是含有多种毒性蛋白质、溶组织酶以及多肽的复合物。

(2) 身体状况：

① 神经毒：出现视力模糊、言语不清、全身软弱、四肢麻木，最后呼吸、循环衰竭。

② 血液毒：全身出血现象。

③ 混合毒。

3. 治疗要点：

(1) 急救处理：① 镇静、伤肢休息；② 绑扎伤肢；③ 冲洗排毒。

(2) 局部治疗：① 清创排毒；② 降温；③ 封闭治疗。

(3) 全身治疗：① 抗蛇毒血清（最有效）和抗蛇毒药物的使用；② 对症治疗。

4. 主要护理诊断及合作性问题与护理措施：见表 8-5。

表 8-5　蛇咬伤患者的主要护理诊断及合作性问题与护理措施

护理诊断/问题	主要护理措施
1. 恐惧。	(1) 安慰患者，告知毒蛇咬伤的治疗方法及治疗效果； (2) 积极配合治疗和护理。
2. 皮肤完整性受损。	(1) 正确地清创排毒；(2) 保持创面清洁和伤口引流通畅； (3) 观察伤口渗血、渗液情况，并用高锰酸钾溶液湿敷。

5. 健康教育：

(1) 宣传毒蛇咬伤的有关知识，强化自我防范意识。

(2) 野外活动做好自我防护。

(3) 毒蛇咬伤后尽早急救处理。

【课前预习】

1. 主动免疫和被动免疫。
2. 手术伤口的分类。

【课后巩固】

一、名词解释

清创术　　器械消毒三盘法

二、填空题

1. 清创术尽量在伤后________h 内施行，是清创术的最佳时间；污染轻的可以延长至伤后________h，而关节附近或有神经、大血管、内脏等重要组织器官暴露的伤口，原则上应将伤口________________。

2. 换药的顺序是：应先换________伤口，再换__________伤口，最后换____________伤口；__________伤口由专人换药，换下的敷料________，用过的器械单独消毒灭菌。

3. 换药时始终坚持两把镊子操作法，即_______手镊子接触伤口，_______手持镊子从换药碗中夹取无菌物品并传递给____________手无齿镊，_________不可直接接触。

4. 换药时皮肤消毒的顺序是：清洁伤口____________，感染伤口______________________。

5. 健康肉芽创面用_________________擦洗后用_________________包扎；水肿性肉芽用__________________或__________________湿敷；感染性肉芽用_____________________或__________________湿敷；厌氧菌感染创面用_________________、__________________或_________________冲洗湿敷。

6. “器械消毒三盘法”：用过的器械洗净、擦干后，先在第一盘 2% 戊二醛消毒液中浸泡________min，然后移至第二盘 2% 戊二醛消毒液中浸泡贮存，使用时用无菌持物钳取出，置于第三盘__________________中清洗后方可使用。

7. 换药时外层绷带和敷料用__________揭去，内层敷料用____________揭去，揭除敷料的方向与伤口纵轴____________；若敷料与创面粘连，可用____________湿润后揭除，以减轻疼痛和伤口损伤。

8. 清创术又称_________________，目的是通过彻底清创和缝合，把__________伤口变成___________伤口，以减少感染的机会。

9. 绷带包扎的目的是保护____________、固定________________、加压止血，促进伤口早日愈合。

10. 常用的卷轴带包括______________、_________________和_______________；其中 3 cm 宽的用于______________，5 cm 宽的用于__________________________，7 cm 宽的用于_________________，10 ~ 15 cm 宽的用于________________________等部位。

11. 卷轴带包扎时应保持肢体处于__________位，骨隆突或凹陷处应垫好_____________，包扎从四肢的___________开始，指、趾尽量____________，用力均匀，松紧适度，每包扎 1 周压住前周的______________，包扎完毕打结在肢体____________。

12. 卷轴带包扎时躯干或四肢多用______________包扎法，前臂和小腿多用____________包扎法，关节和手掌手指多用_____________包扎法，头顶和残肢端多用______________包扎法，包扎开始和结束用____________包扎法，临时固定敷料或夹板用_____________包扎法。

13. 包扎腹部时，切口在上腹部应_____________包扎，切口在下腹部时应__________包扎。

14. 包扎会阴或肛门部位常选用______________包扎。

15. 四肢创伤经压迫止血不能控制的大出血现场急救选用__________________止血，手术室中出血量较大的四肢手术常用_________________止血。

16. 上肢出血止血带扎在______________部，下肢出血止血带扎在__________________。

17. 止血带绑扎要松紧适度，力量合适的标志是___________停止。绑扎后要记录使用时间，一般每隔______h 松止血带 1 次，每次______min，秋冬季最长间隔时间不超过______h，以免远端肢体坏死，在止血带松解期间做局部____________止血。

18. 毒蛇的头多呈三角形，咬伤处有一对___________的牙痕。毒蛇按蛇毒的作用分为：①_________毒素，见于金环蛇、银环蛇等；②____________毒素，见于竹叶青、五步蛇等；

③＿＿＿＿＿＿毒，见于蝮蛇、眼镜蛇等。

19. 毒蛇咬伤后应立即安静休息，切勿＿＿＿＿，患肢＿＿＿＿＿＿，避免加速毒素吸收。尽快在伤口＿＿＿＿＿端 5～10 cm 处用止血带、布带等绑扎，松紧度以能阻止＿＿＿＿＿＿回流为度，每隔＿＿＿＿min 应放松绑扎＿＿＿＿＿min。

20. 毒蛇咬伤后可以取＿＿＿＿＿＿2 000～6 000 U 加入 0.05% 普鲁卡因 10～20 ml 封闭伤口＿＿＿＿＿，能直接破坏蛇毒。

21. 蛇药具有＿＿＿＿＿＿＿＿作用；抗蛇毒血清分单价或多价，能用来＿＿＿＿＿蛇毒，缓解症状，但使用前必须做＿＿＿＿＿＿＿。

【综合练习】

A1 型题

1. 为预防厌氧菌感染，冲洗伤口宜选择的药液为

A. 0.9% 氯化钠　B. 2% 硝酸银
C. 3% 过氧化氢　D. 2.5% 碘酊
E. 0.1% 碘伏

2. 为了防止交叉感染应安排下列哪类患者首先换药

A. 压疮创面
B. 下肢慢性溃疡
C. 脓肿切开引流
D. 清创缝合后拆线
E. 下肢开放性损伤

3. 足外伤后 13 h，伤口污染，处理时应注意

A. 清创后一期缝合
B. 只清创不缝合
C. 伤口湿敷
D. 单纯清洗伤口
E. 单纯换药

A2 型题

1. 患者，男性，45 岁。胃大部切除术后切口化脓，创面脓液量多，有臭味。换药处置时应选择

A. 3% 氯化钠溶液湿敷
B. 70% 乙醇湿敷
C. 优琐湿敷
D. 10% 硝酸银烧灼
E. 过氧化氢溶液湿敷

2. 患儿，男，8 岁，在草丛中玩耍时不慎被蛇咬伤，下列急救中错误的是

A. 立即呼救
B. 在伤口近心端环形缚扎伤肢
C. 抬高伤肢
D. 伤口排毒
E. 嘱患儿切勿奔跑

3. 一儿童头部不慎被玻璃割破，出血多，压迫止血后 6 h 来医院急诊就诊，经清创后一期缝合，应采用下列哪种方法包扎

A. 蛇形　B. 螺旋形
C. 螺旋反折形　D. "8" 字形
E. 回返形

4. 患者，男性，34 岁，头面部发生创伤，急需行清创缝合术，清创过程中以下哪项有错

A. 去除异物及坏死组织
B. 争取在伤后 6～8 h 内清创
C. 若伤口污染，重新清创后可延期缝合
D. 若受伤超过 12 h，不宜清创缝合
E. 伤后 12 h 内，经彻底清创可 I 期缝合

5. 患者，男，42 岁，因车祸伤导致前臂开放性损伤，鲜血喷出，用止血带止血应每隔 1 h 放松

A. 1～2 min　B. 2～3 min

C．4～5 min　　D．5～6 min
E．7～8 min

6. **老年女性，被毒蛇咬伤后其伤口处理措施正确的是**
A．将患肢抬高
B．用尖刀在伤口下方切开
C．用吸乳器等抽吸伤口残余蛇毒
D．用毛巾热敷伤口
E．用 75% 乙醇冲洗伤口

7. **老年男性，1 h 前被毒蛇咬伤，伤口经过简单处理后患者被送往医院，目前最重要的处理措施是**
A．鼓励患者多饮水
B．注射抗蛇毒血清
C．应用抗生素
D．注射破伤风抗毒素
E．静脉补液

8. **某患者，外伤创面肉芽组织颜色苍白，水肿明显，换药时应用**
A．3% 氯化钠溶液湿敷
B．0.02% 呋喃西林溶液湿敷
C．优琐湿敷
D．10% 硝酸银烧灼
E．过氧化氢溶液湿敷

9. **患者，女性，56 岁，阑尾炎手术后 3 天，需伤口换药，换药时以下操作哪项不对**
A．外层敷料用镊子揭除
B．内层敷料用镊子揭除
C．双镊子操作，其中一把接触伤口
D．换药时两把镊子不可相碰
E．敷料与伤口粘连，宜浸湿后再揭除

10. **患者，女，30 岁，因甲状腺肿大，伴性情急躁，失眠、怕热、食欲亢进、消瘦乏力 1 年入院，诊断为原发性甲状腺功能亢进，行甲状腺大部切除术，一般术后伤口换药时间为**
A．每日换药 1 次或数次
B．2～3 h 换药 1 次
C．每日或隔日换药 1 次
D．2～3 天换药 1 次
E．每周换药 1 次

11. **小亮打篮球时摔伤右臂，经 X 线诊断为右桡骨骨折，复位后行绷带包扎固定，应准备的绷带是**
A．棉布绷带　　B．弹力绷带
C．石膏绷带　　D．三角巾
E．纱布绷带

A3/A4 型题

（1～3 题共用题干）

女，23 岁，左膝挫裂伤 1 周，创面约 15 cm ×3 cm，有较多坏死组织与脓液，需换药。

1. **上述创面应选用下列哪种溶液湿敷**
A．优锁溶液　　B．5% 氯化钠
C．0.1% 雷佛奴尔　　D．0.02% 呋喃西林
E．3% 过氧化氢

2. **给此患者换药时下列哪项操作是错误的**
A．外层敷料可用手揭除
B．内层敷料用镊子揭去
C．双镊子操作，其中一把接触伤口
D．盐水棉球拭去伤口内脓液
E．粘贴胶布与肢体纵轴平行

3. **用卷轴带给该患者固定敷料时包扎方法应选用**
A．环形　　B．蛇形
C．螺旋形　　D．“8”字形
E．回反形

（4～7 题共用题干）

患者，女性，35 岁。在田间作业时被蛇咬伤，局部皮肤出现一对大而深的齿痕，伤口出血不止，周围皮肤迅速出现瘀斑、血疱。

4. **咬伤此患者的蛇可能是**
A．竹叶青蛇　　B．眼镜蛇
C．金环蛇　　D．蝮蛇
E．银环蛇

5. 应首先采取哪种急救措施

A．立即呼救

B．冲洗伤口

C．早期绑扎伤处近心端的肢体

D．反复挤压伤口

E．行走去医院急救

6. 为减慢毒素吸收，伤肢应

A．抬高

B．制动并下垂

C．局部按摩

D．与心脏处于同一水平

E．局部热敷

7. 为降解伤口内蛇毒，可用于伤口外周封闭的是

A．糜蛋白酶　　B．淀粉酶

C．脂肪酶　　D．胰蛋白酶

E．地塞米松

（8～9 题共用题干）

某农民，居住于南方山区，田间务农时被金环蛇咬伤右小腿处，被咬皮肤处有一对大而深的牙痕，伤口局部麻木，疼痛不明显。患者感觉头晕、恶心、口周感觉异常、肢体麻木。

8. 该毒蛇分泌的毒素属于

A．神经毒素　　B．血液毒素

C．混合毒素　　D．肌肉毒素

E．骨骼毒素

9. 对该患者的急救措施正确的是

A．嘱患者多活动患肢

B．在伤口远心端 10cm 用止血带环形结扎

C．用大量热水冲洗伤口

D．用手自上而下挤压伤口排出蛇毒

E．转运过程抬高患肢

（10～12 题共用题干）

男，22 岁，工地工作时意外受伤，有脊柱损伤和前臂开放性伤口。

10. 该伤员伤口如何止血

A．指压止血法

B．钳夹止血法

C．填塞止血法

D．压迫包扎止血法

E．止血带止血法

11. 该伤员前臂伤口的包扎法是

A．“8”字形包扎

B．螺旋反折形包扎

C．螺旋形包扎

D．环形包扎

E．回反形包扎

12. 伤员搬运时更适宜以下何种方法

A．双人抬搬运法

B．平托搬运法

C．搀扶法

D．抱持搬运法

E．背负搬运法

（编者：张文君）

第九章 肿瘤患者的护理

【知识要点】

一、概述

肿瘤是人体正常细胞在体内外各种有害因素的长期作用下，发生过度增殖和异常分化所形成的新生物。

1. 分类：① 良性肿瘤；② 恶性肿瘤；③ 交界性肿瘤。

2. 病因：

(1) 外因：致癌因素，包括化学、物理、生物因素。

(2) 内因：促癌因素，包括遗传、内分泌、免疫因素等。

3. 病理：

(1) 恶性肿瘤的发生发展：癌前期、原位癌、浸润癌。

(2) 恶性肿瘤的分期：

① 病理分期：高分化（Ⅰ级）、中分化（Ⅱ级）、低分化（Ⅲ级）。

② TNM 分期：T 表示原发肿瘤，N 表示淋巴结，M 表示远处转移。

③ 临床分期：早期、中期、晚期。

(3) 转移方式：直接浸润、淋巴转移、血行转移、种植性转移。

二、护理评估

1. 健康史。

2. 身体状况：

(1) 局部表现：

① 肿块：是体表或浅在肿瘤的首要表现。

② 疼痛：良性肿瘤或早期恶性肿瘤一般无疼痛；中晚期恶性肿瘤可疼痛剧烈。

③ 溃疡：可有恶臭及血性分泌物。

④ 出血：表现为各种空腔脏器出血。

⑤ 梗阻：肿瘤导致空腔脏器堵塞或其邻近器官的压迫。

⑥ 浸润与转移：淋巴转移可有区域淋巴结肿大；血性转移可出现侵入器官的症状和体征。

(2) 全身表现：乏力和消瘦，发热，贫血，恶病质，肿瘤患者晚期可出现全身衰竭的表现。

(3) 心理状态：肿瘤确诊后产生的心理变化分 5 期。

3. 辅助检查

(1) 实验室检查：AFP 是原发性肝癌患者早期首选的检查；CEA 用于结肠癌患者复发的监测。

(2) 影像学检查：了解肿瘤位置、形态、大小，有助于肿瘤的诊断。

(3) 内窥镜检查：可直接观察病变，同时可取细胞或组织行病理学检查，对于肿瘤的诊断具有重要价值；也可对小肿瘤进行治疗。

(4) 病理学检查：确诊肿瘤最可靠的标准，包括细胞学和组织学检查。

三、治疗要点

1. 手术治疗：包括预防性、诊断性、根治性、姑息性等手术方式。目前恶性肿瘤治疗最有效的方法是根治性治疗。

2. 放射治疗：对放射线高度敏感的肿瘤、副作用。

3. 化学治疗：主要适用于中、晚期恶性肿瘤的综合治疗。

4. 生物治疗。

5. 中医治疗。

6. 内分泌治疗：适用与体内激素水平密切相关的肿瘤。

四、护理问题

肿瘤患者的主要护理诊断及合作性问题与护理措施见表 9-1。

表 9-1　肿瘤患者的主要护理诊断及合作性问题与护理措施

护理诊断/问题	主要护理措施
1. 焦虑与恐惧：震惊否认期、愤怒期、磋商期、抑郁期、接受期。	(1) 改善病房环境，患者注意休息、保证睡眠。 (2) 及时控制病情，如疼痛、出血等。 (3) 加强护患沟通，建立良好的护患关系。 (4) 密切观察患者心理反应，给予相应的支持和疏导。 (5) 促进患者间良好的情绪交流。 (6) 争取家属亲友的密切配合。
2. 营养失调。	(1) 评估营养失调的原因、程度。 (2) 加强营养知识教育，制订合理的饮食计划。 (3) 必要时遵医嘱给予肠内外营养支持。
3. 疼痛。	(1) 评估疼痛的部位、程度、性质、规律。 (2) 选择控制疼痛的方法：非药物止痛，药物止痛（三级止痛阶梯治疗方案）。
4. 自我形象紊乱。	(1) 加强心理护理。(2) 重建器官功能：安装义肢、佩戴假发等。
5. 知识缺乏。	加强肿瘤三级预防的宣教。
6. 潜在并发症：感染、出血、器官功能障碍、骨髓抑制等。	(1) 注意病情观察；(2) 及时控制病情。

1. 手术治疗的护理：

(1) 手术前除常规准备外，要特别注意心理护理，加强营养，做好术前准备。

(2) 手术后密切观察病情变化，防止并发症的发生，注意缓解疼痛、术后康复训练、重建器官的自理训练以及健康指导。

2. 放射治疗的护理：

(1) 照射野护理。

(2) 放射反应护理：① 局部反应：包括皮肤反应、黏膜反应和照射器官反应。② 全身反应。

3. 化学治疗的护理：

(1) 局部毒性反应及护理：① 组织坏死；② 血栓塞性静脉炎。

(2) 全身毒性反应及护理：① 胃肠道反应；② 骨髓抑制；③ 皮肤、黏膜反应；④ 脱发。

五、健康教育

肿瘤的三级预防：

1. 一级预防，即病因预防，消除或减少可能的致癌因素，降低癌肿的发生率。
2. 二级预防，即早发现、早诊治，降低死亡率。
3. 三级预防，即康复预防，提高生存质量，减少痛苦及延长寿命。

【课前预习】

一、基础复习

1. 肿瘤　　2. 交界性肿瘤

二、预习目标

1. 良性肿瘤一般称为________，恶性肿瘤来自上皮组织者称为________，来自间叶组织者称为________。

2. 恶性肿瘤可通过________、________、________和________4种方式和途径产生广泛转移。

【课后巩固】

一、名词解释

良性肿瘤　　恶性肿瘤

二、填空题

1. 肿瘤最早、最常见的局部表现是________。恶性肿瘤晚期由于营养消耗可出现________等全身衰竭的表现。

2. 目前确诊肿瘤的最直接而可靠的方法是________。

3. 目前临床较常用的为国际抗癌联盟组织提出的 TNM 分期法。T 代表________，N 代表________，M 代表________。

4. 良性肿瘤一般采用________治疗手段，并做________检查。

5. 肿瘤的一级预防是指________预防，其目的是________，降低癌症的发病率。

6. 肿瘤的二级预防包括：早________、早________、早________，其目的是降低癌症的死亡率。

7. 肿瘤的三级预防是________。其目的是提高生存质量、减少痛苦及延长寿命。

8. 恶性肿瘤患者的心理变化分为五期：①________期、②________期、③________期、④________期、⑤________期。

9. 放疗照射前的局部皮肤要保持________，避免刺激。

10. 放疗和化疗共有的最常见的副反应是________。

11. 化疗时，白细胞降至________、血小板降至________时，需暂停化疗。

12. 因抗癌药对胃肠黏膜的损害，大多数患者在用药后________h 出现厌食、恶心、呕吐等胃肠道反应，应大量饮________以减轻药物对胃肠道黏膜的刺激，呕吐严重者，化疗尽量安排在____________后进行，并适当给予__________药物。

13. 化疗时为减少药物对静脉的刺激，需将药物稀释至________的浓度，并在规定的时间内用完；使用血管时要__________、__________，避免反复穿刺同一部位，可采用__________置管（PICC）以减少对血管的损伤；注药后应再注入生理盐水______ml 以减轻药物对静脉壁的刺激；静脉炎发生后可局部______敷，按血管走行方向予以________软膏外涂或__________。

14. 化疗时，若注射部位出现刺痛、烧灼或水肿，提示________，需立即________，并更换注射部位，同时根据不同化疗药物采用不同的__________剂做皮下封闭，如氮芥、丝裂霉素用__________，长春新碱用__________，其他药物用__________封闭。

15. 肿瘤患者化疗或放疗期间，最主要的观察项目是______计数和________检查。

16 恶性肿瘤晚期疼痛难以控制者，可按三级________方案处理。一级，适合于疼痛较轻者，可用__________等非阿片类解热消炎镇痛药；二级，适合于中度持续疼痛者，用________等弱阿片类药物；三级，适合于疼痛进一步加剧，改用强阿片类药物如______、________等。

17. 癌性疼痛给药时需注意________、________、________、________给药原则，用药剂量根据患者疼痛程度和需要由__________到________直至患者疼痛消失为止，不应对药物限制过严。

【综合练习】

A1 型题

1. 肿瘤患者常见的护理诊断/问题，不包括
   A．焦虑与恐惧
   B．营养失调
   C．疼痛
   D．潜在并发症：感染、出血
   E．意识障碍

2. 肿瘤患者化学药物治疗过程中，白细胞低于多少时应停止化疗
   A．6.5×10^9/L　B．5.5×10^9/L
   C．4.5×10^9/L　D．3.5×10^9/L
   E．2.5×10^9/L

3. 关于诊断恶性肿瘤的检查，下列最有意义的是
   A．同位素扫描　B．CT 检查
   C．B 超检查　D．免疫学检查
   E．病理学检查

4. 癌肿 TNM 分期法中，M 代表
   A．肿瘤大　B．原发肿瘤
   C．继发肿瘤　D．区域淋巴结转移
   E．远处转移

5. 下列关于良性肿瘤特征的描述不正确的是
   A．边界清楚　B．生长缓慢
   C．活动度好　D．疼痛明显
   E．形状规则

6. 下列概念错误的是
   A．一级预防的目的是病因预防
   B．二级预防的目的是降低癌症的死亡率
   C．三级预防的目的是提高生存质量
   D．肿瘤普查属于一级预防
   E．肿瘤是可以预防的

7. 下列有关于肿瘤化疗的护理叙述不正确的是
   A．药物必须新鲜配制
   B．药物不可溢出静脉外
   C．若出现药物外渗，应立即热敷
   D．每周检查白细胞和血小板计数
   E．用后的注射器和空药瓶单独处理

8. **使用抗癌药物的护理，下列错误的是**
   A. 配制药液时应核对无误，注意有效期
   B. 所有药液必须一次性配足，以供多次使用
   C. 操作时穿长袖防护衣，戴帽子，口罩
   D. 多次给药应有计划地使用静脉，避免过早闭塞
   E. 如药液外漏引起局部疼痛、肿胀，应立即停止注药、输液，局部冷敷

A2 型题

1. **患者，女性，58 岁。行乳癌根治术后，患者化疗期间，白细胞降至 3×10^9/L，处理应首选**
   A. 加强营养
   B. 减少用药量
   C. 输血
   D. 改变用药方案
   E. 暂停用药，服生血药
2. **患者，女性，55 岁。无意中发现右侧腋窝淋巴结肿块 2 个月。查体：双侧乳房、锁骨上及颈部均未发现异常。活检证实为淋巴结转移癌，最可能的组织来源是**
   A. 甲状腺　B. 乳腺
   C. 肝　D. 肺
   E. 脊椎
3. **王护士为一位癌症患者静脉注射氮芥，患者感到局部明显疼痛、肿胀，回抽无回血，立即拔出针头. 但局部仍感疼痛，下列处理措施哪项正确**
   A. 给予止痛药
   B. 给予热水袋热敷
   C. 10% 硫代硫酸钠局部封闭
   D. 外敷止痛膏
   E. 局部以 50% 硫酸镁湿热敷
4. **患者，女性，49 岁，以乳腺癌入院，行乳癌改良根治术，术后给予化疗，以下关于化疗的护理措施中哪项是错误的**
   A. 每周查血象 1～2 次
   B. 查白细胞 $<3\times10^9$/L，给予升白细胞药
   C. 限制进食，以防呕吐
   D. 静脉用药应稀释到要求浓度
   E. 鼓励患者多饮水
5. **患者，男性，48 岁，以急性白血病入院化疗，化疗后第 7 天，复查血象：血小板计数为 15×10^9/L，此时最主要的护理措施是预防和观察**
   A. 口腔溃疡　B. 药物不良反应
   C. 脑出血　D. 尿道出血
   E. 尿酸性肾病
6. **患者，男，70 岁。因患肺癌行多次放疗，护士进行皮肤护理正确的是**
   A. 肥皂水清洗
   B. 热敷理疗
   C. 保持皮肤清洁干燥
   D. 外用药物
   E. 按摩
7. **一位绒毛膜癌化疗的患者，家属为了配合治疗，咨询护士给患者吃何种饮食，护士指导的饮食为**
   A. 进食低脂肪、高维生素、易消化的饮食
   B. 进食高蛋白、低维生素、易消化的饮食
   C. 进食高热量、高维生素、一般饮食
   D. 进食高蛋白、高维生素、易消化的饮食
   E. 进食低蛋白、高维生素、易消化的饮食
8. **患者，男，40 岁，胃溃疡史 8 年。近 1 个月来上腹不适、疼痛、反酸、嗳气等症状明显加重，体重下降 3 kg。经胃镜检查确诊为胃癌，拟行胃大部切除术，术前不予洗胃的原因是避免**
   A. 引起胃出血
   B. 引起急性胃扩张
   C. 引起胃穿孔
   D. 洗胃造成癌细胞的脱落种植
   E. 患者出现虚脱
9. **患者，女性，62 岁。胃癌，血压 150/95 mmHg，中度贫血，消瘦，术前准备不是必要的项目是**

A．纠正贫血
B．改善营养状态
C．检测肝功能
D．血压降至正常
E．血生化检查

10. 患者，男，46岁，确诊为胃癌并将于明日行胃大部切除术，护士与患者交谈宜选择的最佳主题是
A．饮食禁忌与注意事项
B．术前教育
C．暴饮暴食的危害
D．保持平和心态的方法
E．止痛的方法

11. 患者，女性，56岁，胰腺癌术后第一天，表情痛苦，心率加快，血压升高，多次询问后患者诉伤口疼痛严重。此时应首先给予的措施是
A．鼓励患者忍受疼痛
B．立即给予止痛药
C．给予止痛指导
D．继续观察
E．分散患者注意力

12. 患者，男，56岁，胃癌。在应用化疗药物辅助治疗时，注射部位疼痛、水肿，并出现条索状红线，正确的处理措施是
A．局部热敷
B．局部按摩
C．加快注射速度
D．减慢注射速度
E．立即给予抗生素

13. 某肝癌晚期患者住院期间情绪激动，常常指责或挑剔家属和医护人员，护士正确的护理措施是
A．给患者正确的死亡观和人生观教育
B．让患者尽可能地一个人独处
C．认真倾听患者的心理感受
D．诚恳地指出患者的不恰当做法
E．少和患者语言交流

14. 患者，男性，52岁。因胃部不适来院就诊，经检查确诊为胃癌。患者获悉病情后，神情呆滞，多次要求家人带其到其他医院检查确认。此时患者所处的心理反应阶段是
A．否认期　　B．愤怒期
C．磋商期　　D．抑郁期
E．接受期

15. 患者，男性，45岁。因胃癌行胃大部切除术后13天痊愈出院。正确的出院指导是
A．进流质饮食
B．绝对卧床休息
C．经常消毒伤口
D．定期回院复查
E．定期针灸理疗

A3/A4 型题

（1～2题共用题干）

某女士，46岁。因乳房肿块入院。当患者得知患乳癌和需要手术治疗后，表现为紧张不安、抑郁、脉快、精力不集中、失眠、不思饮食和暗自流泪。与其交谈时，患者说：“想得很多，担心治疗效果、孩子没人照顾和调换工作岗位等。”

1. 该患者目前最恰当的护理诊断是
A．绝望
B．预感性悲哀
C．焦虑
D．恐惧
E．营养失调

2. 对该患者目前最宜采取的护理措施是
A．教育、安慰
B．提供饮食
C．同情、体贴
D．经常巡视
E．用镇静剂

（3～5题共用题干）

患者，男性，50岁，溃疡史6年。近1个月来上腹不适、疼痛、反酸、嗳气等症状明显加重，体重下降3 kg。经镜检查确诊为胃癌，拟行胃癌根治术。

3. 腌制食品中含有的与胃癌的发生密切相关的物质是

A．脂肪含量高

B．氯化钠含量高

C．亚硝酸盐

D．含防腐剂

E．含添加剂

4. 胃癌的早期体征是

A．无明显症状

B．上腹部绞痛

C．黑便

D．呕血

E．体重明显下降

5. 若行手术治疗，术前不洗胃的原因是

A．避免引起胃出血

B．避免引起急性胃扩张

C．避免引起胃穿孔

D．避免洗胃造成癌细胞的脱落种植

E．避免患者虚脱

（编者：蔡虹）

第十章　颅脑疾病患者的护理

第一节　颅内压增高患者的护理

【知识要点】

一、概述

颅内压是指颅腔内容物对颅腔壁所产生的压力，颅内容物包括脑组织、脑脊液和血液。通常以腰穿测得的脑脊液压力来代表，正常值为 0.7 ~ 2.0 kPa（70 ~ 200 mmH_2O），儿童为 0.49 ~ 0.98 kPa（50 ~ 100 mmH_2O）。当颅腔内容物的体积增加或颅腔容积缩小超过颅腔可代偿的容量，使颅内压持续高于 200 mmH_2O（2.0 kPa），称为颅内压增高。

1. 病因：包括颅内容物体积增加和颅腔容量缩小。

2. 病理、生理：颅内压的调节主要依靠脑脊液增减。颅内压增高可导致脑组织灌流不足、库欣反应、脑水肿、脑疝等。

二、护理评估

1. 健康史。

2. 身体状况：

(1) 颅内高压“三主征”：即头痛、呕吐和视神经乳头水肿，是颅内压增高的典型表现。头痛是颅内压增高最常见的症状。视神经乳头水肿是颅内压增高最重要的客观体征。

(2) 意识障碍：急性颅内压增高时，常有进行性意识障碍。

(3) 生命体征紊乱：即 Cushing（库欣）反应，指二慢一高（代偿期）。

(4) 脑疝：

① 小脑幕切迹疝：典型的身体状况是在颅内压增高的基础上，出现进行性意识障碍，患侧瞳孔散大，对光反射消失。病变对侧肢体瘫痪。

② 枕骨大孔疝：又称小脑扁桃体疝。生命体征改变出现较早，意识障碍出现较晚。

3. 辅助检查：

(1) 影像学检查。CT（首选）、MRI、数字减影血管造影等检查，有助于诊断病因和确定病变的部位。X 线检查，可诊断颅骨骨折。

(2) 腰椎穿刺。颅内压增高明显时，腰椎穿刺有导致枕骨大孔疝的危险，应避免进行。

三、治疗要点

1. 病因治疗是最根本的治疗方法。① 侧脑室外引流术；② 降压术。

2. 对原因不明或一时不能解除病因者，应用脱水剂和糖皮质激素、冬眠低温等治疗方法减轻脑水肿，达到降低颅内压的目的。

3. 一旦脑疝形成，应立即应用高渗脱水剂降低颅内压，争取时间尽快手术，去除病因。

四、主要护理诊断及合作性问题与护理措施

颅内压增高患者的主要护理诊断及合作性问题与护理措施见表 10-1。

表 10-1 颅内压增高患者的主要护理诊断及合作性问题与护理措施

护理诊断/问题	主要护理措施
1. 脑组织灌注异常。	(1) 一般护理：床头抬高 15°～30°；吸氧；每日补液量不超过 2 000 ml。 (2) 防止颅内压骤然升高：保持呼吸道通畅，避免剧烈咳嗽、便秘、躁动，控制癫痫发作。 (3) 药物治疗的护理：重点是脱水剂和激素的使用护理。 (4) 辅助过度换气的护理。 (5) 冬眠低温治疗的护理。 (6) 脑室引流的护理。
2. 体液不足。	(1) 呕吐时，及时清理呕吐物并记录。 (2) 脱水治疗时，注意观察，及时补充电解质。 (3) 观察记录 24 h 出入量。
3. 疼痛：头痛。	(1) 有效降低颅内压。 (2) 适当使用镇痛剂。 (3) 注意观察病情，如出血。
4. 潜在并发症：脑疝。	(1) 快速静脉滴注 20% 甘露醇 250 ml。 (2) 做好紧急手术的准备。

五、健康教育

1. 防止颅内压骤然增高，避免发生脑疝。
2. 对术后遗留神经系统障碍者进行康复训练。

【课前预习】

一、基础复习

1. 颅内容物包括哪些？
2. 脑脊液循环。

二、预习目标

1. 颅内压增高“三主征”是________________、________________、________________。

2. Glasgow 昏迷评分方法为评定________________、____________及____________反应，三者得分相加表示意识障碍程度，最高____分，表示已清醒，___分以下为昏迷，最低为____分，分数越低表明意识障碍越严重。

3. 颅内压增高患者一旦出现典型的脑疝症状，应立即静脉快速滴入____________治疗。

【课后巩固】

一、名词解释

颅内高压“三主征”　　库欣（Cushing）反应

二、填空题

1. 成人正常颅内压为________kPa，儿童为________kPa。通常以人体侧卧位________测得的压力来表示。

2. 成人颅内压持续超过________kPa，称为颅内压增高。

3. 颅腔内容物包括____________、____________、____________。

4. 颅内压增高时，最常见的症状是________，以晨起和晚间多见，多位于前额及颞部；呕吐多呈__________，常出现于剧烈头痛时；视盘水肿是颅内压增高的最重要的__________。

5. 颅内压增高时，机体代偿期生命体征改变时可出现 Cushing 综合征，即____________、____________、____________。

6. 小脑幕切迹疝表现为进行性意识障碍，患侧瞳孔________、病变对侧肢体________。

7. 有颅内压增高的症状和体征者做腰椎穿刺可诱发______________________。

8. 颅内压增高患者将抬高床头__________°，以利于颅内静脉回流，减轻脑水肿。

9. 颅内压增高患者为减轻脑水肿，首选的药物是____________250 ml，________min 内滴注完毕，每日 2～4 次。如同时使用____________，降低颅内压效果更好，常用____________20～40 mg 静脉推注，每日 2～4 次。

10. 颅脑损伤患者的首选辅助检查是______________。

11. 颅内压增高患者应适当限制液体入量，不能进食者，成人每日补液量不超过_______ml，保持每日尿量不少于__________ml；维持正常体温和防止感染。

12. 冬眠低温治疗，病房光线宜暗，室温_______°C，先给予足量____________药物，后加用__________。降温速度以每小时下降__________°C 为宜，体温以肛温_______°C 较为理想。冬眠低温时间一般为______天。停止冬眠低温时，应先停止__________，再停止__________。

13. 脑室引流的引流管开口需要高于侧脑室平面______cm，以维持正常的颅内压。每日引流量不超过______ml 为宜，脑室引流时间一般不超过_____天，时间过长易发生颅内感染。拔管前应行头颅 ____________检查，并夹住引流管_____h，注意观察有无颅内压增高症状。

【综合练习】

A1 型题

1. 颅内压增高最常见的症状是

A. 视神经乳头水肿　　B. 复视

C. 意识障碍　　D. 头痛

E. 呕吐

2. 颅内压增高的重要客观体征是

A. 头痛　　B. 呕吐

C. 视神经乳头水肿　　D. 咳嗽

E. 失明

3. 颅内压增高三联征包括

A. 偏瘫，偏盲，偏身感觉障碍

B. 头痛，呕吐，偏瘫

C. 头痛，抽搐，意识障碍

D. 头痛，呕吐，血压增高

E. 头痛，呕吐，视神经乳头水肿

4. 颅内压增高患者库欣反应表现错误的是

A. 血压升高

B. 脉压增大

C. 脉搏慢而有力

D. 呼吸深而慢

E. 反应迟钝和呆滞

5. 降低颅压治疗最常用的是
   A．肾上腺皮质激素
   B．呋塞米
   C．抗生素
   D．浓缩血浆
   E．甘露醇
6. 小脑幕切迹疝时，病变侧瞳孔变化的规律是
   A．先缩小后散大，再继续散大
   B．先散大继续散大，再缩小
   C．先缩小后散大，再缩小
   D．先散大后缩小，再散大
   E．时大时小，最后散大固定
7. 急性脑疝发生时首要的治疗措施是
   A．急诊手术
   B．低温冬眠
   C．静脉输入高渗脱水剂
   D．静脉输入抗生素
   E．高压大量灌肠
8. 颅脑损伤患者抬高床头 15°～30° 的目的是
   A．减轻脑水肿
   B．有利于伤口愈合
   C．有利于呼吸道通畅
   D．患者舒适
   E．防止误吸

A2 型题

1. 患者，女，59 岁。车祸导致剧烈头痛，夜间加重，并有喷射性呕吐，不能进食，查体：视神经乳头水肿。该患者每日输液量应为
   A．1 000～1 500 ml
   B．1 000～2 000 ml
   C．1 500～2 000 ml
   D．1 500～2 500 ml
   E．2 000～2 500 ml
2. 男性，65 岁，颅内压升高，医嘱给予输注 20% 甘露醇 250 ml，输注时间至多
   A．10 min　B．30 min
   C．60 min　D．90 min
   E．120 min
3. 女性，68 岁，患颅内压增高症，头痛逐渐加重，行腰椎穿刺脑脊液检查后突然呼吸停止，双侧瞳孔直径 2 mm，以后逐渐散大，血压下降，最可能的诊断是
   A．小脑幕切迹疝　B．枕骨大孔疝
   C．大脑镰下疝　D．脑干缺血
   E．脑血管意外
4. 患者，男性，48 岁。脑出血，入院第 2 天发生颅内压增高，遵医嘱静脉滴注 20% 甘露醇 250 ml 时应注意
   A．慢
   B．极慢
   C．一般速度
   D．快速滴注
   E．按血压高低调节滴注速度
5. 患者，女性，78 岁，高血压 20 年，家人探视后突然出现剧烈头痛，头晕，呕吐，进而意识障碍，血压 206/110 mmHg，CT 显示高密度影，治疗需立刻降颅压和镇静，下列哪种药物禁用
   A．吗啡　B．甘露醇
   C．地西泮　D．硝苯地平缓释片
   E．尼莫地平
6. 患者，女性，66 岁，在家宴请客人时突然跌倒在地，当时意识清醒，自己从地上爬起，后因左侧肢体无力再次跌倒，并出现大小便失禁，随后意识丧失呈嗜睡状态，以脑出血入院，该患者可能出现的并发症是
   A．呼吸衰竭　B．肾衰竭
   C．心力衰竭　D．DIC
   E．脑疝
7. 患者，女性，38 岁，既往体健，2 h 前在提取重物后突然剧烈头痛，伴喷射状呕吐，呼吸减慢，心率减慢，血压升高，这种现象是
   A．急性颅脑感染　B．脑神经受刺激

C．牵涉性头痛　　D．颅内压增高
E．神经官能症

8. 患者，男性，80 岁，脑出血入院，出现意识模糊，频繁呕吐。右侧瞳孔大，血压 208/120 mmHg，左侧偏瘫，应禁止使用的护理措施为
A．绝对卧床休息，头偏向一侧
B．应用脱水、降颅压治疗
C．遵医嘱降血压
D．置瘫痪肢体功能位
E．协助生活护理，采用灌肠保持大便通畅

9. 患者，男，20 岁，头部被木棒击伤后昏迷 12 min，清醒后诉头痛并呕吐 1 次，入院后，若患者出现急性颅内压增高，伴随其出现的生命体征是
A．血压升高、脉搏加快、呼吸急促
B．血压下降、脉搏细速、呼吸急促
C．血压升高、脉搏缓慢、呼吸深慢
D．血压升高、脉搏加快、呼吸深慢
E．血压下降、脉搏缓慢、呼吸深慢

10. 患者，女性，43 岁，被汽车撞倒，头部受伤，唤之睁眼，回答问题错误。检查时躲避刺痛，其格拉斯哥昏迷评分为
A．15 分　　B．12 分
C．11 分　　D．8 分
E．5 分

11. 患者，女性，45 岁，因脑肿瘤、颅内压增高，行脑室引流术后 3 h，引流管无脑脊液流出，不正确的处理方法是
A．生理盐水冲洗
B．报告医师
C．将引流管轻轻旋转
D．将引流瓶（袋）降低
E．必要时换管

12. 患者，男性，70 岁。因车祸致头部受伤，伤后当即昏迷 1 h，清醒后诉头痛，有呕吐。入院 8 h，仍未排尿，主诉下腹胀痛。查体见下腹膀胱区隆起，耻骨联合上叩诊呈实音。目前其主要护理问题是
A．下腹疼痛
B．潜在呼吸道感染
C．体液过多
D．尿潴留
E．有皮肤完整性受损的危险

13. 患者，男性，18 岁。因车祸致头部受伤，伤后当即昏迷 20 min，清醒后诉头痛，目前病情观察的重点在于及时发现
A．呼吸道梗阻
B．颅内压增高、脑疝
C．压疮
D．水、电解质失衡
E．感染

14. 患者，男性，46 岁。因“急性脑出血”入院，护士在巡视时发现，患者出现一侧瞳孔散大，呼吸不规则，此时患者可能会出现的并发症是
A．脑疝　　B．消化道出血
C．癫痫发作　　D．动眼神经损害
E．呼吸衰竭

A3/A4 型题

（1～7 题共用题干）

患者，男性，55 岁。头痛 3 个月，多见于清晨，常出现癫痫发作，经检查诊断为颅内占位性病变、颅内压增高，拟行开颅手术。

1. 该患者的主要身体状况为
A．头痛、抽搐、偏瘫
B．头痛、呕吐、感觉障碍
C．头痛、恶心、食欲下降
D．头痛、抽搐、血压增高
E．头痛、呕吐、视神经乳头水肿

2. 为明确诊断，首选的检查是
A．脑血管造影　　B．头部 CT 或 MRI
C．脑超声　　D．腰穿
E．胸部 CT

3. 患者出现便秘时，不正确的处理方法是

A．使用开塞露

B．腹部按摩

C．使用缓泻剂

D．用肥皂水灌肠

E．鼓励患者多食蔬菜水果

4. 入院后第 3 天，患者出现剧烈头痛、呕吐频繁，烦躁不安，右侧瞳孔散大，左侧肢体肌力减退，病理征阳性。此时患者可能出现了

A．左侧颞叶疝　　B．大脑镰下疝

C．枕骨大孔疝　　D．高血压危象

E．右侧颞叶疝

5. 此时首要的护理措施是

A．给氧

B．保持呼吸道通畅

C．使用脱水剂

D．密切观察病情

E．立即进行术前准备

6. 医嘱给予 20% 甘露醇 250 ml 静脉滴注，每分钟至少需要滴入

A．60 滴　　B．80 滴

C．100 滴　　D．125 滴

E．150 滴

7. 医生在手术中放置了脑室引流，术后引流管护理，不妥的是

A．定时无菌生理盐水冲洗

B．妥善固定引流管

C．每日引流量以不超过 500 ml 为宜

D．引流管开口高于侧脑室平面 15 cm

E．观察并记录引流液的量和性状

第二节　颅脑损伤患者的护理

【知识要点】

一、概述

头皮层次：由外往里依次是皮肤、皮下组织、帽状腱膜、帽状腱膜下层、颅骨骨膜；外三层紧密粘着，宛如一层，能在骨膜上滑动，当头皮撕脱或颅脑手术翻转皮瓣时常成为一片；头皮血运丰富，抗感染、愈合力强；血管固定，不能回缩，伤后出血多。

1. 病因：直接外力和间接暴力。

2. 分类：头皮损伤、颅骨骨折、脑损伤三类。

二、护理评估

1. 健康史。

2. 身体状况：

(1) 头皮损伤：

① 头皮血肿，多为钝器打击所致。分三种血肿。早期冷敷，24 ~ 48 h 后热敷，局部穿刺抽血后加压包扎。

② 头皮裂伤，出血较多，不易自行停止。伤后 24 h 内清创缝合。

③ 头皮撕脱伤，是最严重的头皮损伤。现场急救：应用无菌敷料覆盖创面后，加压包扎止血。撕脱的头皮随患者一起迅速送至医院。不完全撕脱者争取在伤后 6 ~ 8 h 内清创后缝回原处。

(2) 颅骨骨折：

① 颅盖骨折：分线形骨折和凹陷性骨折，后者可出现局灶性症状、颅内压增高，可经 X 线摄片确诊。

② 颅底骨折：多为强烈间接暴力引起，常伴有硬脑膜破裂，引起脑脊液外漏或颅内积气。诊断主要依靠脑脊液漏，颅底骨折行 X 线摄片检查的价值不大，CT 检查有诊断意义。表现参见教材的表 10-2。

(3) 脑损伤：

① 脑震荡：为一过性的脑功能障碍。

· 短暂的意识障碍，一般不超过 30 min。

· 逆行性遗忘。

· 自主神经功能紊乱。

· 神经系统检查无阳性。

② 脑挫裂伤：

· 意识障碍较重，是脑挫裂伤最突出的症状，一般超过 30 min。

· 头痛、呕吐，为最常见症状，伤后 1 ~ 2 周明显。

· 生命体征。

· 局灶症状和体征。

· 脑膜刺激征，多并发蛛网膜下腔出血。

③ 颅内血肿：

· 硬脑膜外血肿：多是脑膜中动脉出血。

意识障碍有三种类型：典型的意识障碍是有“中间清醒期”；伤后昏迷持续并进行性加重；仅有继发性昏迷。硬脑膜外血肿多有典型的“中间清醒期”。

· 硬脑膜下血肿：出血来源主要为脑皮质血管。

急性硬脑膜下血肿：伤后呈持续昏迷或昏迷进行性加重，少有“中间清醒期”。

慢性硬脑膜下血肿：较少见，好发于老年人，多有轻微头部外伤史，主要表现为慢性颅内压增高症状。

· 脑内血肿：其身体状况与脑挫裂伤和急性硬脑膜下血肿的症状很相似，以进行性加重的意识障碍为主要表现。

3. 辅助检查：① CT 或 MRI 检查，对颅脑损伤有确诊价值；② 脑脊液检查。

三、治疗要点

1. 颅骨骨折：

(1) 单纯线性骨折：一般不需特殊处理，密切观察、卧床休息、对症治疗。

(2) 凹陷性骨折：可手术整复或摘除碎骨片。

(3) 开放性骨折（含颅底骨折）：重点预防颅内感染，密切观察、引流脑脊液漏、抗感染，超过 4 周未愈行手术修补硬脑膜。

2. 脑损伤：

(1) 脑震荡：卧床休息 1 ~ 2 周，对症处理，心理护理。

(2) 脑挫裂伤：

① 采用非手术治疗：卧床休息，保持呼吸道通畅；防治脑水肿，减低颅内压（关键）、加

强支持疗法和对症处理等。

② 手术治疗：当病情恶化出现脑疝征象时，需手术开颅，行脑减压术或局部病灶清除术。

(3) 颅内血肿：一经确诊，原则上手术治疗，手术清除血肿，并彻底止血。

四、主要护理诊断及合作性问题与护理措施

颅脑损伤患者的主要护理诊断及合作性问题与护理措施见表 10-2。

表 10-2 颅脑损伤患者的主要护理诊断及合作性问题与护理措施

护理诊断/问题	主要护理措施
1. 疼痛：头痛。	(1) 血肿患者早期冷敷，24～48 h 后改热敷。 (2) 遵医嘱适当给予止痛药。
2. 营养不良：低于机体需要量。	(1) 选择肠内、肠外营养方式。 (2) 禁食期间，每天输液量 1 500～2 000 ml。 (3) 选择营养丰富、易于消化的食物。 (4) 定期营养监测。
3. 清理呼吸道无效。	(1) 昏迷患者取侧卧位或侧俯卧位。 (2) 及时处理呼吸道分泌物及其他血污。 (3) 昏迷患者及时开放气道。 (4) 加强气管插管、气管切开患者的护理。 (5) 预防感染。
4. 有感染的危险：与脑脊液外漏有关。	(1) 取半坐位，头偏向患侧。 (2) 保持局部清洁：每日 2 次清洁，消毒外耳道、鼻腔或口腔。 (3) 避免颅内逆行感染：注意禁忌和避免事项。 (4) 遵医嘱使用抗菌药及 TAT 或破伤风类毒素。
5. 意识障碍。	(1) 严密观察患者意识状态、生命体征、瞳孔、神经系统症状。 (2) 术后注意观察病情变化，注意血肿清除效果。
6. 潜在并发症： · 颅内压增高。 · 颅内血肿。 · 脑疝。 · 癫痫发作。 · 消化道出血。	(1) 注意病情观察。 (2) 及时控制病情。 (3) 急诊手术。

五、健康教育

1. 心理指导：对恢复过程中的头痛、耳鸣、记忆力减退的患者应给与适当解释和宽慰；

2. 康复训练：脑损伤后遗留的语言、运动、智力障碍的患者，应提高患者的自信心；协助患者制订康复计划，进行功能恢复训练。

【课前预习】

一、基础复习

1. 清创术。 2. 锥体束征。

二、预习目标

1. 头皮血肿包括：__________，______________ ，____________。

2. 颅内血肿根据血肿部位分为______________、______________、____________ 。

3. 颅盖骨折多由______________打击头部引起，颅底骨折多为强烈 ______________ 引起。

【课后巩固】

一、名词解释

逆行性遗忘　　脑震荡　　脑挫裂伤　中间清醒期

二、填空题

1. 颅底骨折根据骨折部位分为______________、 ______________、______________。按骨折形态分为__________________、__________________。

2. 颅盖骨凹陷性骨折多发生于额、顶部，可陷入颅内导致脑损伤，出现____________病征。

3. 颅前窝骨折导致__________部脑脊液漏，__________征，可损伤________神经。颅中窝骨折______或______部脑脊液漏，且乳突区有瘀斑（Battle 征），可损伤______神经。颅后窝骨折无脑脊液漏，但乳突区、咽后壁有瘀斑。诊断颅底骨折最可靠的表现是__________________。

4. 颅底骨折，脑脊液漏超过____周以上仍未愈合者，可行手术修补硬脑膜。

5. 脑脊液漏患者的体位是__________位，头偏向________侧，借助重力作用促使局部粘连而封闭漏口。

6. 脑震荡伤后立即出现短暂的__________，持续一般不超过_______min；意识恢复后对受伤时，甚至受伤前一段时间内的情况不能回忆，而对往事记忆清楚，称为_____________；神经系统检查无_____________体征。脑震荡无须特殊治疗，一般卧床休息____周，适当给予______________、______________对症处理。

7. 脑挫裂伤最突出的身体状况是____________。一般伤后立即出现昏迷，多数患者超过_______min，严重者可长期持续昏迷；并发蛛网膜下腔出血时，可出现____________________。

8. 脑挫裂伤治疗主要是防治______________，促进脑功能恢复。颅内压增高明显甚至出现脑疝迹象时，应做__________术或__________术。

9. 硬膜外血肿多见于颞部，血肿主要来源于______________动脉，其意识障碍多出现典型的__________________。硬膜下血肿多见于额颞部，其意识障碍多为伤后__________________。

【综合练习】

A1 型题

1. 头皮血肿，下述护理措施哪项错误
   A. 血肿加压包扎
   B. 嘱患者勿用力揉搓
   C. 注意观察患者生命体征
   D. 早期冷敷以减少出血和疼痛
   E. 6～8 h 后热敷以促进血肿吸收

2. 下列导致头皮损伤最严重的是
   A. 头皮血肿　　B. 皮下血肿
   C. 头皮撕脱伤　　D. 头皮挫伤
   E. 帽状腱膜下血肿

3. 颅前窝骨折皮下瘀斑的典型体征是
A. 三主征
B. “熊猫眼”征
C. 三凹征
D. Murphy 征
E. 五联征

4. 外伤后急性硬脑膜外血肿患者典型的意识障碍形式是
A. 清醒与朦胧状态交替出现
B. 持续性昏迷加重
C. 早期清醒，随后逐渐昏迷
D. 清醒，随后昏迷，再次清醒
E. 昏迷，随后清醒，再次昏迷

5. 对外伤性脑内血肿颅内压增高的患者，下列哪项措施是最危险的
A. 卧床休息
B. 不规则服用利尿药
C. 脑室外引流
D. 腰穿放脑脊液
E. 灌肠

6. 下述关于颅脑损伤的护理措施错误的是
A. 密切观察神志改变
B. 床头抬高 15 ~ 30 cm
C. 保持呼吸通畅，必要时气管切开
D. 避免躁动，必要时用可待因
E. 便秘严重的可用甘油低压灌肠

A2 型题

1. 患者，男性，28 岁。头部受伤后意识模糊约 20 min，头痛、恶心、呕吐，追问受伤经过不能记忆，查体无异常倾向，可能诊断为
A. 脑震荡　B. 脑挫裂伤
C. 颅骨骨折　D. 硬脑膜外血肿
E. 颅内血肿

2. 患者，男性，18 岁。因车祸致头部受伤，当即昏迷 2 h，后送医院途中清醒，检查格拉斯哥昏迷评分为 6 分。患者目前的表现符合
A. 脑震荡
B. 弥散性轴索损伤
C. 脑挫裂伤
D. 硬脑膜下血肿
E. 硬脑膜外血肿

3. 患者，男性，22 岁。因车祸致头部受伤，伤后当即昏迷 1 h，清醒后诉头痛，有呕吐，右上肢肌力 2 级；脑脊液检查有红细胞，目前的关键处理措施是
A. 静卧、休息
B. 营养支持
C. 防治脑水肿
D. 应用抗生素
E. 床头抬高 15° ~ 30°

4. 患者，男性，38 岁，车祸伤及头部，当即出现右侧鼻唇沟变浅，右外耳道流出淡血性液体，右耳听力下降，CT 示颅内少量积气。考虑患者出现了
A. 颅前窝骨折　B. 颅中窝骨折
C. 颅后窝骨折　D. 额骨骨折
E. 脑挫裂伤

5. 患者，男性，38 岁，车祸致颅中窝骨折，第 4 天出现高热、头痛、意识障碍，脑膜刺激征阳性，应考虑
A. 颅内压过高　B. 颅内血肿
C. 颅内感染　D. 伤口感染
E. 脑水肿

6. 患者，男，20 岁，2 天前因车祸发生昏迷，20 min 后清醒，诉头痛、头晕、恶心。检查右侧颞部有一头皮血肿，范围较大，触诊有波动感。医生在抽吸出积血后应给予
A. 热敷　B. 红外照射
C. 用力揉搓　D. 切开引流
E. 加压包扎

7. 患者，女性，50 岁，头痛、发热、呕吐 18 天入院，左侧肢体无力 6 天，发病初有皮肤感染史。为明确诊断，必做的检查是
A. 头颅 X 平片　B. 头颅 CT
C. 头颅 MRI　D. 脑血管造影

E．脑脊液检查

8. 患者，男性，60 岁，高血压 10 年，与同事争吵后剧烈头痛、呕吐，到医院就诊查血压 200/110 mmHg，腰穿证实颅内压增高，其主要危险是

A．颅内血肿　B．癫痫
C．脑疝　D．颅内感染
E．脑缺氧

9. 患者，女性，22 岁，头部受伤 3 h 入院。查体发现：眼眶青紫，球结膜下瘀斑，鼻腔有血性脑脊液流出。考虑患者为

A．颅前窝骨折　B．颅中窝骨折
C．颅后窝骨折　D．硬脑膜下血肿
E．硬脑膜外血肿

10. 患者，男性，25 岁。"颅脑外伤"入院，护士对处于昏迷状态的患者评估后，确认患者存在以下健康问题，其中应优先解决的问题是

A．大便失禁　B．沟通障碍
C．活动无耐力　D．皮肤完整性受损
E．清理呼吸道无效

11. 患者，男，34 岁。车祸伤及右侧头部 6 h 入院，诊断为右侧颞部硬膜外血肿，患者典型的意识障碍形式是

A．清醒与朦胧状态交替出现
B．持续性昏迷加重
C．早期清醒，随后逐渐昏迷
D．清醒，昏迷，再次清醒
E．昏迷，清醒，再次昏迷

12. 患者，女，27 岁。因做面时头发被卷入机器，至头皮大部撕脱，出血不止 1 h 入院，诊断为头皮撕脱伤。对该患者进行急救，不正确的是

A．迅速送往医院救治
B．将撕脱的头皮浸泡在 75% 乙醇中消毒
C．保护创面，避免污染
D．严密观察休克征象
E．撕脱部位加压包扎

A3/A4 型题

（1～3 题共用题干）

患者，男性，23 岁，因车祸致头部受伤，伤后当即昏迷 1 h，清醒后诉头痛、呕吐，右上肢肌力 2 级；脑脊液检查有红细胞，CT 扫描见左额顶叶低密度灶，其中有散在点状高密度影。

1. 患者目前的表现符合

A．脑震荡　B．弥散性轴索损伤
C．脑挫裂伤　D．脑干损伤
E．颅内血肿

2. 目前的关键处理措施是

A．卧床休息　B．床头抬高 15°～30°
C．营养支持　D．应用抗生素
E．防止脑水肿

3. 目前患者病情观察的重点在于及时发现

A．呼吸道梗阻
B．颅内压增高，脑疝
C．压疮
D．水、电解质紊乱
E．感染

（4～6 题共用题干）

某患者因高空作业时不慎从 5 米多高处坠落，当即昏迷，约 20 min 后清醒，主诉头痛、恶心，呕吐两次，右侧外耳道有血性液体流出，双侧瞳孔等大，对光反射存在，除右上肢因骨折制动外肢体活动尚可，约 2 h 后，头痛、恶心、呕吐加重，进而昏迷，右侧瞳孔散大，对光反射差，左侧肢体瘫痪。

4. 该患者的主要病变是

A．脑震荡及颅底骨折、脑脊液耳漏
B．颅底骨折及硬脑膜外血肿
C．脑挫裂伤、颅内高压
D．颅内高压并发枕骨大孔疝
E．脑干损伤及颅内高压

5. 对该患者应采取的主要救治措施应是

A．保持呼吸道通畅
B．脱水疗法
C．正确处理脑脊液漏

D．严密观察瞳孔及生命体征变化

E．紧急手术

6. 对该患者施行的下列护理措施中错误的是

A．注意观察瞳孔及生命体征变化

B．预防感染并注射 TAT

C．禁食并常规补液量

D．取头高位

E．昏迷常规护理

（7～9 题共用题干）

男性，29 岁，交通事故，头部外伤，当即昏迷被送入医院，检查格拉斯哥评分 6 分，住院治疗，住院后，大约在伤后 15 min 醒来，神志恢复正常。

7. 对该患者的初步诊断是

A．脑挫裂伤　B．脑震荡

C．硬脑膜外血肿　D．硬脑膜下血肿

E．脑内血肿

8. 对该患者一周内的处理，错误的是

A．观察神志变化　B．观察血压变化

C．观察肢体活动　D．恢复正常工作

E．观察瞳孔改变

9. 观察过程中特别警惕出现

A．血压下降　B．再次昏迷

C．全身抽搐　D．瞳孔双侧散大

E．呼吸骤停

（10～11 题共用题干）

女性，32 岁，骑车途中被汽车撞倒，伤后头痛头晕，送来急诊，拍颅骨 X 片未见明显异常，血压 130/90 mmHg（17.3/12 kPa），留院观察，安排妥当后，患者诉说，鼻腔有清水流出，经化验为脑脊液。

10. 初步诊断为

A．脑震荡　B．脑挫裂伤

C．颅前窝骨折　D．颅中窝骨折

E．颅后窝骨折

11. 观察过程中，以下哪项是错误的

A．消毒鼻前庭及鼻周围

B．禁腰穿

C．禁屏气

D．禁止张口呼吸

E．禁擤鼻

（12～14 题共用题干）

女性，35 岁，被人用铁棍击伤头部，立即出现昏迷，送医院途中清醒，并可与家人谈话，但头痛、呕吐明显，入院查体时呈昏迷状态，左瞳孔直径 0.5 cm，右侧 0.2 cm。右侧肢体无自主运动。

12. 与患者的身体状况特点最符合的是

A．脑挫裂伤

B．原发性脑干损伤

C．急性硬脑膜下血肿

D．急性硬脑外血肿

E．急性脑内血肿

13. 应立即给患者使用的最主要急救药物是

A．20% 甘露醇　B．氨苯蝶啶

C．地塞米松　D．苯巴比妥

E．氢氯噻嗪

14. 目前禁忌的处理方法是

A．腰椎穿刺测定颅内压

B．开颅探查

C．应用地塞米松

D．20% 甘露醇快速静滴

E．脑室引流

（15～17 题共用题干）

患者，男，48 岁，从高处跌下，头部着地。患者昏迷约 10 min 后清醒，左耳道流出血性液体，被家属送来急诊。

15. 护士首先应采取的措施是

A．安慰患者　B．测量生命体征

C．建立静脉通道　D．清洁消毒耳道

E．查看有无合并伤

16. 对明确诊断有价值的辅助检查是

A．CT　B．B 超

C．心电图　D．胸部 X 线

E．腰穿脑脊液检查

17. 提示并发颅内血肿的症状是

A．高热　B．寒战

C．失语　D．胸闷

E．气促

（编者：张文君）

第十一章　颈部疾病患者的护理

【知识要点】

一、甲状腺功能亢进外科治疗患者的护理

1. 概述：甲状腺功能亢进简称甲亢，是指由多种病因导致血液循环中甲状腺激素（TH）增多，以全身代谢亢进为主要特征的疾病总称。

(1) 病因：自身免疫是本病的主要原因，还包括遗传因素和诱发因素。

(2) 分类：分三型。

2. 护理评估：

(1) 健康史。

(2) 身体状况：

① 全身表现：高代谢症状和高兴奋症状，详见“内科”教材相关内容。其中脉率增快和脉压增大是判断病情程度和治疗效果最重要的指标。

② 体征：甲状腺肿大和压迫表现，可触及震颤和闻及血管杂音，部分患者有突眼表现。

(3) 辅助检查：

① 基础代谢率（BMR）：测定应在禁食 12 h、睡眠 8 h 以上，清醒、安静、空腹状态下进行。常用 BMR 简易计算公式：BMR=(脉率+脉压) − 111。正常值为 ± 10%，+20% ~ +30%为轻度甲亢，+30% ~ +60%为中度甲亢，+60% 以上为重度甲亢。

② 甲状腺摄 ^{131}I 率增高；血清 T_3、T_4（基本筛选试验）和血清游离 T_4、T_3，其中 T_3 比 T_4 增高明显。

3. 治疗要点：

(1) 内科治疗：药物治疗和放射性 ^{131}I 治疗。

(2) 手术治疗：甲状腺大部切除术。① 手术适应证：5 点。② 手术禁忌证：3 点。

4. 主要护理诊断及合作性问题与护理措施：见表 11-1。

5. 健康教育：

(1) 控制情绪，保持精神愉快。

(2) 指导患者甲亢术后继续服药的重要性，特别是服碘的注意事项。

(3) 出院后加强颈部活动。

(4) 定期门诊复查甲状腺功能。

表 11-1 甲状腺功能亢进症外科治疗患者的主要护理诊断及合作性问题与护理措施

护理诊断/问题		主要护理措施
1. 潜在并发症：	甲状腺危象。	(1) 预防措施：做好充分的术前准备（术前药物准备：准备方法和碘剂的使用）。 (2) 加强观察，注意甲状腺危象的征象。 (3) 急救护理：遵医嘱及时落实各项治疗和护理措施，包括绝对卧床休息、吸氧、冬眠低温、大剂量葡萄糖、碘剂、氢化可的松、普萘洛尔。
	呼吸困难和窒息。	(1) 半卧位。 (2) 伤口引流 24～48 h。 (3) 进食温凉饮食。 (4) 床旁准备气管切开包、手套、吸氧及吸痰设备。 (5) 急救配合：清除血肿、使用激素消除喉头水肿；气管切开。
	喉返神经损伤、喉上神经损伤。	(1) 术后鼓励患者发音，注意观察有无神经损伤，及早对症处理。 (2) 单侧损伤，可逐渐恢复。 (3) 喉上神经内支损伤，注意观察进食，多吃固体类食物。
	手足抽搐。	(1) 观察血钙变化。 (2) 限制高磷、低钙饮食。 (3) 补钙：最有效的治疗是口服双氢速甾醇油剂。 (4) 预防：关键在于术中避免损伤甲状旁腺。
2. 营养不良：低于机体需要量。		(1) 术前：三高饮食；多饮水；禁用兴奋性的饮料。 (2) 术后：进食温凉饮食，注意有无呛咳、呜咽。

二、甲状腺肿瘤患者的护理

1. 概述：甲状腺肿瘤包括良性和恶性。甲状腺腺瘤分滤泡状腺瘤和乳头状腺瘤，前者多见。甲状腺癌是最常见的恶性肿瘤。

2. 护理评估：

(1) 健康史。

(2) 身体状况：

① 甲状腺腺瘤：无自觉症状，多为单发，符合典型良性肿瘤包块表现，随吞咽可上下移动。

② 甲状腺癌：多腺体内单发、边界不清、活动度差的包块。包块特点参见教材中的表 11-1。

(3) 辅助检查：

① 放射性 ^{131}I 或 ^{99m}Tc：甲状腺腺瘤多为温结节，囊性变时可为冷结节，边界清楚；甲状腺癌多为冷结节，边界模糊。

② 细针穿刺细胞学检查：有助于结节性质的诊断。

3. 治疗要点：

(1) 甲状腺腺瘤：患侧甲状腺腺叶切除。

(2) 甲状腺癌：未分化癌外行甲状腺大部切除术或全腺体切除。未分化癌多采用放疗。

4. 主要护理诊断及合作性问题与护理措施：参见表 11-1。

【课前预习】

一、基础复习

1. 甲状腺解剖。　2. 甲状腺激素的生理作用。

二、预习目标

1. 甲亢包括______、______、______三种类型，其中最为常见的是______。

2. 甲状腺大部切除术后常见的潜在并发症有：①______、②______、③______、④______、⑤______。

【课后巩固】

一、名词解释

Horner 综合征　甲状腺危象

二、填空题

1. 目前治疗甲亢最常用而有效的方法是______。

2. 原发性甲亢多见于______性，以______岁最多见，指甲状腺肿大的同时出现功能亢进症状，常伴有______。

3. 判断甲亢病情程度和治疗效果的重要指标是______和______。

4. 甲亢患者的典型眼征为：双侧眼球突出，眼裂______、上下眼睑难以______，不能盖住角膜，瞬目运动______。

5. 公式法计算基础代谢率是在清晨、______、______时测定起床前的______和______，基础代谢率（BMR）% = ______，可根据其判断甲亢病情的程度和疗效。正常值为______，增高______为轻度甲亢，增高______为中度甲亢，增高______以上为重度甲亢。

6. 测定甲状腺摄 ^{131}I 率时，若 2 h 内 ^{131}I 摄取率超过总量的______，或 24 h 内超过______，且吸 ^{131}I 高峰______出现，均表示有______。

7. 甲状腺大部切除或全切患者需终身补充______。

8. 预防术后发生甲状腺危象的关键措施是______降低基础代谢率，待甲亢症状得到控制，即患者情绪______、睡眠好转、体重______，脉率稳定在______次/min 以下，基础代谢率（BMR）______，甲状腺______，即可进行手术。

9. 口服复方碘化钾溶液（碘剂）的作用是抑制______，减少______的分解，从而抑制______的释放，还能减少甲状腺的血流量，使甲状腺______，方便手术进行。

10. 口服复方碘化钾溶液的方法是：每日______次，从每次______滴开始，每天每次增加______滴，直至每天每次______为止。术后继续服用，每天每次减少______滴，直至每次______滴为止。服用碘剂或抗甲状腺药物后仍有心动过速者，在术前可加用______以降低心率，每______h 一次，每次 20～60 mg，连用______天，术前______h 最后一次口服；术后继续口服______天。

11. 甲亢术前药物准备的主要目的是______、减轻甲状腺肿大及充血。

12. 甲亢术前用药不能使用______，以免引起心动过速。

13. 甲状腺大部分切除术前教会患者______体位，适应颈过伸体位；术后病室内宜保持安静，麻醉清醒后改为______________位，有利于呼吸和引流。

14. 甲状腺大部分切除术后 48 h 内最危险的并发症是______________________，原因包括______________引起，其次为_______________、________________、_______________引起。术后应注意观察呼吸是否通畅，在轻度呼吸困难时给氧；紧急情况下行___________________。

15. 甲状腺大部分切除术后手足抽搐的原因为____________受损、血钙降低引起；提高血钙最有效的是口服_____________，抽搐发作时可用____________________静推。

16. 甲状腺危象发生原因多是_____________________________ 。

17. 甲状腺危象常在甲状腺大部分切除术后_________h 发生，表现为高热、大汗、脉快而弱、烦躁不安、谵妄昏迷等。

18. 甲状腺大部分切除术后，若喉上神经外支损伤，可使环甲肌瘫痪，引起声带_________、声调__________、说话费力等。若喉上神经内支损伤，则使喉部黏膜感觉丧失，进食特别是饮水时，容易____________并发生________________。

19. 甲状腺肿瘤性质的诊断多选择________________检查。

【综合练习】

A1 型题

1. 不符合甲亢患者手术适应证的是

A. 中度以上的原发性甲亢
B. 高功能腺瘤
C. 青少年患者
D. 继发性甲亢
E. 抗甲状腺药物治疗后复发者

2. 甲状腺大部切除术后伤口内出血，患者出现呼吸困难，应采取的紧急措施为

A. 注射止血剂
B. 氧气吸入
C. 拆除缝线，去除血块
D. 气管插管
E. 加压包扎

3. 甲亢患者术前准备最重要的是

A. 测定基础代谢率
B. 心理护理
C. 喉镜检查
D. 抗甲状腺药物和碘剂的应用
E. 钡餐和心电图检查

4. 甲状腺大部切除术后最危急的并发症是

A. 呼吸困难、窒息
B. 喉返神经损伤
C. 喉上神经损伤
D. 甲状旁腺损伤
E. 甲状腺危象

5. 甲亢患者行甲状腺大部切除预防术后甲状腺危象的关键在于

A. 术后使用镇静剂
B. 术后使用镇痛剂
C. 术时选用全身麻醉
D. 术前体位训练
E. 术前使基础代谢率降至正常

6. 甲状腺功能亢进症手术前，为抑制甲状腺素的释放，并使腺体缩小变硬，常用的药物是

A. 复方碘化钾溶液（卢戈液）
B. 普萘洛尔（心得安）
C. 甲巯咪唑
D. 丙硫氧嘧啶
E. 地西泮（安定）

7. 甲亢患者术前准备，下列哪项不符合手术指标

A. 情绪稳定、睡眠好转
B. 体重增加
C. 脉搏>100 次/min
D. 甲状腺变硬缩小
E. BMR < +20%

A2 型题

1. 患者，女性，30 岁，自诉全身乏力，心慌，怕热，每日大便 3～4 次，诊断为甲亢，服用 ^{131}I 治疗半年好转，后上述症状再次出现，且体重下降 5 kg，护理发现患者情绪激动，双目有神，甲状腺Ⅱ度肿大，局部可闻及杂音，心率 120 次/min，患者最可能发生的问题是
   A．伴发糖尿病　B．甲亢复发
   C．伴发心脏病　D．出现甲减
   E．发生亚急性甲状腺炎
2. 患者，女性，30 岁，患甲状腺功能亢进 2 年，现正在服用甲硫氧嘧啶，该药的作用机制是
   A．破坏甲状腺组织
   B．抑制 T_4 转变为 T_3
   C．阻断甲状腺的合成
   D．阻断甲状腺素的释放
   E．抑制 TSH 释放
3. 患者，女性，25 岁，患甲亢 2 年入院，行甲状腺大部切除术，术后 23 h 出现体温升高，达 39.0 °C，恶心、呕吐、腹泻、心悸，心率 120 次/min，继而出现昏迷，诊断为甲亢危象。该患者发生甲状腺危象的主要原因是
   A．手术时过多挤压甲状腺
   B．术前准备未达要求
   C．切除腺体过多
   D．切除腺体不足
   E．手术中过度紧张
4. 某甲亢患者，拟行甲状腺大部切除术，术前给予碘剂口服，在进行术前健康教育时，对服用碘剂的正确解释是
   A．防止缺碘
   B．抑制甲状腺素分泌
   C．抑制甲状腺素合成
   D．抑制甲状腺球蛋白分解
   E．减少甲状腺血流
5. 患者，女，35 岁。因甲亢住院手术治疗。术后第一天患者出现声音轻微嘶哑，表现焦虑。为了减轻不适感，正确的健康教育是告知患者
   A．轻微嘶哑是暂时的
   B．及早练习发声
   C．热敷局部
   D．平卧位
   E．减少饮水量
6. 患者，女性，36 岁，因甲状腺功能亢进 7 年，药物治疗效果不佳准备手术治疗，现给予普萘洛尔口服，使用不正确的是
   A．一般用于硫氧嘧啶类药物无效者
   B．常用剂量每次 20～60 mg
   C．体内有效半衰期不到 8 h
   D．术前 2～3 h 最后一次用药
   E．术后继续使用 4～7 天并减量
7. 患者，男性，38 岁，因甲状腺功能亢进 8 年入院，今上午行甲状腺次全切除术，现出现颈部肿大，呼吸困难，应考虑到
   A．痰液阻塞　B．伤口内出血
   C．神经损伤　D．甲状腺危象
   E．气管软化
8. 患者，女性，36 岁，因患甲状腺功能亢进 10 年入院，于今日上午在颈丛麻醉下行甲状腺大部切除，术后进流食时出现呛咳、发音低沉，但无嘶哑，其原因可能是
   A．喉头水肿
   B．喉上神经内侧支损伤
   C．喉上神经外侧支损伤
   D．喉上神经内、外侧支损伤
   E．双侧喉返神经损伤
9. 患者，女性，30 岁，甲状腺手术后护士在观察时发现患者出现声音嘶哑，你认为该患者可能是
   A．喉返神经损伤　B．喉上神经损伤
   C．甲状旁腺误切　D．气管误伤
   E．甲状腺切除过多

10. **患者，男性，35岁，因甲状腺癌入院手术治疗，今为术后第2天，患者出现手足抽搐，有效的治疗是**
A．给予肉类和蛋类饮食
B．静脉输入高渗葡萄糖
C．吸氧
D．静脉注射10%葡萄糖酸钙溶液
E．给予镇静剂

11. **患者，女性，43岁，行甲状腺大部切除术，术后6 h，发现患者颈部肿大，呼吸困难，应立即**
A．吸氧
B．气管切开
C．拆除缝线，清除血肿
D．蒸汽吸入
E．吸痰

12. **患者，男性，38岁，因甲状腺功能亢进入院，行双侧甲状腺次全切除术后第3天，出现面部和手足麻木强直感，以手指叩耳前部刺激面神经时，可诱发同侧口角抽动，其原因可能是**
A．双侧喉返神经损伤
B．喉头水肿
C．甲状腺危象
D．甲状旁腺被误切
E．喉上神经损伤

A3/A4型题

（1～4题共用题干）

女性，30岁，双侧甲状腺肿大2年，突眼，食欲亢进。诊断为重度甲亢，拟行择期手术治疗。术前准备期间，患者害怕手术，表现出焦虑不安。

1. **评估甲亢病情程度的主要依据是**
A．情绪变化　B．突眼程度
C．体重和食欲　D．脉压和心率
E．甲状腺大小

2. **为稳定患者情绪、减轻焦虑，下列护理措施中哪项不妥**
A．不与重患者同住一室
B．避免刺激性语言
C．不回答有关手术的询问
D．介绍与治疗成功的患者交流
E．酌情给予镇静剂

3. **为抑制甲状腺素的释放，减少甲状腺血液供应，常用的药物是**
A．硫氧嘧啶　B．普萘洛尔
C．苯巴比妥　D．甲状腺素
E．复方碘化钾

4. **对该患者眼球突出的眼部护理措施不对的是**
A．多食碘盐
B．睡前涂抗生素眼膏
C．睡前或休息时抬高头部
D．佩戴有色眼镜
E．加盖眼罩防止角膜损伤

（5～7题共用题干）

患者，女性，28岁。因甲状腺功能亢进症行甲状腺大部切除术。术后36 h，患者烦躁不安，体温为39.9 °C，脉搏140次/min。

5. **最可能的并发症是**
A．伤口出血　B．伤口感染
C．喉头水肿　D．甲状腺危象
E．甲状旁腺损伤

6. **正确的处理是**
A．10%碘化钠5～10 ml加入10%葡萄糖溶液500 ml中静滴
B．多食含碘食物
C．补充维生素D_3
D．甲状腺大部分切除术
E．给予小剂量甲状腺素

7. **健康教育中，不正确的是**
A．指导患者控制情绪，心境平和
B．说明继续服药的重要性
C．定期门诊复查

D．教会患者正确服用碘剂的方法
E．术后尽早活动头颈部，促进功能恢复

（8～13 题共用题干）

女性患者，28 岁，患甲状腺功能亢进症。入院清晨空腹测得体温 37 °C，心率为 101 次/min，血压 130/70 mmHg，拟行双侧甲状腺次全切除术。术前按常规服碘剂。

8. 护士在护理评估中发现患者最常见的情绪改变是

A．神经过敏　　B．激动易怒
C．抑郁　　D．悲伤
E．注意力不集中

9. 根据患者的基础代谢率，其属于

A．正常　　B．轻度甲亢
C．中度甲亢　　D．重度甲亢
E．特重度甲亢

10. 患者术前服用碘剂的目的是

A．抑制甲状腺素分泌
B．抑制甲状腺素释放
C．减慢心率
D．增加体重
E．稳定情绪

11. 甲亢基本控制指标中不正确的是

A．情绪稳定
B．睡眠良好
C．体重增加
D．BMR 低于 10%
E．心率低于 90 次/min

12. 该患者麻醉前用药禁用

A．苯巴比妥钠　　B．吗啡
C．哌替啶　　D．地西泮
E．阿托品

13. 该患者术后最危险的并发症是

A．呼吸困难　　B．喉返神经损伤
C．喉上神经损伤　　D．甲状旁腺损伤
E．甲状腺危象

（14～16 题共用题干）

女性，25 岁，因甲状腺功能亢进入院。经术前准备后，在硬膜外麻醉下行甲状腺次全切除术，术后返回病房。

14. 手术后，床边准备的急救物品中，最重要的是

A．气管插管　　B．气管切开包
C．氧气装置　　D．吸痰设备
E．急救药品

15. 术后不妥的护理措施是

A．取半卧位
B．注意观察生命体征变化
C．注意服用复方碘化钾
D．保持呼吸道通畅
E．引流管 72 h 后拔除

16. 如发生甲状旁腺损伤，不正确的护理是

A．大量进食瘦肉、蛋黄、乳品
B．口服葡萄糖酸钙
C．每周测定血钙或尿钙
D．发作时静脉注射钙
E．做好心理护理

（17～18 题共用题干）

患者，35 岁，患甲状腺功能亢进 2 年，一直服用丙硫氧嘧啶治疗。最近由于家庭遭遇变故，患者突然出现烦躁不安、四肢无力、心慌气短、多汗。入院查体：T 39.2 °C，HR 150 次/min，嗜睡。

17. 该患者可能出现了

A．低血糖反应　　B．甲状腺危象
C．急性心力衰竭　　D．酮症酸中毒
E．急性肺水肿

18. 针对该患者的护理措施，错误的是

A．将患者安置在安静低温的环境中
B．物理降温，必要时可使用阿司匹林
C．监测生命体征
D．持续低流量给氧
E．避免精神刺激

（编者：张文君）

第十二章 乳房疾病患者的护理

第一节 急性乳腺炎患者的护理

【知识要点】

一、概述

急性乳腺炎是乳腺的急性化脓性感染，好发于初产妇产后哺乳期 3 ~ 4 周。

病因：① 乳汁淤积；② 细菌入侵，主要为金黄色葡萄球菌。

二、护理评估

1. 健康史：

(1) 乳汁淤积的原因：① 乳头发育不良；② 哺乳期乳汁分泌过多；③ 乳管不通畅；④ 哺乳方法不正确。

(2) 细菌入侵的原因：① 乳头、乳晕有破损；② 婴儿有口腔炎等。

2. 身体状况：

(1) 局部表现：患侧乳房胀痛，局部红、肿、热、痛并有压痛性肿块，腋窝淋巴结肿大压痛，表浅脓肿出现波动感。

(2) 全身表现：可有寒战、高热、脉搏加快和食欲缺乏等表现。

3. 辅助检查：

(1) 白细胞计数和中性粒细胞比例升高。

(2) 穿刺抽脓，做细菌培养和药敏试验。

(3) B 超检查。

三、治疗要点

控制感染，排空乳汁。

1. 非手术治疗：

(1) 排空乳汁，患侧暂停哺乳，感染严重、脓肿引流或并发乳瘘后宜断乳。

(2) 早期冷敷，后期局部热敷、理疗、药物外敷。

(3) 早期足量使用抗生素，首选青霉素。

2. 手术治疗：脓肿形成后要及时切开引流，避免损伤乳管，术后常规引流，保持通畅，及时换药。

四、主要护理诊断及合作性问题与护理措施

急性乳腺炎患者的主要护理诊断及合作性问题与护理措施见表 12-1。

表 12-1　急性乳腺炎患者的主要护理诊断及合作性问题与护理措施

护理诊断/问题	主要护理措施
1. 疼痛：炎症、乳汁淤积。	(1) 帮助患者认识和去除病因； (2) 排空乳汁，按摩乳管促通畅； (3) 局部热敷或用宽松的胸罩托起乳房，减轻疼痛。
2. 体温改变：发热。	(1) 定时测量生命体征； (2) 高热者，予以物理降温，必要时应用解热镇痛药物。
3. 皮肤完整性受损：切口。	(1) 正确选择切口，避免损伤乳管； (2) 保持引流通畅，及时更换敷料，促进愈合。

五、健康教育

1. 避免乳汁淤积：① 纠正乳头内陷；② 养成良好哺乳习惯。

2. 防止细菌入侵：① 预防乳头、乳晕破损和皲裂；② 及时处理乳头皲裂和破损；③ 保持乳头、乳晕清洁；④ 注意婴儿口腔卫生。

【课前预习】

一、基础复习

1. 乳房解剖生理。
2. 对 G^+杆菌有效的抗生素。

二、预习目标

1. 成年女性乳房位于第__________肋间水平的浅筋膜浅层与深层之间。每侧含有________个呈轮辐状排列的腺叶。

2. 乳腺淋巴回流主要由胸大肌外缘淋巴管至______________，再引流至锁骨上淋巴结等。

3. 急性乳腺炎的病因有____________和____________，致病菌以_______________为主。

【课后巩固】

一、名词解释

乳房放射状切口　　皲裂

二、填空题

1. 急性乳腺炎多发于初产妇___________期__________周，患侧乳房________，局部有压痛及搏动性疼痛，形成浅表脓肿则有___________，________检查对乳腺炎性肿块及脓肿形成的诊断有定性、定位作用，穿刺________________即可明确诊断。

2. 急性乳腺炎预防的关键在于避免________________，每次哺乳应将乳汁吸空，若有淤积可借____________排空乳汁，纠正乳头凹陷，定时哺乳，婴儿不含着____________睡觉；每次哺乳前后清洗乳头；及时治疗乳头________________。

3. 急性乳腺炎在未形成脓肿前患侧乳房_________________，可用吸乳器吸尽乳汁，或按摩使乳管通畅，促使乳汁通畅排出。

4. 急性乳腺炎脓肿形成时应及时________________，乳晕下脓肿选__________________切口，乳房内脓肿选________________切口，乳房后脓肿选_______________切口。

5. 急性乳腺炎发生感染严重或发生乳瘘应用______________。

【综合练习】

A1 型题

1. 急性乳腺炎的主要病因是
A. 产后首次哺乳时间推迟
B. 过早终止哺乳
C. 乳汁淤积和细菌入侵
D. 每次哺乳时间太短
E. 乳汁经常溢出

2. 下列关于乳腺炎的表现中正确的是
A. 乳腺橘皮样变
B. 乳房局部红肿
C. 乳腺局部凹陷
D. 乳头内陷
E. 乳头溢液

3. 关于急性乳房炎的护理，以下正确的是
A. 立即停止哺乳
B. 不用胸罩以免疼痛
C. 应用广谱抗生素
D. 大量使用抗生素
E. 不用外力协助排空乳汁以免疼痛

A2 型题

1. 患者，女性，28 岁，产后 20 天出现右侧乳房胀痛，全身畏寒、发热。体检：右侧乳房皮肤红、肿，同侧腋窝淋巴结肿大。该患者应首先考虑为
A. 乳腺癌
B. 乳房纤维腺瘤
C. 急性淋巴结炎
D. 急性乳腺炎
E. 乳腺囊性增生病

2. 患者，女性，26 岁，足月顺产后出院。为预防乳腺炎，护士对其进行健康教育时，最关键的内容是
A. 避免乳汁淤积
B. 保持乳头清洁
C. 防止乳头破裂
D. 纠正乳头内陷
E. 养成良好的哺乳习惯

3. 女性患者，26 岁，产后 3 周。右侧乳房肿胀、疼痛，伴畏寒、发热。血白细胞计数为 13×10^9/L。下列处理哪项不正确
A. 切开引流　　B. 局部热敷
C. 全身应用抗生素　　D. 物理降温
E. 患侧乳房停止哺乳

A3/A4 型题

（1～3 题共用题干）

女，24 岁，产后 10 天。左乳房肿痛，体温波动在 38～40 °C 之间，服用退热药体温可降至正常。体查：左乳房红肿，无波动，全乳房压痛明显。门诊行穿刺，进针约 10 cm，自乳房后部抽出少量黄色、稠厚脓液。

1. 最可能的诊断是
A. 乳房浅部脓肿　　B. 乳房后脓肿
C. 炎性乳癌　　D. 乳房脂肪液化
E. 积乳症

2. 目前最恰当的治疗方法是
A. 大剂量抗生素治疗
B. 脓肿切开引流
C. 乳癌根治术
D. 手术清除液化脂肪
E. 疏通乳管

3. 此患者若进行手术治疗，其切口应选择

A．以乳头为中心放射性切口

B．乳晕边缘弧形切口

C．沿乳房下缘弧形切口

D．包含乳头的梭形切口

E．对口引流切口

（4～5 题共用题干）

女，28 岁，第一胎产后 4 周，右乳房红肿疼痛 1 天。查体：右乳头破损，外上象限有 3 cm ×2 cm 质硬肿块，触痛明显，皮肤红肿。

4. 该患者发病的主要原因是

A．体质虚弱　B．乳头破损

C．初产妇　D．哺乳习惯不良

E．乳头不清洁

5. 对该患者的处理错误的是

A．给予广谱抗生素

B．尽量排出乳汁

C．立即切开引流

D．局部热敷

E．青霉素局部封闭

第二节　乳腺癌患者的护理

【知识要点】

一、概述

乳腺癌是女性最常见的恶性肿瘤，好发于 40～60 岁绝经期前后的妇女。乳腺癌的病因尚不清楚，主要与性激素紊乱有关，遗传、内分泌、营养过剩、环境等也是重要因素，在我国部分大城市占女性恶性肿瘤的首位。多数起源于乳管上皮，分为原位癌、早期浸润癌、浸润性非特殊癌和浸润性特殊癌四种病理类型，通过直接浸润、淋巴道和血行转移，UICC 提出按 TNM 分期法分为五期。

二、护理评估

1. 健康史：雌激素长期过量刺激、遗传、良性肿块。

2. 身体状况：

(1) 乳房肿块：最重要的早期表现，好发于外上象限（45%～50%）。

(2) 乳房外形改变：局部隆起、“酒窝征”、乳头外观改变、橘皮样改变、卫星结节、铠甲胸、皮肤溃破。

(3) 乳头血性溢液。

(4) 转移征象：

· 淋巴转移：患侧腋窝淋巴结肿大，最常见。

· 血行转移：肺、骨、肝转移，最常见。

(5) 全身症状：早期一般不明显，后期可有消耗性表现等。

(6) 特殊类型乳腺癌：炎性乳腺癌、乳头湿疹样乳腺癌（Paget）。

3. 辅助检查：

(1) 影像学检查：X 线钼靶摄片和干板照相检查、超声显像、MRI。

(2) 病理学检查：细针穿刺抽吸、活组织检查。

三、治疗要点

手术治疗是乳腺癌最根本的治疗方法。现主张以手术为主，辅以化学药物治疗、放射治疗、内分泌治疗等综合疗法。

1. 手术治疗：主张保留胸大肌的改良根治术。
2. 化学药物治疗：常有 CAF 方案。
3. 内分泌治疗：对 ER 和 PgR 阳性者优先应用内分泌治疗。
4. 放射治疗。
5. 生物治疗：曲妥珠单抗注射液对 HER2 过度表达者有效。

四、主要护理诊断及合作性问题与护理措施

乳腺癌患者的主要护理诊断及合作性问题与护理措施见表 12-2。

表 12-2 乳腺癌患者的主要护理诊断及合作性问题与护理措施

护理诊断/问题	主要护理措施
1. 自我形象紊乱。	(1) 做好患者的心理护理：多鼓励和关心患者，或行乳房重建。 (2) 取得丈夫的理解和支持。
2. 焦虑或恐惧： 预后及乳房缺失。	(1) 乳房缺陷可戴成型胸罩弥补或后期手术整形，头发脱落在停止化疗后可重新长出或戴假发套。 (2) 妊娠期应立即终止妊娠，哺乳期应断乳，以免因体内激素水平活跃而加快癌肿发展。
3. 皮下积液： · 引流不畅。 · 包扎不妥。	(1) 术后留置引流管，保证有效的负压吸引； (2) 术后 3～5 天，每日引流量 10～15 ml，创面与皮肤紧贴即可拔管； (3) 若拔管后仍有皮下积液，可在严格消毒后抽液并局部加压包扎。
4. 伤口皮瓣坏死： · 皮瓣过薄。 · 缝合张力过大。 · 胸带包扎过紧。	(1) 观察皮瓣颜色及创面愈合情况并记录。 (2) 用胸带加压包扎；观察患侧上肢远端血液循环。 (3) 他人扶持时只能扶健侧，以防腋窝皮瓣滑动影响创面愈合。
5. 患侧上肢水肿： · 淋巴回流不畅。 · 头静脉被结扎。 · 腋静脉栓塞。 · 局部积液和感染。	(1) 指导患者平卧，用软枕抬高患侧上肢 10°～15°，下床活动用吊带托扶。 (2) 半卧位时屈肘 90° 放于胸前。 (3) 按摩患侧上肢或进行握拳、屈、伸肘运动，促进淋巴回流。 (4) 肢体肿胀严重者，可戴弹力袖套或使用弹力绷带利于回流。 (5) 避免在患肢抽血、输液和测压。 (6) 局部感染者，应用抗生素治疗。
6. 躯体移动障碍： 切口瘢痕牵拉。	(1) 一般术后 24 h 内开始活动手部及腕部。 (2) 术后 1～3 日进行上肢肌肉的等长收缩，被动活动肘部。 (3) 术后 4～7 日可用患侧洗脸、刷牙、进食等。 (4) 术后 1～2 周可进行肩部活动。

五、健康教育

1. 防癌教育。
2. 术后近期避免用患侧上肢搬动、提取重物，坚持康复训练，佩戴义乳或假体。
3. 术后 5 年内，应避免妊娠，以免乳腺癌复发。
4. 放疗、化疗、内分泌治疗。
5. 定期到医院复查。
6. 患肢护理。
7. 乳房定期检查：20 岁以上女性，每月定期自我检查一次；40 岁以上女性每年行 X 线钼钯摄片检查一次。自我检查时间在月经周期 7 ~ 10 日。指导自我检查方法。
8. 提供改善自我形象的方法。

【课前预习】

一、基础复习

1. 肿瘤的病因。　2. 病理分型。　3. 肿瘤的转移途径。　4. 肿瘤的综合疗法。

二、预习目标

1. 乳腺癌通常通过淋巴道转移至____________淋巴结，腋窝淋巴管被大量癌细胞堵塞可致______________，晚期血行转移最常见的部位依次是__________、___________、_________等。

2. 乳腺癌 45% ~ 50% 原发于__________________，其次是乳头、乳晕区和内上象限。早期表现为：无痛、________发的肿块、表面不光滑、质___________，与周围组织分界_________，活动度差。

【课后巩固】

一、名词解释

原位癌　浸润癌　TNM 分期　酒窝征　铠甲胸

二、填空题

1. 乳腺癌早期癌细胞侵及_____________，可引起局部皮肤凹陷，出现______________，晚期癌细胞阻塞于皮下、皮内_____________，可引起局部淋巴水肿，出现______________改变。

2. 癌肿侵入____________使之缩短，把乳头牵向癌块方向使乳头位置____________，乳晕区癌肿导致乳头__________，外上象限癌肿可使乳头抬高，少数患者出现乳头________性溢液。

3. 乳腺纤维腺瘤多见于青年女性，肿块多位于乳腺_________象限，直径一般在 3 cm 以内，多数为__________发，质___________，表面光滑或结节状，分界清楚，无粘连，触之有滑动感。

4. 乳管内乳头状瘤多见于___________岁经产妇，多数病例发生在大乳管近乳头的壶腹部，瘤体____________，不能触及肿块，常因____________溢液污染衣服引起注意。

5. 乳癌手术后应置于________位，患者清醒且生命体征平稳后取____________位；防止术侧上肢发生功能障碍和淋巴回流障碍引起的________________。

【综合练习】

A1 型题

1. 乳腺癌最早期的临床表现为
   A．乳头凹陷
   B．无痛单发乳房内质硬小肿块
   C．乳房疼痛
   D．乳房橘皮样外观
   E．乳房肿块
2. 乳腺癌特征性的乳腺体征是
   A．肿块　　B．酒窝征
   C．乳头内陷　　D．乳头溢液
   E．红肿热痛
3. 乳腺癌常见的发病机制中，与下列无关的是
   A．雌酮含量增高
   B．月经初潮年龄过晚
   C．高脂饮食加强了对乳腺上皮细胞的刺激
   D．生活方式不当
   E．一级亲属中乳腺癌病史者的发病危险性增高
4. 乳腺癌淋巴转移的最早和最常见部位是
   A．锁骨下　　B．锁骨上
   C．同侧腋窝　　D．胸骨旁
   E．颈部

A2 型题

1. 患者，女性，35 岁，近一年来右侧乳房经常出现胀痛，于月经前疼痛加重，月经来潮后疼痛减轻。体检：右侧乳房可扪及多个大小不一的结节和片状肿块，质韧而不硬，与周围乳腺组织分界不清，并随月经周期而变化。首先考虑的疾病是
   A．乳癌
   B．乳房纤维瘤
   C．急性乳腺炎
   D．乳管内乳头状瘤
   E．乳腺囊性增生病
2. 患者，女，40 岁。近 2 个月间断出现左侧乳头溢血性液，挤捏乳头时血性溢液增多，无痛，乳房内未扪及肿块。首先考虑的疾病是
   A．乳房纤维腺瘤
   B．乳腺囊性增生病
   C．乳管内乳头状瘤
   D．乳癌
   E．急性乳腺炎
3. 患者，女性，25 岁。应每月自查乳房一次，其自检时间宜在
   A．月经前一周
   B．月经期中间
   C．月经干净后 3～7 天
   D．月经干净后 10～15 天
   E．两次月经中间
4. 患者，女性，55 岁。行乳癌根治术后，化疗期间，白细胞降至 2.5×10^9/L，处理首选
   A．加强营养
   B．减少用药量
   C．输血
   D．改变用药方案
   E．暂停用药，服生血药
5. 患者，女性，20 岁，乳房肿块，边缘清晰，活动度大，生长缓慢，最常见的是
   A．乳管内乳头状瘤
   B．乳腺结核
   C．乳房纤维腺瘤
   D．乳腺炎性肿块
   E．乳腺囊性增生病
6. 患者，女性，45 岁，发现右乳房肿块 6 天，对侧乳房正常。查体发现右乳房外上象限可扪及 2.5 cm ×2 cm 肿块，质硬、活动度不大，可能的诊断是
   A．乳房纤维腺瘤
   B．乳癌
   C．乳腺囊性增生病

D．乳腺结核
E．乳管内乳头状瘤

7. **患者，女性，23 岁，无意中发现左乳房有一无痛性肿块。查体发现肿块位于左乳内上象限，光滑，活动度大，质韧，双侧腋窝未扪及淋巴结肿块。该患者应采取的治疗是**
A．长期口服三苯氧胺
B．局部热敷
C．肿块切除，术中送病理检查
D．乳腺腺叶切除
E．乳房切除

8. **女性，50 岁，右侧乳癌根治术后上肢活动受限。护士指导其患侧肢体康复锻炼，应达到的目的是**
A．手能摸到同侧耳朵
B．肩能平举
C．肘能屈伸
D．手摸到对侧肩部
E．手经头摸到对侧耳朵

9. **女，48 岁，未婚，左侧乳房出现无痛性肿块，边界不清，质地坚硬，直径为 4 cm，同侧腋窝 2 个淋巴结肿大，无粘连，诊断为乳腺癌，需手术治疗。术前备皮范围是**
A．胸部，同侧腋下及颈部
B．胸部，同侧腋下
C．胸部，同侧腋下及上臂
D．胸部，上臂
E．胸部，双侧腋下

10. **患者，女性，60 岁，乳癌患者，其乳房皮肤出现“酒窝征”，是因为**
A．癌肿与皮肤粘连
B．癌瘤与胸肌粘连
C．癌肿侵犯 Cooper 韧带
D．癌瘤侵犯筋膜
E．癌瘤堵塞淋巴管

11. **患者，女，52 岁，患乳腺癌。入院后接受乳腺癌扩大根治术。术后患者出现胸闷、呼吸困难。首先考虑为**
A．伤口内出血　B．伤口感染
C．胸带包扎过紧　D．引流管阻塞
E．气胸

12. **患者，女，42 岁，乳腺癌根治术后，利于伤口愈合的主要措施是**
A．患侧上肢功能锻炼
B．加强营养
C．应用抗生素，预防感染
D．保持皮瓣下引流通畅
E．抬高患肢

13. **患者，女，39 岁，行右侧乳腺癌切除术，伤口不可包扎过紧，原因是**
A．防止皮瓣脱落　B．以免影响引流
C．防止皮瓣坏死　D．以免伤口渗血
E．防止放生气胸

14. **某女，48 岁，乳腺癌患者，术后 24 h 可进行的活动是**
A．活动腕部　B．活动肘部
C．活动肩部　D．手指爬墙运动
E．举手过头

15. **患者，女，34 岁。为左侧乳腺癌根治术后第 2 天，左上肢康复训练中正确的是**
A．做转绳运动
B．手指爬墙运动
C．让患者左手洗脸、梳头
D．下床时用吊带托扶左上肢
E．扶住患者左上肢下床活动

16. **某女，51 岁，乳腺癌术后即将出院，对患者的健康指导中最重要的是**
A．继续功能锻炼　B．加强营养
C．经常自查　D．参加体育活动
E．5 年内避免妊娠

A3/A4 型题

（1～4 题共用题干）

患者，女，38 岁，洗澡时无意发现左侧乳房肿块、无痛。体检：左侧乳房外上象限可扪及直径约 4 cm 的肿块，边界不清，质地硬，周部乳房皮肤出现“橘皮样”改变，左侧腋下可扪及淋巴结肿大。

1. 该患者最可能的诊断是

A．急性乳腺炎

B．乳管内乳头状瘤

C．乳腺囊性增生病

D．乳腺癌

E．乳房脓肿

2. 该患者乳房皮肤出现“橘皮样”改变，是由于

A．癌细胞阻塞皮下淋巴管

B．癌肿侵犯乳房

C．癌肿与胸肌粘连

D．癌肿与皮肤粘连

E．癌肿侵犯乳管

3. 该患者宜选择的手术方法是

A．脓肿切开引流

B．乳房单纯切除

C．乳癌根治术

D．乳癌改良根治术

E．乳癌扩大根治术

4. 针对该患者的术后护理措施，错误的是

A．避免在患侧肢体测血压、抽血

B．患侧皮瓣加压包扎

C．保持引流管通畅

D．术后1~3天活动肩部

E．抬高患侧上肢

（5 ~ 6 题共用题干）

患者，女性，45 岁。3 个月前无意识中发现左侧乳房有一小指头大小的无痛性肿块，近 1 个月来肿块逐渐增大，故来院就诊。体检：左侧乳房可扪及一 3 cm × 2 cm 大小的肿块，边界不清，表面不甚光滑，活动度尚可；患侧乳房内陷（为近期出现）；同侧腋窝可扪及 2 个散在、可推动的淋巴结。疑为乳癌。

5. 下列检查对确诊最有价值的是

A．乳房钼靶 X 线检查

B． B 型超声波

C．近红外线扫描

D．乳腺导管造影

E．活组织病理检查

6. 患者近期内出现乳房内陷是因为

A．癌细胞堵塞皮下淋巴管

B．癌肿侵犯乳房 Cooper 韧带

C．癌肿与胸肌粘连

D．癌肿与皮肤粘连

E．癌肿侵犯乳管

（7 ~ 10 题共用题干）

患者，女性，47 岁，发现右侧乳房内无痛性包块 2 个月。体检：右侧乳房外上象限可扪及一直径为 4 cm 的肿块，表面不光滑，边界不清，质地硬；局部乳房皮肤凹陷呈“酒窝征”；同侧腋窝可扪及 2 个肿大的淋巴结，可被推动。经活组织检查证实为乳癌，拟行乳癌改良根治术。

7. 乳癌患者乳房皮肤“酒窝征”是由于

A．癌细胞堵塞皮下淋巴管

B．癌肿侵犯乳房 Cooper 韧带

C．癌肿与胸肌粘连

D．癌肿与皮肤粘连

E．癌肿侵犯乳管

8. 乳癌淋巴转移最早和最常见的部位是

A．锁骨下淋巴结

B．锁骨上淋巴结

C．腋窝淋巴结

D．胸骨旁淋巴结

E．颈部淋巴结

9. 该患者乳癌根治术后第 3 天，右侧手臂出现皮肤发紫、手指发麻、皮温下降，脉搏不能扪及。正确的处理是

A．继续观察，不需特殊处理

B．及时调整包扎胸带的松紧度

C．立即拆除患处的包扎胸带

D．给予吸氧

E．患处用沙袋加压

10. 乳癌根治术后内分泌治疗常用的药物是

A．促肾上腺皮质激素

B．绒毛膜促性腺激素

C．己烯雌酚

D．他莫昔芬

E．黄体酮

（编者：张文君）

第十三章　胸部疾病患者的护理

第一节　胸部损伤患者的护理

【知识要点】

肋骨骨折

一、概述

4～7肋最易发生骨折。单根或数根肋骨单处骨折对呼吸影响不大，多根多处肋骨骨折，可出现“反常呼吸”运动，导致缺氧和二氧化碳潴留，重者可出现呼吸和循环衰竭。

二、护理评估

1. 健康史：了解患者受伤经过与时间、部位、暴力大小。直接暴力导致局部内陷，间接挤压暴力导致局部外凸。

2. 身体状况：

(1) 单根或数根肋骨单处骨折表现为局部疼痛、肿胀、压痛，深呼吸、咳嗽或转动体位时疼痛加剧，胸廓挤压试验阳性。

(2) 多根多处肋骨骨折表现为连枷胸，出现反常呼吸运动，纵膈扑动，患者常伴有明显的呼吸困难及循环衰竭。

3. 辅助检查：

(1) 影像学检查：胸部X线片和CT检查可明确骨折情况，并发血气胸时出现胸膜腔积气积液征象。

(2) 实验室检查：血常规了解大出血情况。

三、治疗要点

1. 闭合性单处肋骨骨折：镇痛、固定胸廓和预防感染。

2. 闭合性多根多处肋骨骨折：重点在于消除反常呼吸运动。

(1) 消除反常呼吸：现场首要的急救处理是用厚棉垫加压包扎；牵引固定。

(2) 止痛。

(3) 建立人工气道。

(4) 应用抗生素，预防感染。

3. 开放性肋骨骨折：① 清创与固定；② 胸膜穿破者，行胸膜腔闭式引流术；③ 应用抗生素。

四、主要护理诊断及合作性问题与护理措施

肋骨骨折患者的主要护理诊断及合作性问题与护理措施见表 13-1。

表 13-1 肋骨骨折患者的主要护理诊断及合作性问题与护理措施

护理诊断/问题	主要护理措施
1. 疼痛：胸部组织损伤。	(1) 胸带、肋骨带或宽胶布条包扎胸廓，注意调整胸带的松紧度。 (2) 遵医嘱给予镇静止痛药物。
2. 气体交换受损：疼痛、反常呼吸、胸廓活动受限。	(1) 可用厚棉垫加压包扎以减轻或消除胸壁的反常呼吸运动。 (2) 清理呼吸道分泌物，鼓励患者咳出分泌物和血性痰。 (3) 密切观察生命体征、神志、胸腹部活动以及呼吸状况。
3. 潜在并发症：肺部和胸腔感染。	(1) 密切观察体温，若体温超过 38.5 °C，应通知医师及时处理。 (2) 鼓励并协助患者有效咳痰、遵医嘱合理使用抗菌药。 (3) 对开放性损伤者，及时更换创面敷料，保持敷料洁净干燥和引流管通畅。

五、健康教育

肋骨骨折愈合后，轻微疼痛不影响肩部功能锻炼；3 个月后复查胸部 X 线。

气 胸

一、病理生理

胸部损伤后，外界空气进入胸膜腔，形成损伤性气胸。

1. 闭合性气胸：胸膜腔内气压低于大气压。肺萎陷在 30% 以下为小量气胸，多无明显症状；肺萎陷在 30%～50% 为中量气胸；肺萎陷大于 50% 为大量气胸，有明显的呼吸困难和胸腔积气征。后两者因肺脏气体交换量减少，有明显低氧血症的症状。

2. 开放性气胸：胸壁有伤口，空气可自由进出，胸膜腔内气压等于大气压，伤侧肺完全萎陷，纵膈向健侧移位，出现纵膈扑动，引起呼吸和循环障碍。

3. 张力性气胸：裂口呈活瓣状，空气只进不出，胸膜腔内气压超过大气压。患肺严重萎陷，纵膈显著向健侧移位，健侧肺受压，产生呼吸、循环功能的严重障碍。高压气体进入纵膈及面、颈、胸部皮下形成气肿。

4. 自发性气胸：当剧烈运动或用力咳嗽时形成，多见于慢性肺部疾病。

二、护理评估

1. 健康史：胸部外伤、肋骨骨折病史。

2. 身体状况：

(1) 局部：是否有胸廓挤压试验阳性、反常呼吸运动、呼吸时创口空气进出声音、气管偏位、皮下气肿等。

(2) 全身：是否有呼吸困难或发绀、休克等表现。

3. 辅助检查：

(1) 影像学检查：胸部 X 线可见大量积气征及纵膈移位。

(2) 诊断性穿刺：张力性气胸穿刺有高压气体冲出。

三、治疗要点

1. 闭合性气胸：少量积气无须特殊处理；大量气胸应行胸膜腔穿刺、闭式胸腔引流术。

2. 开放性气胸：立即封闭伤口，将开放性气胸变为闭合性气胸。送达医院后，采取吸氧、补充血容量、清创缝合胸壁伤口、闭式胸腔引流、应用抗生素预防感染等治疗措施。

3. 张力性气胸：立即用粗针头进行胸膜腔排气减压。送达医院后吸氧、闭式胸腔引流。无效则剖胸修补裂口。

四、主要护理诊断及合作性问题与护理措施

损伤性气胸患者的主要护理诊断及合作性问题与护理措施见表 13-2。

表 13-2 损伤性气胸患者的主要护理诊断及合作性问题与护理措施

护理诊断/问题	主要护理措施
1. 心搏出量减少： 纵膈偏移。	(1) 封闭伤口，胸膜腔穿刺抽气或排气、闭式引流。 (2) 迅速建立静脉通路，补充血容量。
2. 低效性呼吸形态： ·疼痛、肺萎陷。 ·胸部活动受限。	(1) 封闭伤口，胸膜腔穿刺抽气或排气、闭式引流恢复胸膜腔负压。 (2) 有效固定，酌情使用止痛药物。
3. 潜在并发症： 肺部和胸腔感染。	参见“肋骨骨折患者的护理”。

五、健康教育

宣传急救知识，开放性气胸迅速封闭伤口；张力性气胸迅速用粗针头穿刺排气减压。

血 胸

一、概述

1. 胸腔积血来自：① 肺组织裂伤出血；② 肋间血管或胸廓内血管破裂出血，最常见；③ 心脏大血管破裂出血。

2. 病理：① 全身血容量不足；② 积血多不凝固；③ 凝固性血胸→机化性血胸→脓胸；④ 胸腔积液。

二、护理评估

1. 健康史：胸部损伤导致血液积聚在胸膜腔，同时积气为血气胸。

2. 身体状况：

(1) 小量血胸（成人 0.5 L 以下）可无明显症状。

(2) 中量血胸（0.5 ~ 1 L）和大量血胸（1 L 以上），尤其是急性出血，则呈现低血容量休克和呼吸困难症状以及胸膜腔大量积血表现。

(3) 进行性血胸表现：

① 脉搏逐渐增快、血压下降，经输血补液等抗休克措施后，血压不回升或升高后又迅速下降。

② 胸膜腔穿刺因血液凝固而抽不出血液，但连续胸部 X 线检查示胸膜腔阴影继续增大。

③ 血红蛋白、红细胞计数和血细胞比容等重复测定，持续降低。

④ 安置胸腔闭式引流，每小时引流量超过 200 ml，连续 3 h。

3. 辅助检查：

(1) 实验室检查：血常规检查显示血红蛋白和血细胞比容下降。

(2) 影像学检查：胸部 X 线检查可见肋膈窦消失、大片积液阴影和纵膈移位征象、显示气液平面。胸部 B 超检查。

(3) 胸膜腔穿刺：腋后线 8、9 肋间胸膜腔穿刺抽出不凝固血确诊，可计数白细胞和细菌培养明确有无感染。

三、治疗要点

1. 非进行性血胸：小量血胸可自行吸收，不需特殊处理；血量多者，尽早行胸腔穿刺抽出积血，必要时行胸腔闭式引流。

2. 进行性血胸：应尽早补充血容量，防治休克，及时剖胸止血。

3. 凝固性血胸或机化性血胸：剖胸清除血块或进行纤维组织剥除术。

四、主要护理诊断及合作性问题与护理措施

损伤性血胸患者的主要护理诊断及合作性问题与护理措施见表 13-3。

表 13-3 损伤性血胸患者的主要护理诊断及合作性问题与护理措施

<table>
<tr><th colspan="2">护理诊断/问题</th><th>主要护理措施</th></tr>
<tr><td colspan="2">1. 组织灌流不足：
失血、 心排血减少。</td><td>(1) 尽快建立静脉通道，补充血容量，预防休克。
(2) 进行性出血，做好剖胸止血准备，及时补足血容量，纠正休克。</td></tr>
<tr><td colspan="2">2. 气体交换受损：
· 肺受压。
· 通气血流比失调。</td><td>(1) 密切观察呼吸、缺氧症状、血压、脉搏、胸腔引流量及色泽并做好记录，必要时予以吸氧。
(2) 可作胸膜腔穿刺术或作胸腔闭式引流，促使肺扩张，改善呼吸功能。</td></tr>
<tr><td rowspan="2">3. 潜在并发症：</td><td>胸腔感染：
脓胸。</td><td>(1) 遵医嘱早期给予抗感染治疗，及时行胸腔闭式引流术。
(2) 补充营养、维生素，注意体液平衡等全身支持治疗。</td></tr>
<tr><td>凝固性血胸。</td><td>(1) 少量凝固性血胸，通过胸部理疗吸收。
(2) 中等以上凝固性血胸，应及早剖胸清除积血和血块。
(3) 机化性血胸，可于伤后 4～6 周行胸膜纤维板剥除术。</td></tr>
</table>

五、健康教育

胸部损伤需要做胸膜腔穿刺、闭式胸腔引流，鼓励患者深呼吸、有效咳嗽，促进肺复张。

胸腔闭式引流

一、概述

1. 目的：排除胸内液体、气体；重建胸内负压，促使肺复张；平衡胸膜腔内压力，保持纵膈的正常位置。

2. 方法：利用水的密封作用，维持单向引流，重建胸膜腔负压。

3. 置管位置；引流气体在患侧锁骨中线第 2 肋间插管；引流液体在腋中线和腋后线之间的第 6～8 肋间。

4. 种类及其装置：

(1) 单瓶水封闭式引流：长管插至水平面下 3 ~ 4 cm。

(2) 双瓶水封闭式引流：一个空瓶收集引流液，而另一个是水封瓶。

5. 适应证：① 大、中量气胸；② 穿刺术后肺复张不良；③ 剖胸术后；④ 脓胸。

二、护理要点

1. 妥善固定，保持管道密闭性：引流瓶低于胸腔引流出口 60 cm 以上，搬运前先用两把止血钳夹住引流管，松开前需先把引流瓶放到低于胸腔位置。

2. 维持引流通畅：引流管通畅时有气体或液体排出，长管中的水柱随呼吸上下波动。

3. 严格无菌技术操作，引流瓶低于胸腔引流出口 60 ~ 100 cm 以上。

4. 胸腔引流的观察与记录：

(1) 观察引流的量、色、质。

(2) 水柱波动在 4 ~ 6 cm。

(3) 术后 24 h 引流量不超过 500 ml、3 ~ 6 h 每小时不超过 50 ml。每小时超过 200 ml 连续 3 h 为进行性出血。

5. 拔管：

(1) 拔管指征：24 h 引流液少于 50 ml，脓液小于 10 ml，无气体溢出，患者无呼吸困难，听诊呼吸音恢复，X 线检查肺膨胀良好，可去除引流管。

(2) 拔管方法：深吸气后屏气拔管，迅速用凡士林纱布覆盖，再盖上纱布，胶布固定。

(3) 注意事项：观察患者有无呼吸困难，管口处有无渗液、漏气，周围有无皮下气肿等。

三、健康教育

1. 向患者及家属说明胸腔闭式引流等操作的意义及注意事项，以取得合作。

2. 向患者解释半卧位、深呼吸、有效咳嗽排痰的意义，指导患者练习腹式呼吸。

3. 鼓励患者早期活动，并说明活动中的注意事项。

4. 体位与活动：最常采用半坐卧位。鼓励患者经常深呼吸与咳嗽，促进肺膨胀。

5. 引流瓶意外打破，立即将胸侧引流管夹闭；引流管脱落，迅速用无菌敷料堵塞、包扎胸壁伤口。

【课前预习】

一、基础复习

1. 胸壁胸腔解剖生理：胸腔和胸膜腔、呼吸的过程。

2. 损伤和骨折的概念。

3. 胸膜腔积气、积液的病理生理影响。

二、预习目标

1. 肋骨骨折的病因有________________和病理因素，以第__________肋骨骨折最多见。

2. 肋骨骨折确诊的依据是__________________。

3. 闭合性气胸的气体来自__________骨折刺破肺组织表面的破口，气体进入胸膜腔后，伤口立即闭合，胸膜腔与外界__________相通，胸腔内压力________大气压。

4. 开放性气胸，应迅速________________，使之成为闭合性气胸。

5. 张力性气胸的气体来自大而深的__________裂口，伤口与胸膜腔相通形成__________，空气只进不出，患侧胸膜腔内压力进行性增高，远远____________大气压，对肺的压迫和对纵膈的推移愈来愈大，造成严重的__________________功能障碍。

6. 胸腔内出血因胸膜的______________作用不易凝固，但大量时可形成__________血胸，凝血块可纤维化影响呼吸运动和功能。

7. 胸膜腔闭式引流的目的是排除胸膜腔内的____________________，恢复胸腔内的____________，促进肺____________，同时也可预防和治疗胸膜腔内感染。

【课后巩固】

一、名词解释

连枷胸　　反常呼吸　　胸廓挤压试验

二、填空题

1. 多根、多处肋骨骨折，局部胸壁因失去完整肋骨的支撑而软化，可出现____________运动；若软化区范围较广泛，可致纵膈__________，导致___________和二氧化碳滞留，重者可出现______________衰竭。

2. 闭合性单处肋骨骨折的治疗要点是________________、______________和防治并发症。

3. 闭合性气胸若肺萎陷 30% 以下，无明显症状；超过 30% 可有______________________等表现。

4. 闭合性气胸有明显症状者需在______________________行胸膜腔穿刺抽气，同时应用抗生素预防感染。

5. 开放性气胸的气体来自胸壁的穿通性大伤口，患侧胸膜腔与大气直接相通，胸腔内压力______________大气压；空气可随着呼吸自由进出伤口而出现特殊的__________________；还可出现吸气时纵膈向__________侧移位，呼气时又移回__________侧，导致其位置随呼吸而左右摆动，称为________________。

6. 张力性气胸表现为进行性____________，胸腔积气体征明显，颈部、面部、胸部等处可有________________。应紧急在____________________________穿刺排气。

7. 少量血胸（成人在 500ml 以下）症状不明显，中量（_____ml）和大量（_____ml 以上）血胸，特别是急性出血时可出现_______________________和________________的表现，胸部 X 线检查可见胸膜腔有大片积液阴影，纵膈可向______侧移位，最能确诊的依据是胸膜腔穿刺抽得______________。

8. 血胸作胸膜腔闭式引流，若连续_____h，每小时引出血性液______ml 以上，考虑进行性血胸。应在补充血容量，防止低血容量性休克的同时，立即________________。

9. 胸膜腔闭式引流适用于引流效果不好的__________胸、__________胸和__________胸以及开胸手术后。

10. 胸腔闭式引流管的位置：气胸引流一般在患侧___________________；胸腔积液在患侧_________________；脓胸常选择脓液积聚的_________________。

11. 胸膜腔闭式引流管接通后可见长玻璃管内水柱上升，高出液面________cm，并随呼吸上下波动___________cm，吸气时上升，呼气时下降，若水柱停止波动，说明肺已完全扩张或____________。胸膜腔闭式引流，水封瓶长玻璃管没入水中________cm，并直立；引流瓶应低于胸腔________cm；搬动患者或更换引流瓶时，应________________引流管防止空气进入。

12. 胸膜腔闭式引流，若发现引流管衔接处脱节，应______________________；若引流管从胸腔滑脱，应立即____________皮肤，消毒处理后用_________________封闭伤口。

13. 胸膜腔闭式引流患者常取____________位，鼓励患者____________________，促进气体和液体排出，并定时向____________挤压引流管，防止阻塞、扭曲和受压。

14. 胸膜腔闭式引流_______h后，引流液颜色变浅，24 h液量<_____ml、脓液<_____ml、无气体逸出，X线胸片示______________无漏气、无呼吸困难或气促时，考虑拔管。

15. 胸膜腔闭式引流拔管时先嘱患者__________后屏气，迅速拔管，并同时用_________纱布紧紧压在伤口，局部加压包扎固定。

【综合练习】

A1型题

1. 下列哪项是开放性气胸的突出表现

A. 纵隔扑动
B. 血压骤降
C. 极度呼吸困难
D. 纵隔气肿
E. 心搏骤停

2. 胸腔进行性出血的处理原则是

A. 吸氧
B. 输血
C. 开胸探查
D. 应用抗生素
E. 闭式胸腔引流

3. 开放性气胸急救的首要措施是

A. 吸氧　B. 立即清创
C. 止痛　D. 抗感染
E. 封闭伤口

4. 血气胸患者行胸腔闭式引流术，剖胸探查的指征是

A. 连续3 h内引出血性液300 ml
B. 连续3 h内引出血性液超过200 ml/h
C. 连续3 h内引出血性液超过100 ml/h
D. 连续6 h内引出血性液超过200 ml/h
E. 连续6 h内引出血性液超过300 ml/h

5. 纵隔摆动常见于

A. 闭合性气胸
B. 开放性气胸
C. 张力性气胸
D. 损伤性气胸
E. 急性脓胸

6. 胸部外伤后出现胸廓软化是由于

A. 一根肋骨多处骨折
B. 胸骨骨折
C. 锁骨骨折
D. 多根多处肋骨骨折
E. 胸肌大面积损伤

7. 闭合性单处肋骨骨折的处理重点是

A. 骨折对线
B. 骨折对位
C. 应用抗生素
D. 功能锻炼
E. 固定胸廓

A2 型题

1. 患者，男性，28 岁，胸部损伤，多根多处肋骨骨折，出现反常呼吸，是因为
   A．疼痛　B．胸壁软化
   C．肋间神经损伤　D．气胸
   E．血胸
2. 患者，女，23 岁。因车祸致胸部损伤后出现吸气时胸壁内陷，呼气时胸壁外凸，护士为其评估病情，应考虑为
   A．血胸
   B．张力性气胸
   C．多根多处肋骨骨折
   D．闭合性气胸
   E．胸部爆震伤
3. 患者，男性，24 岁，车祸后出现左胸壁局部软化，紧急处理措施是
   A．给氧
   B．骨折断端内固定
   C．止痛
   D．加压包扎固定胸壁
   E．胸腔闭式引流
4. 女性，34 岁，胸外伤后呼吸困难，发绀，脉快，体检时见胸壁有一约 3 cm 长开放性伤口，呼吸时伤口处发出嘶嘶声音，伤侧呼吸音消失，叩诊呈鼓音。首先考虑
   A．闭合性气胸　B．开放性气胸
   C．张力性气胸　D．损伤性血胸
   E．机化性血胸
5. 男性患者，20 岁。1 h 前被刺伤左胸，创口与胸腔相通，患者自觉严重呼吸困难，左侧前胸壁可见有气体进出伤口。急救措施为
   A．立即手术
   B．迅速封闭伤口
   C．胸膜腔闭式引流
   D．输液
   E．应用抗生素
6. 男性患者，29 岁，外伤后导致血气胸，抢救后 1 h，出血突然大量增多，护士优先做的工作是
   A．改善供氧
   B．做剖胸止血术前准备
   C．监测血气分析
   D．监测生命体征
   E．安抚患者
7. 男性，60 岁。行肺段切除术后 2 h，患者自觉胸闷，呼吸急促，测血压、脉搏均正常，见水封瓶内有少量淡红色液体，水封瓶长玻璃管内的水柱不波动。考虑
   A．呼吸中枢抑制　B．肺水肿
   C．胸腔内出血　D．引流管阻塞
   E．肺已复张
8. 男性，34 岁，右侧第 4～7 肋骨折，呼吸极度困难，发绀，出冷汗。检查：BP 65/40 mmHg，右胸饱满，气管向左侧移位，叩诊鼓音，颈、胸部有广泛皮下气肿，首要的处理方法是
   A．立即开胸探查
   B．胸腔穿刺排气减压
   C．输血、补液
   D．气管插管辅助呼吸
   E．吸氧
9. 男性，28 岁，车祸后导致血气胸。下列哪项信息提示患者胸腔有活动性出血
   A．血压逐步回升
   B．血红蛋白、红细胞计数升高
   C．胸腔闭式引流每小时引流量超过 200 ml
   D．体温升高
   E．白细胞计数增多
10. 男，28 岁，右胸部受伤后 3 h。查：P 133 次/min，BP 85/50 mmHg，听诊右肺呼吸音减弱。胸片示右侧胸膜腔大量积液，纵膈向左

移位；胸膜腔穿刺抽出血液，很快凝固。应采取的主要治疗措施为

A．应用止血药　B．应用大量抗生素

C．剖胸探查　D．输血

E．继续观察

11. **男，20 岁，被人用刀捅伤胸部半小时急诊入院，入院查体：血压 70/50 mmHg，脉搏快弱，呼吸短促。听诊呼吸音减弱。X 线示有大量积液阴影，应确诊为**

A．开放性气胸　B．损伤性血胸

C．张力性气胸　D．损伤性血气胸

E．以上均不是

12. **张先生，35 岁。因胸部操作放置胸腔闭式引流管，睡眠时翻身不慎将胸腔闭式引流管自胸壁伤口拉出。首要的措施是**

A．报告医师

B．送手术室处理

C．给患者吸氧

D．用手指捏紧引流口周围皮肤

E．将脱落的引流管重新插入

13. **男性，50 岁，因胸部外伤导致左侧血气胸，经胸腔闭式引流后，下列哪项情况是拔管的最好指标**

A．水封瓶内无气泡逸出或一日引流量少于 50 ml，X 线证实左肺完全膨胀

B．胸腔闭式引流长管内水注停止波动

C．胸腔闭式引流长管内水注波动少于 1 cm

D．胸腔闭式引流量连续两天少于 50 ml，夹管 24 h 后拔除

E．只需胸透证实左肺已完全复张即可

14. **男，45 岁，在工作中不慎被钢筋刺破胸壁，在运送患者的过程中应采取的体位是**

A．去枕平卧位

B．头低仰卧位

C．低斜坡患侧卧位

D．俯卧位

E．低斜坡健侧卧位

15. **患者，男性，35 岁。被击伤右胸 4 天，胸痛，深呼吸加重，无明显发绀，X 线胸片示：右侧第 3、4 肋骨骨折，无移位，肺压缩不足 30%。治疗方案为**

A．胸腔穿刺抽气

B．镇静止痛，保守治疗

C．胸腔闭式引流

D．吸氧，输液

E．患侧加压包扎固定

16. **患者，男，37 岁。2 日前不慎从高处坠下后发生多根多处肋骨骨折，立即进行手术，下列不属于术后促进患者排痰的方法是**

A．鼓励患者咳嗽、咳痰

B．痰液黏稠者给予雾化吸入

C．指导患者深呼吸和有效地咳嗽、咳痰

D．刺激气管诱发咳嗽、排痰

E．用面罩法使患者充分吸氧

17. **男性，25 岁，踢球时与人碰撞后发生左侧第 5 肋骨骨折，其最可能出现的特征性身体状况是**

A．损伤局部疼痛

B．损伤局部血肿

C．损伤局部瘀斑

D．按压肋骨有骨擦感

E．咳嗽时局部疼痛加剧

18. **某患者外伤后，右侧第 3 肋 1 处开放性骨折，第 4～7 肋骨各有 2 处闭合性骨折，无气胸体征，其不会出现的病理生理改变是**

A．反常呼吸运动

B．纵膈扑动

C．胸膜腔负压消失

D．回心血量下降

E．缺氧、二氧化碳潴留

A3/A4 型题

（1～4 题共用题干）

方先生，28 岁，胸部外伤致右侧第 5 肋骨骨折并发气胸，呼吸极度困难，发绀，出冷汗。查体：血压 80/60 mmHg，气管向左侧移位，右胸廓饱满，叩诊呈鼓音，呼吸音消失，颈胸部有广泛皮下气肿等。医生采用胸腔闭式引流治疗。

1. **造成患者极度呼吸困难、发绀的主要原因是**
   A．健侧肺受压迫
   B．纵膈向健侧移位
   C．静脉血液回流受阻
   D．伤侧胸膜腔压力不断升高
   E．广泛皮下气肿
2. **护士在巡视病房时，发现引流管衔接处脱节，应立即做出的处理是**
   A．更换胸腔引流管
   B．引流管重新连接
   C．钳闭引流管近端
   D．拔除胸腔引流管
   E．通知医生，等待处理
3. **判断胸腔引流管是否通畅最简单的方法是**
   A．检查患者的呼吸音是否正常
   B．检查引流管是否扭曲
   C．检查引流瓶中是否有引流液
   D．看引流管是否有液体引出
   E．观察水封瓶中长管内水柱的波动
4. **搬动此患者时应**
   A．保持引流通畅
   B．保持引流瓶直立
   C．用两把止血钳夹闭引流管
   D．嘱患者屏住呼吸
   E．注意观察引流液排出情况

（5～6 题共用题干）

一患者左侧胸部被匕首刺伤 4 h，有胸痛，呼吸急促。检查：口唇发绀，脉搏 120 次/min，血压 70/40 mmHg，左胸壁有伤口，呼吸时能听到空气出入胸膜腔的响声，气管移向健侧，叩诊呼吸音消失。

5. **患者首先应考虑为**
   A．闭合性气胸　B．开放性气胸
   C．张力性气胸　D．损伤性血胸
   E．胸壁软组织刺伤
6. **引起患者休克的主要原因是**
   A．血容量不足
   B．纵膈摆动、回心血量减少
   C．伤侧肺完全萎陷
   D．心脏受压
   E．健侧肺部分受压

（7～9 题共用题干）

女性患者，23 岁，左胸外伤后肋骨骨折，烦躁不安、发绀，极度呼吸困难。体检：脉搏细速，血压 84/62 mmHg，皮肤湿冷，气管右移，颈静脉充盈，颈部及右胸皮下气肿，左胸饱满，肋间隙增宽，呼吸幅度降低，叩鼓音，呼吸音消失。

7. **最可能的诊断是**
   A．创伤性气胸　B．创伤性血胸
   C．张力性气胸　D．闭合性气胸
   E．开放性气胸
8. **首选的急救措施是**
   A．粗针头穿刺排气　B．高流量吸氧
   C．快速扩容　D．剖胸探查
   E．呼吸机辅助呼吸
9. **该患者胸腔闭式引流 5 天后，仍严重漏气，呼吸困难未见好转，进一步的处理是**
   A．高流量吸氧
   B．剖胸探查
   C．多添加胸膜腔引流管
   D．加强全身支持
   E．呼吸机辅助呼吸

（10 ~ 12 题共用题干）

男性，19 岁，因刀刺伤后半小时入院，胸部 X 光片显示胸膜腔内积液阴影，胸腔穿刺抽出不凝固血液。

10. 胸膜腔积血不凝固的原理是

A．胸膜的去纤维化作用

B．肺及膈肌运动的去纤维蛋白作用

C．血中凝血因子的减少

D．血中抗凝物质的产生

E．胸膜腔产生抗凝物质

11. 治疗后，患者生命体征平稳，24 h 引流液量少于 50 ml，引流液颜色变淡，X 线检查示肺膨胀良好，准备拔管，下列做法正确的是

A．深吸气末屏住呼吸，迅速拔管

B．深呼气末屏住呼吸，迅速拔管

C．呼吸过程中随时可以拔管

D．吸气过程中，迅速拔管

E．呼气过程中，迅速拔管

第二节 脓胸患者的护理

【知识要点】

一、概述

6 周以内为急性脓胸，6 周以上为慢性脓胸。常见致病菌是金黄色葡萄球菌。多因急性脓胸治疗不彻底或方法不当等，导致慢性脓胸。

二、护理评估

1. 健康史：肺部、胸部感染或手术病史。

2. 身体状况：

(1) 急性脓胸：表现为全身感染中毒和胸腔积液症状体征，严重者可引起休克。

(2) 慢性脓胸：长期感染、慢性消耗表现，出现胸膜腔粘连和慢性缺氧体征。

3. 辅助检查：

(1) 实验室检查：血常规分析，急性和慢性白细胞分类计数改变不一样。

(2) X 线检查：可见胸腔积液和纵膈移位影，脓气胸可见液气平面。慢性脓胸患侧胸膜增厚、肋间隙变窄，纵膈向健侧移位，膈肌上抬。

(3) 胸膜腔穿刺：急性脓胸可抽出脓液，必要时做脓液涂片、细菌培养和药敏试验。

(4) B 超：可确定脓腔大小和位置，为穿刺定位。

三、治疗要点

1. 急性脓胸：① 控制感染；② 排尽脓液，消灭脓腔，尽早行胸膜腔闭式引流；③ 促进肺复张，恢复肺功能；④ 全身营养支持。

2. 慢性脓胸：消除感染源及病因，纠正营养体液失衡。可进行胸膜纤维板剥除、胸廓成形术或胸膜肺切除术。

四、主要护理诊断及合作性问题与护理措施

脓胸患者的主要护理诊断及合作性问题与护理措施见表 13-4。

表 13-4 脓胸患者的主要护理诊断及合作性问题与护理措施

护理诊断/问题	主要护理措施
1. 气体交换受损： · 脓液压迫。 · 胸壁运动受限。	(1) 取半卧位，保持呼吸道通畅，酌情吸氧。 (2) 做好胸膜腔穿刺和闭式引流的护理，保证有效引流。 (3) 呼吸功能训练。
2. 疼痛：炎症刺激。	指导患者做腹式呼吸；必要时给予镇静、镇痛处理。
3. 体温过高：感染。	多饮水，高热者给予物理降温；必要时药物降温。
4. 营养失调： 摄入不足、消耗增多。	(1) 多进食高热量、高蛋白、高维生素饮食。 (2) 必要时少量多次输血或肠内外营养支持。

五、健康教育

胸廓成形术后，需采取正直姿势，坚持练习头部、上半身和上肢运动。

【课前预习】

一、基础复习

1. 感染的病因病理、感染全身中毒症状。
2. 胸膜腔积液的病理生理。

二、预习目标

1. 按病程分，一般______周以内为急性脓胸，______周以上为慢性脓胸。
2. 急性脓胸常见致病菌是________________，多来自胸腔内脏器如________________等。
3. 急性脓胸最能确诊的依据是______________________。

【课后巩固】

一、名词解释

急性脓胸　　胸廓成形术

二、填空题

1. 脓胸行胸膜腔穿刺，一般选患侧腋后线______________肋间穿刺抽脓，每次不超过________ml，量多可分次穿刺，每次抽脓后应做 X 线检查判断效果。若脓液稠厚，感染难以控制时，尽早行______________________。

2. 脓胸行胸膜腔闭式引流，拔管指征为：感染症状消失，X 线证实__________，24 h 脓液引流量小于________ml。

【综合练习】

A2 型题

1. 男，17 岁，因肺炎并发右侧脓胸，多次胸膜腔穿刺，抽出脓液稠厚，发热等感染中毒症状难以控制，应采取的治疗方法

A. 继续胸穿抽脓，注入敏感抗生素
B. 早日剖胸手术
C. 更换胸穿部位

D．胸腔闭式引流，全身应用敏感抗生素
E．继续胸穿抽脓，全身应用敏感抗生素

2. 男，25 岁，因急性脓胸入院，下列哪项治疗措施是错误的
A．应用抗生素　B．加强营养
C．胸腔穿刺　D．闭式引流
E．开放引流

3. 患者，女性，34 岁，诊断为急性脓胸，导致感染最常见的致病菌来源是
A．肺脓肿　B．肝脓肿
C．胸部外伤　D．手术污染
E．脓血症

4. 男，28 岁，肺炎治疗 1 周，体温正常 2 日，昨夜突然高热，呼吸急促、咳嗽、咳痰、胸痛。体检发现右侧肋间隙饱满，语颤减弱。右侧胸膜腔穿刺，抽出少许稀薄脓性液体。考虑为急性脓胸，下列护理措施错误的是
A．指导患者做胸式深呼吸
B．物理降温
C．适当止痛
D．协助患者定时翻身
E．引流口周围皮肤涂氧化锌软膏

A3/A4 型题

（1～3 题共用题干）

女，25 岁，大叶性肺炎治疗 2 周，体温正常 1 周，昨日突发畏寒发热，呼吸急促，胸片示右侧胸腔第 4 前肋处有一外高内低弧形阴影，行右侧胸膜腔穿刺，抽出少许稀薄脓液，体检发现右侧肋间隙饱满，语颤减弱，血常规 WBC 17×10^9/L，中性粒细胞计数为 0.88。诊断为急性脓胸。

1. 可获得满意治疗效果的措施是
A．胸膜腔闭式引流
B．开胸手术
C．全身用抗生素
D．开胸手术+大量广谱抗生素
E．反复胸腔抽脓注入抗生素+全身应用抗生素

2. 目前其主要护理措施不正确的是
A．进食高热量、高蛋白、高维生素饮食
B．经常与患者交流，关心体贴患者
C．可每日或隔日 1 次抽脓
D．取平卧位
E．鼓励患者多饮水，必要时物理降温

3. 若行胸膜腔闭式引流，引流管自胸壁伤口脱出，正确的处理是
A．捏紧导管
B．更换引流导管
C．捏紧胸壁穿刺处皮肤
D．将引流管立即重新插入
E．立即缝合胸壁穿刺处

（4～8 题共用题干）

男，55 岁，有吸烟嗜好，每日 1 包。曾患肺结核，2 个月前因高热、呼吸困难入院，诊断为结核性胸膜炎，治疗后胸片示左侧胸腔内大量积液，穿刺抽出脓液，给予胸腔抽脓及全身抗菌药物治疗，患者体温正常后要求出院，未进一步做胸片检查。患者主诉近来一直咳嗽，食欲下降，日渐消瘦。体检发现胸廓内陷，呼吸运动减弱，肋间隙变窄，听诊呼吸音减弱，支气管偏向左侧，RBC 3×10^{12}/L，Hb 6.5 g/L。

4. 该患者目前诊断可能为
A．血胸　B．慢性脓胸
C．张力性气胸　D．闭合性气胸
E．急性脓胸

5. 形成该病的主要原因是
A．吸烟
B．并发支气管胸膜瘘或食管胸膜瘘
C．并发结核菌感染
D．胸内有异物
E．急性脓胸治疗不及时

6. **该病的治疗原则是**
   A. 抗生素治疗
   B. 胸膜腔闭式引流
   C. 胸膜腔穿刺抽脓
   D. 消除病因，闭合脓腔
   E. 胸膜腔注入抗生素

7. **对该患者的护理措施不正确的是**
   A. 鼓励患者有效咳嗽、排痰
   B. 用较细的引流管进行引流以便减少刺激，减轻疼痛
   C. 指导患者做腹式呼吸
   D. 可给予少量多次输血
   E. 患者行胸膜纤维板剥脱术后应严密观察生命体征及引流液的性状和量

第三节 肺癌患者的护理

【知识要点】

一、概述

肺癌也称支气管肺癌。患者大多40岁以上，男女之比约(3～5)∶1，城市多于农村。长期大量吸烟是肺癌发病的一个重要因素。

1. 按解剖部位分中央型肺癌和周围型肺癌。

2. 按病理组织学分类：① 鳞状细胞癌（鳞癌），最常见；② 腺癌；③ 小细胞癌（未分化小细胞癌）；④ 大细胞癌。

3. 肺癌的主要转移途径有：① 直接扩散；② 淋巴转移是最常见的扩散途径；③ 血行转移。

二、护理评估

1. 健康史：长期吸烟、空气污染、职业工种、遗传等。

2. 身体状况：

(1) 由原发肿瘤引起的症状：① 咳嗽（是最早的症状）；② 咯血；③ 呼吸困难、喘鸣；④ 发热；⑤ 体重减轻。肺癌晚期最突出的症状是疼痛和呼吸困难。

(2) 肿瘤压迫或转移引起的症状：① 吞咽困难；② 声音嘶哑；③ 上腔静脉压迫综合征；④ Horner综合征；⑤ 转移症状。

(3) 肺癌的肺外表现：又称副癌综合征。

3. 辅助检查：

(1) 影像学检查是发现肺癌最主要的一种方法。

· 胸部X线可见块状阴影、边缘不清或呈分叶状，周围有毛刺，中央型可见肺不张。

· CT检查可发现早期的周围型肺癌。

(2) 痰脱落细胞学检查是简易有效的早期诊断方法。

(3) 支气管镜检查是诊断肺癌最可靠的手段。

(4) 淋巴结活检、胸腔积液细胞学检查等有助于确诊。

三、治疗要点

以手术治疗为主，辅以放射治疗、化学药物治疗、中医中药治疗以及免疫治疗等综合治疗。

1. 手术治疗：是肺癌最重要和最有效的手段。一般施行肺叶切除术或一侧全肺切除术。

2. 放射治疗：小细胞癌对放疗最敏感，鳞癌次之，腺癌最低。
3. 化学治疗：用于手术前后的辅助治疗，对小细胞癌最敏感，鳞癌次之。
4. 靶向治疗：针对肿瘤特有的基因异常进行治疗。
5. 中医中药治疗和免疫治疗。

四、主要护理诊断及合作性问题与护理措施

肺癌患者的主要护理诊断及合作性问题与护理措施见表 13-5。

表 13-5　肺癌患者的主要护理诊断及合作性问题与护理措施

<table>
<tr><th colspan="2">护理诊断/问题</th><th>主要护理措施</th></tr>
<tr><td colspan="2">1. 气体交换受损：
· 肺组织病变。
· 肺不张。
· 切除肺组织。</td><td>(1) 戒烟，保持口腔卫生，预防肺部感染。
(2) 保持呼吸道通畅，吸氧，必要时机械通气。
(3) 保持合适体位，每隔 1～2 h 变换一次。
(4) 胸膜腔闭式引流，重建胸内负压。
(5) 术后体位：① 肺段切除者选健侧卧位；② 一侧肺切除者选健侧卧位；③ 全肺切除者选 1/4 侧卧位；④ 血痰或支气管瘘者选患侧卧位。</td></tr>
<tr><td colspan="2">2. 恐惧或绝望：
手术、疾病预后。</td><td>(1) 积极沟通，消除紧张、恐惧情绪。
(2) 指导患者和家属的心理疏导。</td></tr>
<tr><td rowspan="3">3. 潜在并发症：</td><td>肺不张、肺炎。</td><td>(1) 协助患者深呼吸、咳嗽、排痰和床上适当活动。
(2) 吸氧、吸痰、抗生素应用。</td></tr>
<tr><td>支气管胸膜瘘。</td><td>(1) 及时发现术后 1 周左右出现的发热、刺激性咳嗽、咯脓痰等。
(2) 行胸膜腔闭式引流、抗感染，必要时做好修补瘘口准备。</td></tr>
<tr><td>肺水肿。</td><td>(1) 选择合适体位。
(2) 控制补液量，减慢输液速度；强心、利尿。</td></tr>
</table>

五、健康教育

1. 教育患者出院后要继续坚持锻炼。
2. 让患者了解吸烟的危害，力劝戒烟；加强职业防护，积极治理环境。
3. 保持良好的口腔卫生，预防呼吸道感染。
4. 出院后定期复查。

【课前预习】

一、基础复习

1. 肺部解剖生理、淋巴回流途径。
2. 肿瘤病因病理、治疗方案。

二、预习目标

1. 肺癌大多数起源于________________，也称支气管肺癌。最常见的病理类型是________________，多见于男性，位于肺门的__________型肺癌，通常经淋巴道转移；腺癌多见于女性，位于肺野的____________型肺癌，较早发生血行转移；恶性程度最高的是________________癌，多见于男性，预后最差。

2. 肺癌中各种病理类型中________________对放射治疗最敏感，________________次之，____________最低。

3. 全肺切除术后 24 h 内补液量宜控制在__________ml 内，速度以__________滴/min 为宜，以免发生__________________。

【课后巩固】

一、名词解释

肺叶　　肺段　　全肺切除术

二、填空题

1. 早期周围型肺癌无症状，多为 X 线检查时发现肺野周围孤立性______________形块影，边缘不清或呈___________状，周围有____________状阴影，CT 检查可以确诊。

2. 中央型肺癌较早的症状是__________________，痰中带血或少量咯血；X 线检查早期无异常，癌肿阻塞支气管时可出现________________，CT 检查可以确诊；___________检查可发现癌细胞；最能确诊的依据是_______________检查，可以直视肿瘤并取活检。

3. 对周围型肺癌，一般施行___________术；对中央型肺癌，一般施行_______________术。

4. 肺癌术前______周开始戒烟，加强____________深呼吸锻炼，学会有效的____________方法，以预防术后肺部感染；术后 24～48 h 内，每隔________h 叫醒患者做深呼吸 5～10 次，协助患者有效咳嗽排痰，痰液黏稠不易咳出时，可采用_________________利于痰液排出。

5. 肺叶切除术后一般取__________________卧位，以利于患肺膨胀与扩张；一侧全肺切除术后避免完全侧卧位，宜取_______________卧位，以免健肺受压和纵膈过度移位影响心肺功能。

6. 一侧全肺切除术后胸腔闭式引流管一般呈_________状态，保持患侧胸膜腔内有一定的___________，维持胸腔内一定压力，避免纵膈过度向__________侧移位；但若气管偏向健侧，可酌情放出适量的气体或积液，以维持气管、纵膈于_____________位置，但放液速度宜慢，每次量不超过___________ml。

7. _________________是肺切除术后最严重的并发症，发生于术后______左右，多因支气管残端处理不当引起；表现为胸腔________________和全身感染中毒，胸腔闭式引流数天后仍有___________逸出，胸腔内注入亚甲蓝 1～2 ml 后患者咳出____________即可确诊。

【综合练习】

A1 型题

1. 支气管肺癌最常见的类型是
   A．鳞癌
   B．小细胞肺癌
   C．大细胞肺癌
   D．腺癌
   E．类癌

2. 肺癌多起源于
   A．支气管黏膜上皮
   B．肺泡组织
   C．壁层胸膜上皮
   D．肺脏层胸膜
   E．支气管软骨

A2 型题

1. **男性，49 岁。刺激性咳嗽 5 个月，视物不清 10 天。胸片示左肺上叶尖段边缘直径 8 cm 不规则块状阴影。此病变造成的颈交感神经综合征不包括**
   A. 面部无汗　B. 瞳孔缩小
   C. 眼球内陷　D. 声音嘶哑
   E. 上眼睑下垂
2. **男，55 岁，疑为肺癌进行支气管镜检查。术后患者立即要求喝水，护士不同意，是为了防止**
   A. 呕吐　B. 喷嚏
   C. 呃逆　D. 误吸
   E. 咳嗽
3. **男性，65 岁，胸闷、咳嗽伴四肢关节痛 2 个月，X 线胸片示右肺门阴影增大，为确定诊断应首选的检查是**
   A. 纤维支气管镜检查
   B. 胸部体层摄片
   C. 支气管造影
   D. 肺穿刺活检
   E. 痰结核菌检查
4. **关于晚期肺癌压迫侵犯邻近器官、组织或发生远处转移时，下列征象不正确的是**
   A. 侵犯膈神经，引起同侧膈肌麻痹
   B. 侵犯喉上神经，引起声带麻痹，声音嘶哑
   C. 骨关节病综合征
   D. 侵犯胸膜，引起胸膜腔积液
   E. 侵入纵膈，压迫食管，引起吞咽困难
5. **患者，男，62 岁。支气管肺癌手术后准备出院。在进行出院健康指导时，应告诉患者出现哪种情况时必须尽快返院就诊**
   A. 鼻塞流涕　B. 夜间咳嗽
   C. 伤口瘙痒　D. 痰中带血
   E. 食欲下降
6. **男性，48 岁，吸烟史多年，咳嗽少痰 4 个多月，无发热，半个月来声音嘶哑，检查提示左肺门病变，但未明确诊断，为了进一步确诊，以下检查措施哪项不妥**
   A. 痰检癌细胞　B. 胸部 X 线片
   C. 经皮肺穿刺活检　D. 胸部 CT
   E. 支气管镜检查
7. **某男，61 岁，因右侧肺癌行肺段切除术后，患者应取**
   A. 平卧位　B. 头低足高仰卧位
   C. 健侧卧位　D. 1/4 侧卧位
   E. 患侧卧位
8. **患者，男，70 岁。因患肺癌行多次放疗，护士进行皮肤护理正确的是**
   A. 保持皮肤干燥、清洁
   B. 肥皂水清洗
   C. 热敷理疗
   D. 外用药物
   E. 按摩
9. **患者，男，62 岁。支气管肺癌手术后 3 天。目前一般情况尚可，但有痰不易咳出。最适宜采取的排痰措施是**
   A. 指导深呼吸咳嗽　B. 给予叩背
   C. 给予机械震荡　D. 给予体位引流
   E. 给予吸痰
10. **患者，女，45 岁，小学毕业，经检查确诊为原发性支气管癌，对护士说“我是不是活不了？”对其心理护理错误的是**
    A. 耐心听其讲述
    B. 讲解疾病相关知识和治疗措施
    C. 安排家庭成员和朋友定期探访
    D. 指导患者写遗嘱和安排后事
    E. 保持积极的心态

A3/A4 型题

（1～2 题共用题干）

患者，男性，50 岁，近 3 个月来咳嗽，痰中带血，胸片示右肺门旁 3 cm×4 cm 左右肿块影，边缘模糊，右肺尖有钙化。初步诊断为肺癌。

1. **为了确立诊断，应选择的检查方法是**
   A．痰培养查找癌细胞
   B．经胸壁穿刺活检
   C．支气管纤维镜检查
   D．胸部 CT
   E．X 线检查
2. **术后针对该患者采取的护理措施，错误的是**
   A．指导患者深呼吸
   B．适当使用止痛剂
   C．24 h 补液量控制在 2 000 ml 内
   D．取头低仰卧位
   E．患者生命体征平稳后，协助其床旁站立移步

（3～4 题共用题干）

患者，男性，71 岁，肺癌晚期。入院后进行化疗并给予支持治疗。

3. **患者沐浴宜选择的方法是**
   A．淋浴　B．盆浴
   C．床上擦浴　D．热坐浴
   E．日光浴
4. **预防压疮的护理措施不妥的是**
   A．经常给患者更换体位，至少每隔 2 h 翻身 1 次
   B．在身体空隙处垫橡胶垫
   C．保持皮肤清洁干燥，避免潮湿等刺激
   D．定期用 50% 的乙醇按摩骨突处
   E．做到“五勤”

（5～8 题共用题干）

患者，男性，65 岁。确诊为原发性支气管肺癌，为手术治疗入院。

5. **护士对张先生进行评估的结果中，与患者患肺癌最密切的因素是**
   A．体重过重　B．母亲有高血压
   C．吸烟 30 年　D．发现糖尿病 5 年
   E．退休前是司机
6. **护士收集资料时发现患者首次就诊是因为意识到原发性肺癌的早期症状，患者最可能注意到的身体状况是**
   A．全身不适　B．胸部疼痛
   C．干咳　D．呼吸困难
   E．贫血
7. **护士采集患者的痰标本做细胞学检查，目的是为了确定痰中是否有**
   A．红细胞　B．黏液管型
   C．癌细胞　D．致病菌
   E．白细胞
8. **护士对患者实施的术前护理中，不适宜的是**
   A．鼓励戒烟
   B．提供高蛋白、高热量、高维生素饮食
   C．介绍手术和术后情况
   D．让患者卧床休息，减少活动
   E．倾听患者对手术的忧虑

第四节　食管癌患者的护理

【知识要点】

一、概述

1. 病因：食管癌多在 40 岁以上，男多于女，与饮食习惯、亚硝胺和真菌污染等关系密切。食管癌以中胸段多见，其次为下胸段及上胸段。

2. 病理：95%以上为鳞状上皮癌，其次是腺癌。按病理形态分为髓质型、蕈伞型、溃疡型和缩窄型，以髓质型最多见。

3. 食道癌转移途径：直接扩散、淋巴转移、血性转移。淋巴转移是食管癌的主要转移途径，血性转移较晚。

二、护理评估

1. 健康史：长期不良饮食习惯、进食变质霉变食物；食道病变；是否高发区及家族史。

2. 身体状况：

(1) 早期症状：吞咽粗硬食物时哽咽感，异物感，停滞感。胸骨后烧灼样、针刺样疼痛。

(2) 中晚期症状：进行性吞咽困难为其典型症状，晚期有恶病质。

3. 辅助检查：

(1) X线食管吞钡造影：可见食管黏膜皱襞增粗和中断，充盈缺损、管腔狭窄，管壁僵硬等典型征象。

(2) 纤维食管镜检查：在直视下观察病变形态，并可钳取活组织做病理学检查。

(3) CT和MRI。

三、治疗要点

1. 早、中期食管癌首选手术治疗。对晚期食管癌、不能根治或放射治疗、进食有困难者，可做姑息性减压手术。

2. 放射疗法适用于食管颈段、胸上段癌或晚期癌，以及术后辅助治疗。

3. 化学疗法主要用于辅助治疗及缓解晚期病情进展。

四、主要护理诊断及合作性问题与护理措施

食管癌患者的主要护理诊断及合作性问题与护理措施见表13-6。

表13-6　食管癌患者的主要护理诊断及合作性问题与护理措施

<table>
<tr><th colspan="2">护理诊断/问题</th><th>主要护理措施</th></tr>
<tr><td colspan="2">1. 营养失调：
· 进食不足或不能。
· 消耗增加。</td><td>(1) 术前指导患者合理进食高热量、高蛋白、富含维生素的流质或半流质饮食。
(2) 术后3～5天，经静脉或管饲补充营养。
(3) 肠功能恢复后，循序渐进增加饮食，尽量少食多餐，餐后2 h内避免平卧。</td></tr>
<tr><td rowspan="3">2. 潜在并发症：</td><td>吻合口瘘。</td><td>(1) 术前3日每晚生理盐水100 ml加抗生素口服冲洗食道。或口服抗生素。
(2) 持续胃肠减压3～4天，引流量减少后方可拔管。
(3) 经常挤捏胃管，严防堵塞，必要时少量生理盐水冲洗并回吸。
(4) 立即禁食；协助行胸腔闭式引流；遵医嘱予以抗感染治疗及营养支持。
(5) 严密观察生命体征，积极抗休克治疗；配合医生完善术前准备。</td></tr>
<tr><td>肺部感染。</td><td>(1) 麻醉清醒后取半卧位，协助患者咳痰，吸痰，保持呼吸道通畅。
(2) 鼓励患者深呼吸、吹气球，以促进肺膨胀。
(3) 胸腔闭式引流保持通畅。</td></tr>
<tr><td>乳糜胸。</td><td>(1) 加强观察，注意胸闷、气紧、血压下降等，以便及时发现。
(2) 置胸腔闭式引流，引出胸腔内乳糜液，并使肺膨胀。
(3) 给予肠外营养支持治疗。</td></tr>
</table>

五、健康教育

1. 饮食指导：指导患者少食多餐，以高热能、高蛋白、易消化的软食为宜，注意细嚼慢咽，戒烟酒，避免过烫及辛辣刺激、生冷、过硬食物，质硬的药片或药丸，应研碎后再服；餐后宜取半卧位，以防食物反流、呕吐，利于肺膨胀和引流。

2. 结肠代食管术后，患者口腔常嗅到粪臭气味，一般经半年后症状会逐步减轻。

3. 活动与休息：保证充分睡眠，逐渐增加活动量。术后早期不宜下蹲大小便。

4. 若术后 3～4 周再次出现吞咽困难时，可能为吻合口狭窄，应及时就诊。

5. 定期门诊随访，坚持后续治疗。

【课前预习】

一、基础复习

1. 食管解剖生理、淋巴回流途径。

2. 术前呼吸道和胃肠道准备。

二、预习目标

1. 食管癌大多数为________________癌，好发于食管__________段，__________段次之，上段较少。

2. 食管癌的病理类型有：_______________型，_______________型，_______________型，____________型；恶性程度最高的是____________型，食管癌梗阻程度最轻的是____________型。

3. 食管癌术前胃肠道准备：有梗阻和炎症者，术前________________口服抗生素；术前____________进流质饮食；结肠代食管者，术前晚、术晨_______________。

【课后巩固】

一、名词解释

食管拉网　　食管-胃胸内吻合术

二、填空题

1. 食管癌早期症状不明显，在吞咽粗硬食物时有不同程度不适感，包括_____________感、__________感，胸骨后烧灼样、针刺样或牵拉摩擦样疼痛。

2. 食管癌中晚期的典型症状是________________。

3. 食管癌筛选普查首选________________检查，阳性率可达 90% 以上；________________检查是诊断食管癌比较可靠的方法，可直视肿块并钳取活组织作病理学检查。

4. 早中期食管癌全身情况和心肺功能储备好，无明显远处转移征象患者，首选__________治疗。食管癌切除后，多用_________代替食管，也可用结肠或空肠代替，需充分做好肠道准备。

5. 食管癌术后最严重的并发症是_________，多发生在术后_____天，表现为寒战、高热、____________、________________和全身中毒症状。

6. 食管癌术后乳糜胸为损伤______________所致，多发生在术后________天，早期漏出液为大量________________液体，进食后为___________________。

【综合练习】

A1 型题

1. 食管癌多见于
   A. 颈段　B. 胸中段
   C. 胸上段　D. 胸下段
   E. 贲门
2. 食管癌最主要的转移途径是
   A. 血行转移　B. 淋巴转移
   C. 直接扩散　D. 种植转移
   E. 消化道转移
3. 在我国用于普查早期食管癌的检测方法是
   A. 胸部 CT
   B. 食管镜检查
   C. 病理切片检查
   D. X 线钡餐检查
   E. 食管拉网脱落细胞检查
4. 关于食管癌的早期表现，以下描述正确的是
   A. 吞咽哽噎感　B. 呼吸困难
   C. 失声　D. 持续性腹痛
   E. 腹胀
5. 食管癌患者最典型的临床表现是
   A. 疼痛　B. 异物感
   C. 呕血　D. 进行性吞咽困难
   E. 声嘶
6. 食管癌术后发生吻合口瘘的原因不包括
   A. 食管的解剖特点
   B. 营养不良
   C. 吻合口张力大
   D. 每日进食次数太多
   E. 感染

A2 型题

1. 张先生，52 岁，食管癌手术后第三天拔除胃管后口服流质，第五天体温升高至 39 °C，呼吸困难、胸痛、脉速，胸透发现手术侧胸腔积液，应首先考虑并发
   A. 肺炎　B. 胸膜炎
   C. 切口感染　D. 食管吻合口瘘
   E. 癌肿播散
2. 男性，58 岁，食管癌根治术后，恢复顺利，可以经口进流食的时间一般是在术后
   A. 3 天左右　B. 5 天左右
   C. 7 天左右　D. 9 天左右
   E. 10 天左右
3. 男性，40 岁，患食管癌，食管明显梗阻，术前减轻患者食管黏膜水肿的措施是
   A. 术前禁食
   B. 营养支持
   C. 纠正水、电解质和酸碱失衡
   D. 加强口腔卫生
   E. 术前 3 天温盐水洗食管
4. 男性，54 岁，因吞咽困难确诊食管癌行食管癌根治术，制订术后治疗方案，应考虑以下因素，但除外
   A. 病程的长短
   B. 病变长度
   C. 术前吞咽困难程度
   D. 肿瘤外侵程度
   E. 是否淋巴结转移
5. 一老年男患者，1 个月前，进食时偶发有哽噎感，胸骨后有刺痛，食后症状消失。近日来自觉吞咽困难，进食米粥也难下咽，明显消瘦，无力。首先考虑
   A. 食管炎　B. 食管息肉
   C. 食管癌　D. 胃癌
   E. 胃、十二指肠溃疡
6. 患者，男，67 岁。因食管癌入院准备手术。患者自述目前能进食米粥之类的食物，护士应指导患者的饮食为
   A. 高热量、高蛋白、高脂肪半流食
   B. 低热量、低蛋白、低脂肪流食
   C. 高热量、高蛋白、高维生素半流食
   D. 高热量、低蛋白、高维生素半流食
   E. 高热量、高蛋白、高维生素普食

A3/A4 型题

（1～3 题共用题干）

患者，男性，50 岁。进行性吞咽困难半年，X 线钡餐透视诊断为食管癌。

1. 此患者最初期的症状是
   A．吞咽困难 B．食管内异物感
   C．持续性胸背部痛 D．声音嘶哑
   E．喝水时呛咳
2. 为了解肿瘤向外扩展情况，该患者还需进行的检查是
   A．钡餐 X 线检查 B．CT
   C．食管镜 D．脱落细胞学检查
   E．MRI
3. 对此患者术后护理错误的是
   A．术后 48 h 内吸氧
   B．尽量避免咳嗽
   C．适当止痛
   D．病情平稳后取半卧位
   E．尽早下床活动

（4～6 题共用题干）

女性，42 岁。进食后胸骨后刺痛并有哽噎感 2 个月余，X 线钡餐检查显示：中段食管黏膜皱襞增粗和断裂 3 cm。

4. 首先应考虑
   A．早期食管癌 B．中期食管癌
   C．晚期食管癌 D．食管平滑肌瘤
   E．食管炎
5. 进一步检查确定诊断的检查方法是
   A．CT 检查
   B．B 超
   C．核磁共振检查
   D．食管脱落细胞等检查
   E．纤维食管镜检查
6. 对该患者首选的治疗方法是
   A．根治性食管切除手术
   B．姑息性切除手术
   C．食管腔内置管术
   D．胃造口术
   E．食管胃转流吻合术

（7～10 题共用题干）

男性，73 岁，因食管癌入院手术治疗，身高 1.75 m，体重 50 kg，HR 85 次/min，R18 次/min，既往吸烟 50 年，有家族史，平时喜食腌制食品。

7. 食管癌典型的身体状况是
   A．胸骨后烧灼感
   B．胸骨后异物感
   C．食欲下降、呕吐
   D．消瘦、贫血
   E．进行性吞咽困难
8. 食管癌的好发部位是
   A．食管颈段 B．食管上段
   C．食管中段 D．食管下段
   E．食管腹段
9. 此患者术前最重要的护理诊断是
   A．知识缺乏
   B．低效性呼吸形态
   C．有外伤的危险
   D．有皮肤完整性受损的危险
   E．营养失调：低于机体需要量
10. 此患者出院后 1 个月又出现吞咽不畅，可能的原因是
    A．反流性食管炎 B．幽门梗阻
    C．肠梗阻 D．吻合口狭窄
    E．吻合口溃疡

（编者：张文君）

第十四章　急性化脓性腹膜炎与腹部损伤患者的护理

第一节　急性腹膜炎患者的护理

【知识要点】

一、概述

腹腔脏层腹膜和壁层腹膜的炎症，可由细菌感染、化学性刺激或物理损伤等引起。

1. 病因：

(1) 继发性腹膜炎：是临床上最常见的急性腹膜炎，继发于腹腔内的脏器穿孔、脏器的损伤破裂、炎症和手术污染。以大肠杆菌最常见。

(2) 原发性腹膜炎：临床上较少见，是指腹腔内无原发病灶，病原菌是经由血循、淋巴途径或女性生殖道而感染腹腔所引起的腹膜炎。尤其是 10 岁以下的女孩多见。

2. 病理生理：腹膜充血、水肿、失去光泽，渗出大量浆液性液体。渗出液中的中性粒细胞、细菌、纤维蛋白及坏死组织使渗出液浑浊而成为脓液，呈黄绿色、稠厚、有臭味。病变严重时出现水、电解质紊乱，感染性休克、麻痹性肠梗阻、腹膜脓肿。

二、护理评估

1. 健康史：询问既往有无胃、十二指肠溃疡病史，阑尾炎、胆道感染、胰腺炎等发作史，其他腹腔内器官疾病和腹部手术史。女性患者生殖器感染史。

2. 身体状况：

(1) 症状：① 腹痛，是最主要的身体状况，一般都很剧烈，呈持续性，疼痛以原发灶更明显；②恶心、呕吐；③体温、脉搏变化；④全身中毒表现。

(2) 体征：① 视：腹胀明显、腹式呼吸减弱或消失。② 触：腹膜刺激征，即出现压痛、反跳痛、腹肌紧张，是腹膜炎的标志性体征。③ 叩：鼓音、移动性浊音(+)。④ 听：肠鸣减弱或消失。⑤ 直肠指检，腹膜炎波及盆腔或者出现盆腔脓肿，直肠前壁有触痛。

3. 辅助检查：

(1) 实验室检查：白细胞增高、中性粒细胞增高。

(2) X 线：肠麻痹征象。立位腹部 X 平片可观察到膈下游离气体。

(3) B 超：腹腔积液征象。

(4) 诊断性腹穿，腹腔灌洗术。

4. 并发症：腹腔脓肿包括 3 种。

三、治疗要点

1. 治疗原则：

(1) 处理原发灶，消除引起腹膜炎的病因。

(2) 清理腹腔或引流腹腔，促使腹腔脓性渗出液尽早局限、吸收。

2. 非手术治疗：

(1) 适应证：① 原发性腹膜炎；② 急性腹膜炎原因不明，病情不重，全身情况较好；③ 炎症已有局限化趋势，症状有所好转。

(2) 治疗措施：半卧位，禁食、胃肠减压，补液，抗感染，镇静、止痛、给氧，病情观察。

3. 手术治疗：

(1) 指征：① 原发病变严重，如脏器破裂或穿孔、绞窄性肠梗；② 腹膜炎重、肠麻痹或中毒症状严重、有休克者；③ 腹膜炎病因不明，无局限趋势；④ 非手术治疗 6～8h 病情不缓解而加重者。

(2) 手术方式：剖腹探查术。手术原则是：正确处理原发病灶；彻底清理腹腔，吸净脓液；必要时安置腹腔引流。

(3) 引流指征：①坏死病灶未能彻底清除或有大量坏死组织无法清除；②为预防胃肠修补术后发生渗漏；③手术部位有较多渗液、渗血；④已形成局限性脓肿。

四、主要护理诊断及合作性问题与护理措施

腹膜炎患者的主要护理诊断及合作性问题与护理措施见表 14-1。

表 14-1 腹膜炎患者的主要护理诊断及合作性问题与护理措施

护理诊断/问题	主要护理措施
1. 腹痛、腹胀。	参见“腹部损伤患者的护理”。
2. 体温过高。	(1) 合理使用抗生素。(2) 降温。(3) 支持治疗。
3. 体液不足。	维持体液平衡，给予补液和支持治疗
4. 潜在并发症：腹腔脓肿，粘连性肠梗阻。	参见“阑尾炎患者的护理”。

五、健康教育

1. 提供疾病护理、治疗知识，说明禁食禁饮、胃肠减压和半卧位的意义。术后早期活动，预防肠粘连。

2. 指导饮食：流质→半流质→软食→普食。

【课前预习】

一、基础复习

腹膜的解剖结构及生理。

二、预习目标

1. 急性腹膜炎是由化脓性__________或受__________刺激而引起的急性炎症。根据发病机制、病因及范围等，可分为：原发性腹膜炎和__________________，细菌性腹膜炎和非细菌性腹膜炎，局限性腹膜炎和__________________。

2. 继发性腹膜炎是临床上最常见的急性腹膜炎，继发于腹腔内的______________、炎症和腹部损伤或___________。继发性腹膜炎的主要致病菌为____________。原发性腹膜炎多见于________________，常见的病原菌是________________。原发性腹膜炎一般无须_______治疗。

【课后巩固】

一、名词解释

腹膜炎　　腹膜刺激征

二、填空题

1. 腹膜炎最主要的症状是＿＿＿＿＿，最主要的体征是＿＿＿＿＿、＿＿＿＿＿、＿＿＿＿＿，称之为腹膜刺激征。

2. 腹膜炎的非手术治疗措施包括＿＿＿＿＿、＿＿＿＿＿、＿＿＿＿＿、输血、合理应用抗生素＿＿＿＿＿及病情观察。

3. 急性腹膜炎无休克的情况下，患者取＿＿＿＿位，以减轻腹痛，有利于炎性渗出物向＿＿＿局限，减轻感染中毒症状；有利于改善＿＿＿＿＿功能。休克患者取＿＿＿＿＿。

4. 急性腹膜炎患者术后应禁饮食并行＿＿＿＿＿。在 2～3 日后，待肠蠕动恢复，肛门排气后，拔除＿＿＿＿＿，可进流质饮食。病情允许时，鼓励患者早期＿＿＿＿＿＿，以促进肠蠕动恢复，预防＿＿＿＿＿＿及下肢静脉血栓形成。

【综合练习】

A1 型题

1. 急性腹膜炎的主要体征是
A. 腹部压痛　B. 肠鸣音亢进
C. 腹膜刺激征　D. 移动性浊音
E. 腹肌紧张

2. 原发性腹膜炎和继发性腹膜炎的主要区别在于
A. 疾病程度
B. 腹痛性质
C. 病原菌种类
D. 腹腔内是否有原发病灶
E. 腹部体征

3. 急性腹膜炎发生休克的主要原因是
A. 剧烈腹痛
B. 血容量减少和毒素吸收
C. 呕吐致电解质丢失
D. 腹腔渗液刺激
E. 麻痹性肠梗阻

4. 急性腹膜炎的并发症中，最常见的腹腔脓肿是
A. 膈下脓肿　B. 盆腔脓肿
C. 肠间脓肿　D. 肝脓肿
E. 腹膜后脓肿

5. 下列急性腹膜炎非手术治疗的措施哪项是错误的
A. 禁食　B. 胃肠减压
C. 一般取半卧位　D. 应用抗生素
E. 肌注新斯的明

6. 急性腹膜炎最主要的症状是
A. 腹痛　B. 呕吐
C. 发热　D. 腹膜刺激征
E. 腹肌紧张

7. 胃肠减压最可靠的拔管指征是
A. 体温正常　B. 食欲增加
C. 腹胀消失　D. 肛门排气
E. 引流量减少

8. 有利于腹膜炎渗液流至盆腔、减少毒素吸收的护理措施是
A. 禁食、禁饮、输液
B. 胃肠减压
C. 应用抗生素
D. 安置半卧位
E. 保持腹腔引流通畅

A2 型题

1. 李某，32 岁，与朋友聚餐后突发上腹部剧烈疼痛，体检发现腹部膨隆，上腹压痛明显，有反跳痛和腹肌紧张，下列处理不妥的是
   A. 禁食
   B. 应用哌替啶止痛
   C. 应用抗生素控制感染
   D. 静脉输液
   E. 半卧体位
2. 钱某，58 岁，急性化脓性腹膜炎术后第一天，对应用胃肠减压的作用不理解，护士的下列解释中不妥的是
   A. 可以预防胃出血
   B. 有利于胃肠功能的恢复
   C. 可以减轻腹胀
   D. 避免胃肠内液体漏入腹腔
   E. 有利于胃肠吻合口的愈合
3. 王某，60 岁，肠穿孔修补术后 2 天，肛门尚未排气，腹胀明显。下列护理措施最重要的是
   A. 针刺穴位 B. 禁食
   C. 半卧位 D. 胃肠减压
   E. 肛管排气
4. 男，50 岁，急性腹膜炎行腹腔引流术后 5 天，患者出现下腹部坠胀感，大便次数增多，黏液便，伴尿频、尿急、排尿困难等症状，考虑并发了
   A. 急性肠炎 B. 膀胱炎
   C. 膈下脓肿 D. 盆腔脓肿
   E. 肠袢间脓肿
5. 患者，男，40 岁。因胃溃疡穿孔继发弥漫性腹膜炎行手术治疗。术后 4 天。主诉腹部胀痛，恶心，停止排气排便。查体：全腹膨胀，未见肠型，中上腹轻度压痛及肌紧张，肠鸣音消失。以下处理措施不妥的是
   A. 绝对卧床休息
   B. 胃肠减压
   C. 静脉补液
   D. 腹部热敷
   E. 鼓励患者下床活动
6. 张某，58 岁，急性化脓性腹膜炎术后第 1 天，患者取半卧位的目的，以下错误的是
   A. 有利于呼吸
   B. 有利于循环
   C. 有利于炎症局限于盆腔
   D. 减轻中毒症状
   E. 加快肠蠕动恢复
7. 陆先生，55 岁，以胃溃疡并发穿孔行手术治疗。术后 7 天。患者出现高热、乏力，右上腹持续性钝痛，伴呃逆，呼吸困难。体检：右下肺呼吸音减弱，右上腹叩击痛。X 线示右膈肌升高。该患者出现了以下哪种情况
   A. 切口感染 B. 胸腔感染
   C. 膈下脓肿 D. 盆腔脓肿
   E. 肠间脓肿
8. 患者，男，35 岁。胃肠道术后第 1 天尚未排气，但患者感觉饥饿要求进食，护士首先应采取的措施是
   A. 直接拒绝患者请求
   B. 询问患者想进食的食物
   C. 告知其不能进食的原因
   D. 告知可进食的食物种类
   E. 直接将此情况报告医生
9. 患者，男性，50 岁，急性腹痛伴恶心、呕吐。在急诊留观期间，最重要的是观察
   A. 肠鸣音变化
   B. 腹膜刺激征的范围及程度
   C. 腹式呼吸运动的大小
   D. 是否有腹部包块
   E. 肝浊音界的大小
10. 患者，女，7 岁，因原发性腹膜炎住院治疗，引起原发性腹膜炎最常见的病原菌是
   A. 大肠杆菌 B. 金黄色葡萄球菌
   C. 厌氧菌 D. 溶血性链球菌
   E. 绿脓杆菌

A3/A4 型题

（1～3 题共用题干）

徐某，男，35 岁，空腹时突发上腹部刀割样疼痛 6 h，迅速波及全腹，有休克症状。检查：全腹压痛、肌紧张、反跳痛，肠鸣音消失。

1. 该患者首先考虑是
   A. 原发性腹膜炎　B. 继发性腹膜炎
   C. 实质脏器损伤　D. 空腔脏器损伤
   E. 以上都不是
2. 以下护理措施不正确的是
   A. 禁饮食
   B. 胃肠减压
   C. 静脉输液
   D. 静脉滴注抗生素
   E. 肥皂水灌肠通便
3. 为进一步明确诊断，最简便的检查是
   A. 血淀粉酶测定　B. 腹部 CT
   C. 血常规　D. 腹部 B 超
   E. 腹腔穿刺

（4～6 题共用题干）

患者，男，40 岁。近几天来上腹部疼痛不适反复发作，2 h 前在睡眠中突感上腹刀割样剧痛，继之波及全腹，既往有十二指肠溃疡病史，根据身体状况和辅助检查结果，拟诊断为十二指肠穿孔。

4. 肠穿孔的重要诊断依据为
   A. 既往病史
   B. 腹膜炎和腹腔积液体征
   C. B 超示腹腔液性暗区
   D. X 线示膈下游离气体
   E. 患者自觉症状
5. 该患者先试行非手术治疗，其措施不包括
   A. 禁食　B. 胃肠减压
   C. 静脉补液　D. 腹腔引流
   E. 应用抗生素
6. 该患者血压平稳后最恰当的体位是
   A. 平卧位　B. 半卧位
   C. 膝胸卧位　D. 侧卧位
   E. 头低足高位

第二节　腹部损伤患者的护理

【知识要点】

一、概述

腹部损伤根据腹壁有无伤口分为开放性和闭合性两大类。

二、护理评估

1. 健康史：了解患者受伤的原因、时间、部位、姿势、致伤物的性质及暴力的大小和方向等。注意询问伤后病情变化及是否采取急救措施。

2. 身体状况：

(1) 单纯腹壁损伤：有局限性肿胀、疼痛和压痛，有时可见皮下瘀斑。开放性腹壁伤有伤口流血。

(2) 腹腔内脏器损伤：

① 实质性脏器破裂和血管损伤：主要表现为腹腔内出血，患者精神紧张、面色苍白、出冷汗、脉搏快而细弱、血压下降和尿少等失血性休克表现。

② 空腔脏器破裂：以腹膜炎为主。主要症状为持续性剧烈腹痛和全身中毒症状；重要体征是明显的腹膜刺激征。

③ 多发伤。

3. 辅助检查：

(1) 实验室检查：采用血常规。血尿是泌尿器官损伤的重要标志；胰腺损伤时多有血、尿淀粉酶值升高。

(2) 影像学检查：立位腹部平片可观察到膈下游离气体。

(3) 诊断性腹腔穿刺及灌洗：诊断性腹腔穿刺是腹部外伤时最常用的辅助检查方法。

(4) 腹腔镜检查。

三、治疗要点

1. 非手术治疗：

(1) 适应证：3 点。

(2) 治疗措施：半卧位，禁食禁饮、持续胃肠减压，补液，抗感染，镇静、止痛、给氧等对症治疗。

2. 手术治疗：

(1) 手术方式：剖腹探查术，包括探查、止血、修补、切除、清除腹腔内残留液和引流。

(2) 剖腹探查术的指征：5 点。

四、主要护理诊断及合作性问题与护理措施

腹部损伤患者的主要护理诊断及合作性问题与护理措施见表 14-2。

表 14-2 腹部损伤患者的主要护理诊断及合作性问题与护理措施

护理诊断/问题	主要护理措施
1. 体液不足。	快速补液
2. 疼痛。	(1) 绝对卧床休息。(2) 禁食禁饮、胃肠减压。 (3) 严密观察病情。(4) 合理使用止痛药物。
3. 焦虑/恐惧。	心理护理。
4. 潜在并发症：腹腔脓肿、失血性休克。	参见“急性阑尾炎患者的护理”。

五、健康教育

1. 康复指导：早期活动的意义，鼓励早期下床活动。加强劳保，避免外伤。

2. 出院指导：注意饮食，适当锻炼。

【课前预习】

一、基础复习

损伤患者的一般规律。

二、预习目标

1. 腹部损伤分为开放性和闭合性两大类。腹部开放性损伤多由______________、弹片所致，闭合性损伤多由碰撞、冲击、挤压、高处坠落等______________引起。

2. 腹部损伤患者必须评估是___________损伤还是____________损伤；腹腔内脏器伤应判断是___________损伤还是___________损伤；是否合并其他部位损伤。

【课后巩固】

一、名词解释

闭合性损伤　　开放性损伤　　腹腔穿刺　　腹腔灌洗。

二、填空题

1. 判断有无腹内脏器损伤简便而有效的方法是________________。腹腔穿刺抽出________，多为____________破裂出血；若抽出________、胆汁、尿液等，多提示空腔脏器破裂。

2. 腹部损伤非手术治疗措施包括：严密_____________、___________、______________、________________、对症、做相关检查。

3. 腹部开放性损伤如有少量肠管脱出，切勿现场_____________，以免加重___________。如有大量肠管脱出，则应及时__________________，以免肠系膜血运障碍而导致肠管坏死。

4. 腹部损伤诊断未明确前，禁用_________________、________________等镇痛药；禁服__________________及__________________。

5. 腹部损伤患者手术后，血压平稳后，体位改为___________，应禁食禁饮、__________，直到胃肠功能恢复，___________。早期鼓励患者床上活动如______________等。病情允许后，鼓励患者及早____________，以促进肠蠕动恢复，防止术后___________。

【综合练习】

1. 区别腹腔实质性脏器和空腔脏器损伤的主要依据是

A. 外伤史
B. 腹痛程度
C. 有无腹膜刺激征
D. 腹腔穿刺抽出物
E. 有无全身中毒症状

2. 腹部损伤后，一段肠管脱出腹腔外，现场急救处理应

A. 立即送回腹腔
B. 冲洗后送回腹腔
C. 冲洗后包扎
D. 用生理盐水纱布覆盖后，架空包扎
E. 立即送往医院处理

3. 对疑有腹腔内脏器损伤的患者，观察期间处理的措施中哪项是错误的

A. 禁食　B. 胃肠减压
C. 应用抗生素　D. 严密观察病情
E. 应用哌替啶止痛

4. 空腔脏器损伤的主要临床表现是

A. 急性腹膜炎　B. 急性内出血
C. 急性肠梗阻　D. 剧烈腹痛
E. 恶心、呕吐

5. 能确定实质性脏器损伤的依据是

A. 持续性腹痛
B. 腹膜刺激征
C. 移动性浊音
D. 肝浊音界消失
E. 腹腔穿刺抽出不凝固血液

6. 腹腔实质性器官破裂伴有失血性休克患者的处理原则是

A. 补充液体
B. 抗休克同时进行手术
C. 待休克纠正后再手术
D. 应用血管活性药
E. 镇静、镇痛

A2 型题

1. 男，30 岁，5 天前被汽车撞伤左上腹，当时腹痛伴局部压痛。上厕所时突然昏倒，面色苍白，脉细速。可能是

A. 肝破裂　B. 脾破裂
C. 胆囊穿孔　D. 肾破裂
E. 肠穿孔

2. 刘女士，腹部损伤后，一小段肠管脱出腹腔外，现场急救处理应

A. 立即送回腹腔
B. 冲洗后送回腹腔

C．冲洗后包扎
D．生理盐水纱布覆盖后，架空包扎
E．立即送往医院处理

3. **男，54岁，外伤性肠穿孔修补术后胃肠减压，最可靠的拔管指征是**
A．体温正常 B．食欲增加
C．腹胀消失 D．肛门排气
E．引流量减少

4. **患者，男，28岁，以腹部闭合性损伤收住入院，腹腔穿刺抽出不凝固血液，则提示**
A．实质性脏器损伤
B．穿刺针误刺血肿部位
C．空腔脏器损伤
D．穿刺针误刺血管
E．应重新穿刺

5. **患者，女，36岁。因车祸致腹部闭合性损伤入院，左中下腹持续性剧烈疼痛伴腰背部酸痛。患者出现烦躁不安，主诉口渴，血压下降，具体诊断尚未确定，医嘱X线腹平片。适宜的护理措施是**
A．强痛定止痛
B．哌替啶止痛
C．给水止渴
D．确诊前禁食、禁饮
E．搀扶患者去放射科做检查

6. **患者，女性，41岁，被车撞伤左上腹收入院。第2天后因用力排便，突然出现腹痛。查体：体温37.5 °C，脉搏120次/min，血压80/60 mmHg，腹部有轻度压痛、反跳痛和移动性浊音；腹腔穿刺抽出不凝固血液。若对该患者行扩充血容量治疗时，首先应输入**
A．5%葡萄糖溶液 B．平衡盐溶液
C．10%葡萄糖溶液 D．氨基酸
E．全血

7. **患者，女性，32岁，因诊断为空腹十二指肠小穿孔急诊入院，医嘱给予禁食禁饮、胃肠减压治疗，其主要目的是**
A．减轻腹胀
B．避免消化液和食物残渣继续流入腹腔
C．减轻腹胀和腹痛
D．减轻腹痛
E．有利于穿孔闭合

8. **患者，女，36岁，车祸导致闭合性腹部损伤，疼痛剧烈。明确诊断后，护士遵医嘱给予镇痛剂，其目的是**
A．便于手术
B．减轻伤痛刺激并防止神经源性休克
C．预防和控制感染
D．便于观察病情
E．有利于与患者沟通

9. **男性，47岁，从高处坠落后导致腹部闭合性损伤，疑有小肠破裂，在病情观察期间提示患者病情恶化需要手术的情况是**
A．肠道出血停止
B．全身情况无恶化趋势
C．腹痛和腹膜刺激征进行性加重
D．肠鸣音正常，无减弱或消失
E．经积极抗休克治疗情况好转

A3/A4型题

（1～2题共用题干）

赵某，腹部撞伤4 h，面色苍白，四肢厥冷，血压75/55 mmHg，脉搏140次/min，全腹轻度压痛、反跳痛与肌紧张，腹部透视无异常。

1. **该患者应考虑可能是**
A．严重的腹壁软组织挫伤
B．腹膜后血肿
C．十二指肠破裂
D．肝脾破裂
E．胃破裂

2. **以下护理措施错误的是**
A．给予清淡流质
B．观察生命体征化
C．注意腹部症状体征

D．输液、给氧
E．避免活动

（3 ~ 5 题共用题干）

男，25 岁。因车祸撞伤腹部，患者诉腹痛难忍，伴恶心、呕吐。X 线检查见膈下游离气体，拟诊为胃肠道外伤性穿孔。

3. 有确定性诊断意义的是
A．腹膜刺激征
B．肠鸣音消失
C．腹膜穿刺抽出浑浊液体
D．白细胞计数增高
E．高热、脉快、口渴等

4. 护理不正确的是
A．禁饮食、输液
B．使用胃肠减压
C．应用大剂量的抗生素
D．必要时灌肠
E．尽早施行手术

5. 可减少腹腔毒素吸收的体位是
A．平卧位　B．侧卧
C．俯卧位　D．半卧位
E．头低足高位

（6 ~ 7 题共用题干）

关女士，20 岁，被汽车撞伤上腹部 20 min 后来医院急诊。患者面色苍白，精神紧张，腹痛难忍，伴恶心、呕吐。查体：腹部有轻度压痛，但无明显反跳痛和腹肌紧张，血压、脉搏正常。疑有腹内脏器损伤，留急诊室观察。

6. 以下不支持腹内脏器损伤的是
A．腹膜刺激征
B．肠鸣音亢进
C．移动性浊音阳性
D．腹腔穿刺抽出浑浊液体
E．血红蛋白、血细胞比容持续下降

7. 判断有腹腔内实质性脏器损伤的主要依据是
A．腹痛程度严重
B．腹膜刺激征
C．肝浊音界消失
D．腹腔穿刺抽出不凝固血液
E．腹部 X 线检查可见膈下游离气体

（8 ~ 10 题共用题干）

患者，女，41 岁。被自行车把撞伤左上腹，自述心慌、胸闷、腹痛。查体：神志清，面色苍白，血压 90/60 mmHg，腹部稍胀，左上腹压痛明显。以腹部闭合性损伤、皮肤挫裂伤收入院。

8. 观察期间不正确的做法是
A．尽量少搬动患者
B．禁饮、禁食
C．疼痛剧烈时，及时使用止痛剂
D．绝对卧床休息
E．随时做好术前准备

9. 半小时后，患者全腹压痛，左下腹抽出不凝固血液，需急诊手术，术前准备的内容不包括
A．注射破伤风抗毒素
B．皮肤准备
C．交叉配血
D．皮肤过敏试验
E．留置胃管、尿管

10. 术后第一天，患者自述痰多不易咳出，护士应协助其
A．少量饮水
B．翻身、叩背
C．口含润喉片
D．通知医师
E．应用止咳化痰药

（编者：胡文清）

第十五章 胃肠疾病患者的护理

第一节 腹外疝患者的护理

【知识要点】

一、概述

疝最多发生在腹部，腹部疝尤以腹外疝多见。其中以腹股沟斜疝的发病率最高。典型的腹外疝由疝环、疝囊、疝内容物和疝外被盖组成。疝内容物最常见的是小肠。

1. 病因：腹壁强度降低和腹内压力增高是腹外疝发病的两个主要原因。

2. 病理解剖：① 疝环；② 疝囊；③ 疝内容物多为小肠；④ 疝外被盖。

3. 分类：① 易复性疝；② 难复性疝；③ 嵌顿性疝，好发于中年女性的股疝最易嵌顿；④ 绞窄性疝。

二、护理评估

1. 健康史：注意了解可能导致腹内压增高的病史。

2. 身体状况：

(1) 腹股沟斜疝：

① 易复性斜疝：除腹股沟区有肿块和偶有胀痛外，并无其他症状。站立或用力时疝块突出，可进入阴囊；平卧或用手推包块能完全回纳。回纳后压住深环，用力包块不再出现。

② 难复性斜疝：除胀痛稍重外，主要特点是疝块不能完全回纳。

③ 嵌顿性疝：多发生于斜疝，因腹压增高或重体力劳动，包块突然出现伴有明显疼痛，平卧或用手推送不能使之回纳。触诊肿块紧张发硬，且有明显触痛。

④ 绞窄性疝：疝内容物因血供障碍发生变性坏死，继发感染，侵及周围组织，会引起疝块局部软组织的急性炎症和腹膜炎的表现，严重者可发生脓毒症。

(2) 腹股沟直疝：患者站立时，在腹股沟内侧端、耻骨结节外上方出现一半球形肿块，不伴有疼痛或其他症状；平卧后肿块多能自行消失；直疝不进入阴囊，极少发生嵌顿。

3. 辅助检查：嵌顿疝或绞窄疝时 X 线检查可见肠梗阻征象。

三、治疗要点

1. 非手术治疗：

(1) 1 岁以内的患儿，腹股沟斜疝或 6 个月内的婴儿脐疝用棉束带或绷带包扎压迫。

(2) 年老体弱或伴有严重疾病不能耐受手术者，可佩戴特制的疝带。

2. 手术治疗：是治疗腹外疝最可靠的方法。

(1) 疝囊高位结扎术：适用于婴幼儿腹外疝和绞窄性疝。

(2) 疝修补术：包括传统疝修补术、无张力疝修补术、腹腔镜疝修补术。

3. 嵌顿性疝和绞窄性疝：须紧急手术治疗。对嵌顿性疝的患者，如嵌顿时间较短（在 3～4 h 以内）或年老体弱、不能耐受手术者，疝内容物无绞窄征象时，可试行手法复位；复位后 24 h 内需严密观察腹部情况，有腹膜炎体征应立即手术。

四、主要护理诊断及合作性问题与护理措施

腹外疝患者的主要护理诊断及合作性问题与护理措施见表 15-1。

表 15-1 腹外疝患者的主要护理诊断及合作性问题与护理措施

护理诊断/问题	主要护理措施
1. 知识缺乏。	讲述预防腹内压升高的相关知识。
2. 疼痛。	取平卧位，膝下垫一软枕，使髋关节微屈，以松弛腹股沟切口的张力和减少腹腔内压力。
3. 体液不足。	(1) 维持体液平衡，给予补液和支持治疗。 (2) 一般术后 6～8 h 无恶心、呕吐，可进流质饮食，次日进半流质、软食；肠切除吻合术者需肠功能恢复后才能进流质饮食。
4. 潜在并发症：术后阴囊水肿、切口感染。	(1) 术前严格备皮。 (2) 术后用沙袋压迫伤口 12～14 h，用丁字带托高阴囊。 (3) 保持切口敷料干燥。 (4) 合理使用抗生素。

五、健康教育

1. 活动出院后逐渐增加活动量，3 个月内应避免重体力劳动或提举重物。

2. 避免腹内压升高的因素：需注意保暖，防止受凉而引起咳嗽；指导患者在咳嗽时用手掌按压切口部位；保持排便通畅，给予便秘者通便药物。

3. 复诊和随诊：定期门诊复查。若疝复发，应及早诊治。

【课前预习】

一、基础复习

腹股沟区解剖结构。

二、预习目标

1. 腹外疝发病的主要病因是______________________、______________________。

2. 典型的腹外疝的病理解剖包括__________、__________、__________和__________。

3. 腹外疝的临床类型包括______________、______________、______________和______________。

4. 引起腹内压增高常见的原因有____________、____________、____________、腹水、妊娠、重体力劳动、婴幼儿经常啼哭等。

【课后巩固】

一、名词解释

腹外疝　斜疝　直疝　股疝

二、填空题

1. 疝内容物最常见的是____________，其次是________________。

2. 疝内容物突然不能回纳，发生疼痛等一系列症状者，称为____________。如嵌顿不能及时解除，肠管及其系膜受压动脉血流减少，最后完全中断，称为________________。

3. 腹外疝手术者预防切口感染的重要措施是____________________。

4. 腹外疝术后采用切口处用沙袋压迫并托起阴囊的目的是____________________。

5. 腹外疝术后、出院后逐渐增加活动量，____________个月内应避免重体力劳动或提举重。

6. 最易发生嵌顿的腹外疝是____________________，好发于中年女性。

【综合练习】

A1 型题

1. 最常见的腹外疝是
A．腹股沟斜疝 B．腹股沟直疝
C．切口疝 D．股疝
E．脐疝

2. 必须急诊手术治疗的腹外疝是
A．易复性疝 B．滑动性疝
C．难复性疝 D．绞窄性疝
E．嵌顿性疝

3. 腹外疝术后错误的健康指导是
A．积极治疗便秘
B．积极治疗排尿困难
C．积极治疗慢性咳嗽
D．术后注意休息
E．术后 2 个月可以恢复正常工作

4. 腹外疝的疝环是指
A．疝内容物突出的部位
B．疝囊颈部
C．腹膜薄弱或缺损处
D．壁腹膜的一部分
E．疝外被盖组织

5. 腹外疝最常见的疝内容物是
A．小肠 B．盲肠
C．乙状结肠 D．膀胱
E．大网膜

6. 疝内容物被嵌顿时间较久，发生血循环障碍而坏死称为
A．难复性疝 B．嵌顿性疝
C．绞窄性疝 D．易复性疝
E．滑动性疝

7. 斜疝修补术后，预防阴囊血肿的措施是
A．平卧位，膝下垫软枕
B．预防便秘、尿潴留
C．切口处用沙袋压迫并托起阴囊
D．咳嗽时用手按压伤口
E．不宜过早下床活动

8. 腹外疝的发病基础是
A．腹壁有先天性或后天性薄弱或缺损
B．营养不良
C．腹腔压力增加
D．腹部穿透伤
E．继发于腹腔内脏器的损伤

A2 型题

1. 患者，男，50 岁，患腹股沟斜疝后行疝修补术。术后针对该患者的健康教育，错误的是
A．注意保暖，防止受凉
B．咳嗽时用手按压切口
C．保持排便通畅
D．嘱便秘者勿用力排便
E．1 个月内应避免重体力劳动

2. 8 岁男孩，疝内容物可达阴囊处，疝块回

纳后，压迫内环，增加腹压疝块不再出现。诊断应考虑为

A．腹股沟斜疝　B．腹股沟直疝
C．股疝　D．脐疝
E．切口疝

3. 一婴儿，6 个月，随腹压增高出现腹部包块，诊断为腹股沟斜疝，治疗原则是

A．禁忌手术　B．择期手术
C．暂不手术　D．早期手术
E．紧急手术

4. 患者，男，50 岁，患腹股沟斜疝后行疝修补术。下列哪项措施有利于减轻腹股沟斜疝术后的切口疼痛

A．避免剧烈咳嗽
B．用丁字带将阴囊托起
C．避免用力大小便
D．平卧，膝下垫一软枕
E．卧床休息

5. 患者，女，45 岁，诊断为右股疝嵌顿伴急性肠梗阻，治疗要点为

A．紧急手术　B．手法复位
C．对症治疗　D．抗感染
E．支持治疗

6. 患者，男性，55 岁。患右侧腹股沟斜疝，1 h 前背重物时疝块突然增大、不能回纳，疝块紧张发硬伴疼痛和压痛。考虑其可能是

A．易复性疝　B．难复性疝
C．滑动性疝　D．嵌顿性疝
E．绞窄性疝

7. 郑先生，69 岁，右侧腹股沟斜疝嵌顿 2 h，经手法复位成功。留院观察的重点是

A．疝块有无再次嵌顿
B．呼吸、脉搏、血压
C．腹痛、腹膜刺激征
D．呕吐、腹胀、发热
E．疝块部位红、肿、痛

8. 患者，男，33 岁，腹股沟斜疝术后取仰卧位，腘窝部垫枕，最主要的目的是

A．预防麻醉后头痛
B．减少阴囊血肿发生机会
C．促进肠蠕动恢复，预防肠粘连
D．减轻切口疼痛，利于切口愈合
E．防止疝复发

9. 患者，男，25 岁。在硬膜外麻醉下行左腹股沟斜疝修补术。恰当的术后饮食护理是

A．术后应禁食、禁饮 48 h
B．术后即进普通饮食
C．术后应胃肠减压
D．术后应静脉供给营养 3 天
E．若术后 6 h 无恶心即可进流质饮食

10. 某患儿，3 个月。因哭闹时脐部隆起就医，诊断为脐疝。患儿家长很是担心。护士对家长进行健康教育，不妥的是

A．解释脐疝的发病原因及临床特点
B．嘱其保持患儿大便通畅，防止便秘
C．疝块还纳后局部可用大于脐环并外包纱布的硬币压迫
D．建议尽早手术治疗
E．定期来院复查

11. 患者，男性，27 岁。腹股沟斜疝，疝块站立时出现，平卧后消失属于

A．易复性疝　B．滑动性疝
C．难复性疝　D．嵌顿性疝
E．绞窄性疝

12. 患者，男性，38 岁，4 h 前背负重物时，右侧腹股沟斜疝嵌顿，下列表明疝内容物已发生缺血、坏死的是

A．疝块增大，不能还纳
B．疝块紧张发硬
C．疝块有压痛
D．阵发性腹痛伴呕吐
E．全腹有压痛、腹肌紧张

A3/A4 型题

（1～3 题共用题干）

患者，男，65 岁，右侧腹股沟区出现可复性肿块 5 年。6 h 前因剧烈咳嗽后出现疝块明显增大，腹痛、呕吐、发热、全身不适。查体：右腹股沟区及阴囊可触及肿块，压痛，腹膜刺激征(+)。准备行传统疝修补术。

1. **该患者可能患**

A．股疝

B．切口疝

C．腹股沟直疝

D．嵌顿性腹股沟斜疝

E．绞窄性腹股沟斜疝

2. **患者术后宜采取的体位是**

A．去枕平卧

B．平卧位，膝下垫软枕

C．头低脚高位

D．左侧卧位

E．右侧卧位

3. **术后针对该患者采取的措施，错误的是**

A．平卧位，膝下垫软枕

B．术后第二天可进半流质饮食

C．术后适当延迟下床活动

D．用丁字带托起阴囊

E．保持敷料清洁干燥

（4～6题共用题干）

张某，40岁，反复右下腹可复性包块3年余，影响日常生活，诊断为腹股沟斜疝，前来咨询。

4. **推荐患者考虑的合适建议是**

A．疝带压迫治疗

B．择期行疝修补术

C．试行手法复位

D．紧急手术治疗

E．可行疝囊高位结扎术

5. **若手术，术前护理中错误的是**

A．术前排空膀胱

B．可卧床休息

C．治疗呼吸道感染

D．戒烟

E．备皮若剃破皮肤，可涂碘伏，不影响手术

6. **患者术后及出院的健康教育措施正确的是**

A．术后即可进普食，加强营养

B．出院后不必定期随访

C．减少和消除引起腹外疝复发的因素

D．有痰液鼓励用力咳出，保持呼吸道通畅

E．卧床休息，不可增加活动量

（7～9题共用题干）

男性，65岁。有慢性便秘多年。近半年来发现，站立时阴囊部位出现包块，呈梨形；平卧时可还纳。体检回纳包块后，手指压迫内环处，包块不再出现，拟诊腹股沟斜疝，准备手术治疗。

7. **为避免术后疝的复发，术前准备中最重要的环节是**

A．治疗便秘 B．严格备皮

C．排尿 D．灌肠

E．麻醉前用药

8. **正常情况下，此患者术后第2天的饮食为**

A．禁食禁饮 B．流食

C．软食或普食 D．半流食

E．以上均对

9. **术后预防阴囊血肿的措施是**

A．仰卧位

B．保持敷料清洁、干燥

C．托起阴囊、沙袋压迫伤口

D．应用抗生素

E．不可过早下床活

（10～11题共用题干）

患者，男，62岁。5年来站立、咳嗽时反复出现左侧腹股沟肿块，呈梨形，平卧可消失，12 h前搬家具时肿块增大，有明显疼痛，平卧和手推均不能回纳，肛门停止排便排气，诊断为腹外疝入院治疗。

10. **该患者最合适的治疗措施是**

A．立即手术 B．手法复位

C．药物止痛 D．平卧观察

E．抗生素治疗

11. **患者治疗后即将出院，护士给予指导，其中不正确的是**

A．出院后3个月内避免重体力劳动

B．减少和消除引起腹外疝复发的因素

C．调整饮食习惯，保持排便通畅

D．定期随访，疝复发时可在家中观察

E．注意避免增加腹内压的动作，如剧烈咳嗽等

（12～13 题共用题干）

患者，男性，62 岁，右腹股沟可复性肿块 10 年。体检发现右腹股沟区肿块，质软，可还纳，压迫内环口后，肿块不再出现。该患者可能的诊断为腹股沟斜疝，拟行无张力疝修补术。

12. 手术前准备措施错误的是

A．术前灌肠
B．术前排空膀胱
C．戒烟
D．治疗呼吸道感染
E．术晨应置胃管

13. 该患者行无张力疝修补术后下床活动的适宜时间是

A．术后第 2 天
B．术后第 5～7 天
C．术后第 2 周
D．术后第 4 周
E．无限制

第二节　胃十二指肠溃疡外科治疗及胃癌患者的护理

【知识要点】

一、概述

1. 外科手术治疗适应证：5 点。
2. 手术目的：消除病因、解除症状，避免复发和并发症。
3. 手术方式：
(1) 胃大部切除术：理论依据有 3 点。
① 毕Ⅰ式：适用于胃溃疡。
② 毕Ⅱ式：适用于胃、十二指肠溃疡，特别是十二指肠溃疡。
(2) 迷走神经切断术：适用于十二指肠溃疡。

4. 胃癌：是消化道最常见的恶性肿瘤，占我国消化道肿瘤的第一位，发病年龄以 40～60 岁为多见。胃癌好发于胃窦部，其次为胃小弯和贲门。

二、护理评估

1. 胃癌病因：
(1) 地域环境及饮食习惯：食物中亚硝胺、吸烟等易致癌。
(2) Hp 感染。
(3) 癌前病变。
(4) 遗传因素。
2. 健康史。
3. 身体状况：
(1) 胃、十二指肠溃疡急性穿孔：
① 症状：突发上腹剧痛→全腹；恶心、呕吐；休克征象。
② 体征：急性病容；腹膜刺激征；气腹征。
(2) 胃、十二指肠溃疡大出血：呕血与黑便、失血性休克。

(3) 胃、十二指肠溃疡瘢痕性幽门梗阻：患者有长期的溃疡病史，突出症状是呕吐，呕吐量大，多为不含胆汁、带有酸臭味的宿食；呈低氯、低钾性碱中毒表现。

(4) 胃癌：上腹不适，上腹隐痛，恶心、呕吐、进食哽噎感，呕血和黑便，进行性贫血、消瘦、恶病质。

4. 辅助检查：

(1) 实验室检查：急性穿孔患者血常规检查白细胞和中性粒细胞可明显增加。

(2) 纤维胃镜：胃、十二指肠溃疡及胃癌诊断的首选检查方法。

(3) X 线：穿孔患者多数可见膈下游离气体。

三、治疗要点

1. 手术治疗：绝大多数胃、十二指肠溃疡的常用手术方式是胃大部切除术。胃癌首先采用根治性手术治疗。手术是治疗瘢痕性幽门梗阻唯一有效的手段。

2. 非手术治疗：多数胃、十二指肠溃疡急性穿孔和大出血患者可采用非手术治疗措施（参见教材）。

四、主要护理诊断及合作性问题与护理措施

胃、十二指肠溃疡及胃癌患者的主要护理诊断及合作性问题与护理措施见表 15-2。

表 15-2 胃、十二指肠溃疡及胃癌患者的主要护理诊断及合作性问题与护理措施

<table>
<tr><th colspan="2">护理诊断/问题</th><th>主要护理措施</th></tr>
<tr><td colspan="2">1. 疼痛。</td><td>查明原因，对因处理。</td></tr>
<tr><td colspan="2">2. 营养失调。</td><td>加强营养支持。</td></tr>
<tr><td colspan="2">3. 焦虑。</td><td>加强心理护理。</td></tr>
<tr><td rowspan="5">4. 潜在并发症：</td><td>吻合口出血。</td><td>病情观察，补液，止血剂，输鲜血，必要时手术。</td></tr>
<tr><td>十二指肠残端瘘。</td><td>(1) 快速做好术前准备，立即手术。
(2) 抗感染治疗。
(3) 营养支持。</td></tr>
<tr><td>吻合口梗阻。</td><td>禁食禁饮，胃肠减压，补液。</td></tr>
<tr><td>输入或输出段梗阻。</td><td>禁食禁饮，胃肠减压，补液，抗炎，必要时手术。</td></tr>
<tr><td>倾倒综合征。</td><td>(1) 指导患者少食多餐。
(2) 饭后平卧 20 ~ 30 min。
(3) 避免过甜、过热的流质饮食。</td></tr>
</table>

五、健康教育

1. 保持饮食规律，精神愉快，适量活动。

2. 定期复查。

【课前预习】

一、基础复习

胃、十二指肠的解剖生理。

二、预习目标

1. 胃、十二指肠溃疡的病因和发病机制与多种因素有关：__________过多，__________感染，______________破坏及其他因素。

2. 胃、十二指肠溃疡的手术适应证：胃、十二指肠溃疡__________，胃、十二指肠溃疡__________，________________，内科治疗无效的顽固性溃疡，胃溃疡恶变 。

3. 胃、十二指肠溃疡的手术方法是 __________________、迷走神经切断术。最常用的方法是胃大部切除术。胃大部切除术有______________________、____________________。

4. 胃、十二指肠溃疡急性穿孔的好发部位是十二指肠球部前壁，穿孔后的主要表现有__________腹痛、休克，全腹有压痛、反跳痛、板状腹，____________缩小或消失，立位 X 线检查见______________________。

5. 上消化道出血最常见的原因是______________________________，出血的好发部位是十二指肠球部后壁，其次是胃小弯，主要表现为急性____________，严重者出现失血性休克。

【课后巩固】

一、名词解释

上消化道出血　　幽门梗阻　　胃癌

二、填空题

1. 胃大部切除术后常见的并发症有______________、______________、______________、________________、________________、____________________。

2. 胃大部切除术后梗阻按部位分为______________、______________及______________，共同特征是____________。

3. 瘢痕性幽门梗阻患者有长期的溃疡病史，突出症状是________，常发生在晚间或下午，呕吐量大，多不含_________、带有酸臭味的________；查体可见上腹膨隆，______________，可闻及_________。解除梗阻的唯一方法是手术。瘢痕性幽门梗阻患者术前应加强营养支持，纠正_________________，术前 3 天每晚用______________洗胃，以减轻胃黏膜水肿。

4. 胃癌好发于胃窦部，早期胃癌病变局限于______________________。______________是胃癌的主要转移途径。________________检查是诊断早期胃癌的最有效方法。胃癌的主要治疗方法是__________________。

【综合练习】

A1 型题

1. 诊断胃十二指肠溃疡最有意义的检查是
A. 大便潜血试验　　B. X 线钡餐
C. 胃酸测定　　D. 纤维胃镜
E. 血常规

2. 瘢痕性幽门梗阻最典型的表现是
A. 大量呕吐宿食　　B. 上腹部胀痛
C. 营养不良　　D. 上腹部膨隆
E. 便秘

3. 瘢痕性幽门梗阻术前最重要的准备是
A. 心理护理　　B. 补碱性药
C. 皮肤准备　　D. 备血、皮试
E. 每晚温盐水洗胃

4. 关于倾倒综合征患者不正确的饮食指导是
A. 餐后散步
B. 少食多餐
C. 餐时限制饮水
D. 高蛋白饮食
E. 避免过甜、过热食物

5. 胃十二指肠溃疡急性大出血的主要表现为
A. 上腹部胀痛
B. 恶心
C. 大量呕血或排柏油样便
D. 有便意感
E. 头晕、心悸、出冷汗

6. 对毕Ⅱ式胃大部切除术后并发症的观察不包括下列哪项
A．术后出血 B．胃潴留
C．倾倒综合征 D．术后梗阻
E．十二指肠残端破裂
7. 提示溃疡急性穿孔最有价值的体征是
A．上腹疼痛加重
B．出现休克征象
C．疼痛节律消失
D．出现腹膜炎体征
E．肝浊音界消失
8. 胃癌的好发部位是
A．胃体 B．胃窦
C．贲门 D．幽门
E．胃小弯
9. 胃癌首选的方法是
A．手术治疗 B．化学治疗
C．放射治疗 D．免疫治疗
E．内镜下治疗

A2 型题

1. 男，45 岁，既往有胃溃疡病史，今日上午突然呕血和便血 400 ml 以上，入院后对其护理错误的是
A．安静卧床
B．输液、输血
C．输血速度宜快，最好使血压高于正常值
D．使用止血药物
E．记录呕血和便血量
2. 患者，男，26 岁，血友病 16 年，胃大部切除术后 2 h 出现烦躁不安，术口敷料渗血，值班护士首先应采取的措施是
A．监测血糖变化
B．监测生命体征
C．观察皮肤受压情况
D．查看患者病历
E．查看四肢活动情况
3. 一瘢痕性幽门梗阻患者，每天呕吐有酸臭味的宿食，且量大，如择期行胃大部切除术，术前的特殊准备是
A．心理护理
B．皮肤准备
C．输液、纠正碱中毒
D．术前 3 天每晚洗胃
E．术前晚清洁灌肠
4. 患者李某，毕Ⅱ式胃大部切除术后，出现上腹饱胀，呕吐食物和胆汁，应考虑为
A．吻合口梗阻
B．空肠输出段梗阻
C．空肠输入段梗阻
D．十二指肠残端瘘
E．倾倒综合征
5. 患者，男，40 岁。近几天来上腹部疼痛不适反复发作，2 h 前在睡眠中突感上腹刀割样剧痛，继之波及全腹，既往有十二指肠溃疡病史，拟诊为十二指肠穿孔。重要诊断依据为
A．既往病史
B．腹膜炎和腹腔积液体征
C．B 超示腹腔液性暗区
D．X 线示膈下游离气体
E．患者自觉症状
6. 李先生，胃大部切除术后 10 h，患者正在静脉输液，出现面色苍白，四肢湿冷，脉细速，胃肠减压瓶内有 600 ml 鲜红色液体。护士首先应采取的措施是
A．急查血常规
B．经胃管注入去甲肾上腺素
C．患者平卧，加快输液速度
D．静脉滴注止血剂
E．配血，做好术前准备
7. 患者李某，毕Ⅱ式胃大部切除术后 3 天后，突发上腹部刀割样疼痛，应考虑为
A．吻合口梗阻

B．空肠输出段梗阻
C．空肠输入段梗阻
D．十二指肠残端瘘
E．倾倒综合征

8. **患者李某，毕Ⅱ式胃大部切除术后，出现上腹饱胀，呕吐食物，无胆汁，应考虑为**
A．吻合口梗阻
B．空肠输出段梗阻
C．空肠输入段梗阻
D．十二指肠残端瘘
E．倾倒综合征

9. **马某，32岁，上腹部突然剧烈疼痛，迅速遍及全腹。查体：上腹及右下腹均有压痛、反跳痛，腹肌紧张如板状，肠鸣音及肝浊音消失，首先考虑为**
A．急性阑尾炎
B．急性胰腺炎
C．绞窄性肠梗阻
D．胆囊穿孔、腹膜炎
E．胃溃疡穿孔、腹膜炎

10. **患者，男性，57岁，因幽门梗阻呕吐宿食1个月余。现测得其pH 7.50，CO_2CP 32 mmol/L。该患者酸碱失衡的性质是**
A．呼吸性酸中毒　B．代谢性碱中毒
C．呼吸性碱中毒　D．混合性酸中毒
E．代谢性酸中毒

11. **患者，男性，60岁，2年前无诱因出现柏油样便，伴头晕、乏力，但无腹痛，给予洛赛克治疗，而且每次发作有上腹胀痛，多数在进餐后半小时疼痛，近2个月来厌食，体重下降，上腹痛时轻时重，疼痛渐重，不易缓解，可考虑**
A．胃溃疡出血
B．十二指肠溃疡伴出血
C．胃溃疡癌变
D．幽门梗阻
E．胃窦炎

12. **患者，男，45岁，因胃癌行胃大部切除术后13天，痊愈出院。正确的出院指导是**
A．进流质饮食　B．绝对卧床休息
C．经常消毒伤口　D．定期回院复查
E．定期针灸理疗

13. **患者，男，53岁。因贲门癌收治入院。患者近期进食梗阻感加重，体重明显下降。护士对其饮食指导的要点中，错误的是**
A．少食多餐　B．半流质饮食
C．低蛋白饮食　D．高热量饮食
E．高维生素饮食

A3/A4 型题

（1～3题共用题干）

男，48岁，十二指肠球部溃疡已20年，近年常呕吐带酸臭味宿食，且量大，消瘦。检查腹部可见胃型及蠕动波，并有振水音，拟诊为十二指肠球部溃疡并发瘢痕性幽门梗阻。

1. **本病例最突出的表现是**
A．呕吐大量宿食
B．消瘦
C．胃型及蠕动波
D．振水音
E．低氯低钾性碱中毒

3. **如择期行胃大部切除术，术前护理措施中可减轻胃黏膜水肿的是**
A．心理护理
B．皮肤准备
C．输液、纠正碱中毒
D．术前3天每晚洗胃
E．术前晚清洁灌肠

（4～6题共用题干）

金先生，37岁，2 h前突发上腹剧痛并迅速波及全腹，伴恶心、呕吐。既往有溃疡病病史3年。查体：全腹压痛、反跳痛、肌紧张，肝浊音界缩小，肠鸣音减弱。

4. **该患者最有可能的诊断是**
A．胃十二指肠穿孔　B．小肠穿孔
C．胰腺炎　D．肝脾破裂

E. 胆囊破裂

5. 对该病例有确诊价值的辅助检查是
A. 实验室检查　　B. X线检查
C. B超检查　　D. CT检查
E. 腹部体格检查

6. 对该患者的处理中，哪项措施是错误的
A. 禁食禁饮　　B. 胃肠减压
C. 应用抗生素　　D. 静脉输液
E. 取平卧位

（7 ~ 9题共用题干）

患者，男性。胃大部切除术后第2周，进食20 min后出现上腹饱胀、恶心、呕吐，并感觉头晕、心悸、出冷汗。

7. 考虑该患者可能发生了
A. 倾倒综合征
B. 吻合口梗阻
C. 十二指肠残端破裂
D. 术后出血
E. 急性输入袢梗阻

8. 发生该并发症的主要原因是
A. 手术切胃过多
B. 术后过早饮食
C. 术后过早活动
D. 术后营养不良
E. 餐后大量高渗性食物和液体快速进入肠道

9. 针对该并发症，正确的处理是
A. 输液、输血
B. 禁食禁饮，胃肠减压
C. 调节饮食，餐后平卧
D. 按医嘱应用抗生素
E. 吸氧

（10 ~ 12题共用题干）

患者，男性，45岁。一个月前感觉上腹隐痛不适，食欲减退，并有反酸、嗳气，服抗酸药未见好转，3天前出现黑便。近1个月来体重下降明显。

10. 应初步考虑为
A. 胃溃疡　　B. 胃出血
C. 胃癌　　D. 胃息肉
E. 萎缩性胃炎

11. 为尽快明确诊断，首选下列哪项检查
A. X线钡餐　　B. 胃液分析
C. 大便隐血试验　　D. 纤维胃镜
E. 幽门螺杆菌测定

12. 该患者确诊为胃癌，首选的治疗方法是
A. 手术治疗　　B. 化学治疗
C. 放射治疗　　D. 免疫治疗
E. 内镜下治疗

第三节　急性阑尾炎患者的护理

【知识要点】

一、概述

急性阑尾炎是外科最常见的急腹症之一。

1. 病因：

(1) 阑尾管腔阻塞：是急性阑尾炎最常见的原因，淋巴滤泡增生占60%、粪石占35%。

(2) 细菌入侵和神经反射。

2. 病理类型：有单纯性阑尾炎，化脓性阑尾炎，坏疽穿孔性阑尾炎及阑尾周围脓肿。

3. 转归：① 炎症消退；② 炎症局限；③ 炎症扩散。

二、护理评估

1. 健康史：了解疾病发生的诱因，有无急性肠炎、慢性炎性肠病等；了解既往有无类似发作史，如属慢性阑尾炎急性发作。

2. 身体状况：

(1) 症状：

① 转移性右下腹疼痛：典型的症状，大多数患者都有。腹痛多始于脐周或上腹部，数小时后疼痛转移并局限于右下腹部。

② 胃肠道症状：发病早期有轻度恶心、呕吐、腹泻等。

③ 全身症状：早期有轻度的体温升高。

(2) 体征：

① 右下腹固定的压痛：是最常见的重要体征，压痛部位常在麦氏（McBurney）点，即右髂前上棘与脐连线中外 1/3 交界处。

② 腹膜刺激征：化脓性和坏疽性阑尾炎。

③ 特殊检查：结肠充气试验、腰大肌试验、闭孔内肌试验、直肠指诊，可作为辅助诊断的依据。

3. 辅助检查：血常规检查白细胞和中性粒细胞可明显增加。

三、治疗要点

1. 化脓性、穿孔性阑尾炎：原则上应急诊手术，及早施行阑尾切除术。

2. 急性单纯性阑尾炎：可先行非手术治疗，但需严密观察病情，如出现腹膜刺激征，应及时改为手术治疗。

3. 阑尾周围脓肿：暂时保守治疗，待肿块消失 3 个月后再行手术切除阑尾。

四、主要护理诊断及合作性问题与护理措施

阑尾炎患者的主要护理诊断及合作性问题与护理措施见表 15-3。

表 15-3　阑尾炎患者的主要护理诊断及合作性问题与护理措施

护理诊断/问题		主要护理措施
1. 疼痛。		查明原因，对因处理。
2. 体温过高。		对症抗炎。
3. 潜在并发症：	内出血。	(1) 病情观察。 (2) 患者平卧，静脉快速输液、输血。 (3) 及时手术止血。
	切口感染。	(1) 加强换药，有脓肿时拆线、敞开伤口、引流。 (2) 给予抗生素、理疗。
	腹腔脓肿。	(1) 病情观察，按医嘱给予抗生素。 (2) 营养支持。 (3) 切开引流后加强引流管及切口的护理。
	粘连性肠梗阻。	(1) 术后早期下床活动。 (2) 严密观察病情。

五、健康教育

1. 饮食指导：手术后患者应摄入营养丰富、易消化的食物，注意饮食卫生，避免腹部受凉，防止发生胃肠功能紊乱。

2. 阑尾周围脓肿患者出院3个月后可做阑尾切除术。

【课前预习】

一、基础复习

阑尾的解剖结构。

二、预习目标

1. 急性阑尾炎最常见的病因是________________。

2. 急性阑尾炎的主要病理类型有____________、____________、________________和______________。

3. 典型急性阑尾炎腹痛开始的部位是________________，急性阑尾炎的典型症状为________________，急性阑尾炎最常见的体征是________________。

【课后巩固】

一、名词解释

麦氏点　　结肠充气试验　　腰大肌试验　　闭孔内肌试验

二、填空题

1. 急性阑尾炎的治疗首选__________，非手术治疗包括禁饮食、补液、应用抗生素治疗等。__________则不宜手术，采用抗感染等非手术疗法控制症状，出院______后再行手术切除阑尾。

2. 急性阑尾炎术后常见的并发症包括：______________、______________、______________、______________。

【综合练习】

A1型题

1. 急性阑尾炎患者的典型症状是

A. 恶心、呕吐　B. 转移性右下腹痛
C. 里急后重　D. 腹泻或便秘
E. 发热

2. 急性阑尾炎患者最重要的体征是

A. 腹部反跳痛和腹肌紧张
B. 右下腹固定压痛
C. 闭孔内肌试验阳性
D. 腰大肌试验阳性
E. 直肠指检有触痛

3. 急性阑尾炎患者出现寒战、高热、黄疸时应警惕

A. 盆腔脓肿　B. 膈下脓肿
C. 脓毒血症　D. 化脓性胆管炎
E. 化脓性门静脉炎

4. 急性阑尾炎最重要的病因是

A．阑尾腔梗阻　B．阑尾损伤
C．神经反射　D．全身感染
E．急性腹膜炎扩散

5. 宜采取非手术治疗的阑尾炎是
A．小儿阑尾炎
B．老年人阑尾炎
C．妊娠期阑尾炎
D．急性化脓性阑尾炎
E．局限性阑尾周围脓肿

6. 护理阑尾切除术后患者第一天应注意观察的并发症是
A．内出血　B．盆腔脓肿
C．肠粘连　D．门静脉炎
E．切口感染

7. 急性阑尾炎易发生缺血、坏死的原因是
A．阑尾淋巴丰富
B．阑尾开口小
C．阑尾蠕动慢而弱
D．阑尾系膜短
E．阑尾动脉为无侧枝的终末动脉

8. 急性阑尾炎腹痛起始于脐周或上腹的机制是
A．胃肠功能紊乱
B．内脏神经反射
C．躯体神经反射
D．阑尾位置不固定
E．阑尾管壁痉挛

A2 型题

1. 患者，女性，28 岁，诊断为阑尾周围脓肿，患者行阑尾切除的时间应在体温正常后
A．1 个月　B．2 个月
C．3 个月　D．4 个月
E．6 个月

2. 患者，男，33 岁。转移性右下腹痛 8 h。查体：体温 38 °C，血压正常，右下腹固定的压痛，无腹肌紧张，临床诊断为急性阑尾炎。该患者的阑尾病变属于
A．单纯性阑尾炎　B．化脓性阑尾炎
C．坏疽性阑尾炎　D．阑尾周围脓肿
E．慢性阑尾炎

3. 患者，男性，20 岁。阑尾炎手术后第 4 天，切口红肿、压痛。下列哪项护理措施最关键
A．继续静脉补液
B．做好引流管护理
C．及时更换被渗液污染的敷料
D．做好生活护理
E．康复知识教育

4. 患者，男，53 岁，阑尾切除术后第 1 天应注意观察的并发症是
A．内出血　B．盆腔脓肿
C．肠粘连　D．门静脉炎
E．切口感染

5. 患者，男性，25 岁，因急性阑尾炎行阑尾切除术，术后出现顽固性呃逆，他最可能出现了
A．切口感染　B．膈下脓肿
C．肠间脓肿　D．盆腔脓肿
E．腹腔感染

6. 吕某，女，38 岁，转移性右下腹痛 4 h，伴恶心、呕吐、发热。护理评估时，最能提示该患者患有阑尾炎的体征是
A．移动性浊音
B．右下腹固定压痛
C．肠鸣音亢进
D．肠型、蠕动波
E．肝浊音界缩小

7. 患者，男，36 岁，1 天前右下腹有转移性腹痛，麦氏点有固定的压痛。诊断为阑尾炎，采取保守治疗。现腹痛缓解后突然加重，范围加大，应考虑是
A．单纯性阑尾炎
B．化脓性阑尾炎
C．坏疽性阑尾炎
D．阑尾周围脓肿
E．阑尾穿孔

8. 患者，男性，24 岁，急性阑尾炎。患者出现寒战、高热、黄疸，应警惕
A．菌血症　B．盆腔脓肿
C．膈下脓肿　D．门静脉炎
E．化脓性胆管炎

9. **患者，女性，20岁，急性阑尾炎。查体示腰大肌试验阳性，提示**
   A．阑尾位置较低
   B．阑尾穿孔、腹膜炎
   C．阑尾周围脓肿
   D．盲肠后位阑尾
   E．阑尾炎波及盆腔
10. **患者，男性，20岁，急性阑尾炎。查体显示闭孔内肌试验阳性，提示**
   A．阑尾位置较低
   B．阑尾位置较深
   C．阑尾周围脓肿
   D．盲肠后位阑尾
   E．阑尾炎波及盆腔
11. **患者，女，29岁，因右上腹部疼痛伴呕吐4 h就诊，医师诊断为“急性阑尾炎”。护士为其进行体格检查时，会发现哪一部位明显压痛**
   A．剑突下
   B．右肋缘与腹直肌交界处
   C．脐与右髂前上棘连线的中外1/3交界处
   D．脐下三横指处
   E．脐与腋前线交界处
12. **患者，男，32岁。转移性右下腹疼痛12 h，右下腹固定压痛点，腹肌紧张及反跳痛，诊断为化脓性阑尾炎。患者出现腹肌紧张说明炎症刺激了**
   A．阑尾肌层　　B．阑尾腔黏膜
   C．壁腹膜　　D．脏腹膜
   E．盲肠
13. **患者，男性，22岁，急性转移性右下腹痛8 h，体温38.5 °C，腹肌紧张，右下腹压痛、反跳痛，结肠充气实验(+)，该患者首选的治疗方法是**
   A．禁食、禁饮　　B．胃肠减压
   C．手术　　D．应用抗生素
   E．应用镇痛药
14. **患者，男，70岁。2天前因急性阑尾炎行阑尾切除术，现主诉腹胀，未排气、排便，下列护理措施错误的是**
   A．评估患者腹胀情况
   B．给予阿托品肌注
   C．鼓励患者床上多翻身
   D．必要时给予肛管排气
   E．鼓励患者下地活动
15. **患者，女性，34岁，阑尾切除术后第5天，体温又上升至38.5 °C，下腹痛，护士观察腹壁伤口时发现有少量粪状物从腹壁伤口流出，护士应考虑到发生了**
   A．泌尿系感染　　B．粪瘘
   C．盆腔脓肿　　D．肠间脓肿
   E．急性肠炎
16. **患者，女性，37岁，因急性阑尾炎行阑尾切除术，术后5天切口裂开，最可能的原因是**
   A．切口出血　　B．切口感染
   C．腹胀　　D．粘连性肠梗阻
   E．缝线脱落

A3/A4 型题

（1～3题共用题干）

男，40岁，右下腹持续性疼痛5天，伴恶心、呕吐，呕吐物为胃内容物，T 38.5 °C。体检发现右下腹5 cm×5 cm大小肿块，触痛明显。

1. **最可能的诊断是**
   A．粪块所致肠梗阻
   B．盲肠肿瘤
   C．急性化脓性阑尾炎
   D．阑尾周围脓肿
   E．盲肠扭转
2. **此时较合适的处理是**
   A．急诊行阑尾切除术
   B．急诊手术脓肿引流
   C．X线钡餐灌肠
   D．肠道准备后行右半结肠切除术
   E．暂不手术，保守治疗
3. **如果急诊手术，最合适的手术方式是**
   A．脓肿引流　　B．切除肿块
   C．常规切除阑尾　　D．右半结肠切除
   E．一期肠吻合

（4～5 题共用题干）

患者，男性，18 岁，转移性右下腹痛 8 h，体检：体温 38 °C，血压正常，右下腹有固定的压痛，无腹肌紧张。临床诊断为急性阑尾炎，经术前准备后，在腰麻下行阑尾切除手术。

4. 关于手术前的准备，以下错误的是

A．禁食、禁饮　B．静脉输液

C．备皮、皮试　D．通便灌肠

E．术前用药

5. 术后鼓励患者早期下床活动，主要是为了防止

A．腹腔内出血　B．肠粘连

C．切口感染　D．门静脉炎

E．盆腔脓肿

（6～8 题共用题干）

患者，男性，27 岁，转移性右下腹痛 2 h，伴恶心、呕吐，来急诊就诊。查体示右下腹麦氏点固定压痛，结肠充气试验阳性。

6. 目前针对该患者首要的护理措施是

A．应用止痛药　B．禁食、禁饮

C．胃肠减压　D．补液

E．心理护理

7. 最有效的治疗方法是

A．应用抗生素　B．阑尾切除术

C．禁食、禁饮　D．胃肠减压

E．应用解痉止痛药

8. 手术后第 1 天，查房时，见患者面色苍白，四肢发冷，脉搏 105 次/min，血压 80/50 mmHg。下列哪项护理措施最关键

A．静脉补止血剂

B．做好引流管护理

C．立即通知医生，尽快做好术前准备

D．做好生活护理

E．康复知识教育

（9～11 题共用题干）

患者，男性，25 岁。1 天前出现中上腹和脐周疼痛。4 h 后疼痛转移并固定于右下腹，为持续性疼痛，伴恶心呕吐；1 h 前疼痛突然减轻，很快又继续疼痛，程度较前加重。查体：体温 39 °C，腹部压痛、反跳痛、腹肌紧张。诊断为急性阑尾炎。

9. 引起急性阑尾炎的常见病因是

A．慢性阑尾炎急性发作

B．阑尾缺血坏死

C．阑尾管腔阻塞

D．饱食后剧烈运动

E．细菌侵入

10. 急性阑尾炎疼痛始于脐周或上腹部的机制为

A．阑尾位置

B．胃肠功能紊乱

C．体神经反射

D．内脏神经反射

E．阑尾尖端指向脐周或上腹部

11. 该患者所患急性阑尾炎的病理类型是

A．急性单纯性阑尾炎

B．急性化脓性阑尾炎

C．慢性阑尾炎急性发作

D．急性穿孔性阑尾炎

E．阑尾周围脓肿

第四节 肠梗阻患者的护理

【知识要点】

一、概述

1. 概念：肠内容物不能正常运行或通过障碍，称为肠梗阻。

2. 病因及分类。按梗阻发生的基本病因可分为：

(1) 机械性肠梗阻：最常见。由于肠腔堵塞、肠壁病变、肠管受压等原因引起肠腔狭窄，使肠内容物通过发生障碍。

① 粘连性肠梗阻：常有腹腔内手术、炎症、创伤史。

② 肠扭转：是因一段肠袢沿其系膜长轴旋转而致的闭袢性肠梗阻。因肠扭转极易发生绞窄性肠梗阻，故应及时手术治疗。

③ 肠套叠：一段肠管套入其相连的肠腔内称为肠套叠。多见于 2 岁以内的儿童，以回盲型最多见，常为突然发作剧烈的阵发性腹痛，果酱样血便，腹部肿块。

(2) 动力性肠梗阻：是由于神经反射或毒素刺激引起肠壁肌肉功能紊乱而导致肠内容物不能正常运行。

(3) 血运性肠梗阻：较少见，由于肠系膜血管受压、栓塞或血栓形成，使肠管血运障碍，继而发生肠麻痹。

3. 病理生理：

(1) 肠管局部变化：① 肠蠕动增强；② 肠管扩张；③ 肠壁充血水肿，缺血。

(2) 全身变化：① 水、电解质酸碱失衡；② 休克；③ 呼吸循环功能障碍。

二、护理评估

1. 健康史：注意询问有无腹部手术或外伤史，有无腹外疝、腹腔炎症及肿瘤病史，有无习惯性便秘、既往腹痛史及本次发病的诱因等。

2. 身体状况：

(1) 症状：四大典型症状，即腹痛、恶心呕吐、腹胀、肛门停止排气排便（痛、吐、胀、闭）。

(2) 体征：

① 视诊：单纯性肠梗阻可见肠型和肠蠕动波；麻痹性肠梗阻有均匀性全腹胀；绞窄性肠梗阻可见不对称性腹胀。

② 触诊：绞窄性肠梗阻可有压痛的包块和腹膜刺激征。

③ 叩诊：绞窄性肠梗阻有移动性浊音。

④ 听诊：机械性梗阻时肠鸣音亢进，有气过水声或金属音；麻痹性肠梗阻时，则肠鸣音减弱或消失。

3. 辅助检查：

(1) 实验室检查：绞窄性肠梗阻时白细胞和中性粒细胞可明显增加。

(2) X 线检查：一般梗阻发生 4 ~ 6 h 后，立位或侧卧位腹部平片可见多个阶梯状排列的气液平面。

三、治疗要点

治疗原则是解除肠道梗阻和矫正全身生理紊乱。

四、主要护理诊断及合作性问题与护理措施

肠梗阻患者的主要护理诊断及合作性问题与护理措施见表 15-4。

表 15-4 肠梗阻患者的主要护理诊断及合作性问题与护理措施

护理诊断/问题	主要护理措施
1. 体液不足。	(1) 合理补液并记录出入量。 (2) 营养支持。
2. 疼痛。	(1) 禁食禁饮、胃肠减压。 (2) 腹部按摩。 (3) 应用解痉剂。

续表

护理诊断/问题		主要护理措施
3. 体温过高。		按医嘱合理使用抗生素。
4. 潜在并发症：	吸入性肺炎。	(1) 预防：坐起头偏向一侧，呕吐后及时清理口腔。 (2) 观察患者有无呛咳。 (3) 协助患者翻身、叩背，指导患者有效呼吸、咳嗽咳痰。
	腹腔感染及肠瘘。	(1) 严格无菌操作。 (2) 营养支持。 (3) 严密观察病情。
	肠粘连。	(1) 术后早期活动。 (2) 严密观察病情。

五、健康教育

1. 术后早期下床活动，防止发生肠粘连。

2. 养成良好饮食习惯，多吃富含营养、易消化的食物，注意饮食卫生，忌暴饮暴食，忌食生硬及刺激性食物，避免腹部受凉和餐后剧烈活动。

【课前预习】

一、基础复习

小肠、结肠的解剖结构及生理。

二、预习目标

1. 肠梗阻分类包括：

(1) 按基本病因分类：____________肠梗阻，____________肠梗阻，_____________肠梗阻。

(2) 按肠壁血供有无障碍分类：① _______________，肠管无血供障碍；② _______________，肠梗阻发生后，伴有血供障碍。单纯性肠梗阻与绞窄性肠梗阻的主要区别是肠管壁有______________。

(3) 按肠梗阻发生部位分类：① _________肠梗阻，发生在空肠上段；②________肠梗阻，发生在回肠末端和结肠的梗阻。

2. 腹膜炎引起的肠梗阻属于____________________，急性阑尾炎术后引起的肠梗阻多为____________________，青壮年餐后剧烈运动引起的肠梗阻多为________________。

【课后巩固】

一、名词解释

肠梗阻　　肠套叠　　肠扭转

二、填空题

1. 各类肠梗阻患者的共同症状有_________、_________、_________、____________________。

2. 急性肠套叠多见于__________以内的儿童，常为突然发作剧烈的阵发性____________，伴有呕吐和___________血便，腹部可扪及腊肠形、稍有压痛的腹部肿块。X 线空气或钡剂灌肠检查，可见到空气或钡剂在套叠远端受阻呈杯口状阴影。早期可首选______________复位。如复位不成功或病期已超过 48 h，出现肠坏死、肠穿孔，应及时______________。

3. 小肠扭转多见于______________，常在饱食后______________而发病，表现为突发脐周剧烈绞痛，腹胀不对称，患者早期即可发生___________。因肠扭转极易发生绞窄性肠梗阻，故应及时_____________。

4. 肠梗阻患者全麻术后清醒或硬膜外麻醉术后体位改为________________，可减少切口疼痛，有利于呼吸和引流。

5. 肠梗阻患者术后禁食禁饮，肛门排气后，可拔出__________，进食少量流质，若无不适，逐步过渡到普食。

6. 肠梗阻患者术后应鼓励患者早期下床活动，促进肠蠕动恢复，减少____________发生。

【综合练习】

A1 型题

1. 单纯性肠梗阻与绞窄性肠梗阻的主要区别是

A．梗阻的病因
B．梗阻的部位
C．梗阻的严重程度
D．肠管壁有无血运障碍
E．梗阻的时间

2. 小儿肠套叠的大便特点是

A．果酱样血便　B．黏液便
C．脓血便　D．白陶土样便
E．柏油样便

3. 肠梗阻非手术疗法护理中最重要的措施是

A．禁食　B．胃肠减压
C．半卧位　D．输液
E．遵医嘱应用抗生素

4. 肠梗阻的临床表现不包括

A．腹痛　B．腹胀
C．腹泻　D．呕吐
E．肛门停止排气排便

5. 预防小肠扭转最重要的措施是避免

A．腹部受凉
B．进食高脂肪饮食
C．进食辛辣饮食
D．进食高蛋白饮食
E．饱餐后剧烈运动

6. 应尽早手术治疗的肠梗阻是

A．肠套叠　B．蛔虫性肠梗阻
C．麻痹性肠梗阻　D．肠扭转
E．粘连性肠梗阻

7. 高位小肠梗阻除腹痛外最主要的症状是

A．腹胀明显　B．呕吐频繁
C．叩诊呈鼓音　D．停止排便排气
E．腹部包块

8. 最常见的肠梗阻是

A．机械性肠梗阻
B．动力性肠梗阻
C．血液循环性肠梗阻
D．粘连性肠梗阻
E．绞窄性肠梗阻

A2 型题

1. 杨某，58 岁，体重 52 kg，因“肠梗阻”入院，呕吐多次，目前生命体征稳定，尚无明显缺水征象，以下护理诊断比较确切的是

A．组织灌流量改变
B．营养失调，低于机体需要量
C．心输出量减少
D．有体液不足的危险
E．体液不足

2. 患儿，8 个月，阵发性哭闹，进乳后即呕吐，曾有果酱样便 1 次，中上腹明显肌紧张，可触及直径 1.5 ~ 3.0 cm 压痛性肿物，应考虑为

A. 肠套叠　　B. 阑尾炎
C. 腹腔肿瘤　　D. 肠扭转
E. 急性肠炎

3. 患者，男性，60 岁，机械性肠梗阻，给予非手术治疗。在病情观察期间提示患者出现肠绞窄的征象是

A. 阵发性腹痛
B. 胃肠减压抽出血性胃液
C. 肛门停止排便、排气
D. 腹胀加重
E. 肠鸣音亢进

4. 患者，男性，42 岁，因急性化脓性阑尾炎行阑尾切除术。出院 3 个月后，一次饱餐后出现腹胀、腹痛、呕吐，为胃内容物。查体：全腹膨隆，有轻压痛，无反跳痛及肌紧张。该患者可能出现了

A. 粘连性肠梗阻　　B. 腹腔脓肿
C. 麻痹性肠梗阻　　D. 腹腔内出血
E. 腹腔感染

5. 患者，男性，60 岁，诊断为乙状结肠扭转，其肠梗阻不属于

A. 急性肠梗阻　　B. 机械性肠梗阻
C. 低位肠梗阻　　D. 绞窄性肠梗阻
E. 不完全性肠梗阻

6. 患者，男性，60 岁，机械性肠梗阻，给予非手术治疗。在非手术治疗期间最重要的是观察

A. 腹痛　　B. 腹胀
C. 呕吐　　D. 排便、排气
E. 肠绞窄迹象

7. 患儿，女，6 个月，因阵发性哭闹，右上腹触及腊肠样包块，怀疑为肠套叠。首选的检查是

A. 结肠镜检　　B. 空气灌肠
C. 直肠指检　　D. 腹部 CT
E. 钡剂灌肠

8. 患者，男，45 岁，因腹痛伴呕吐 1 天入院。查体：腹部膨隆，未见肠型及蠕动波，腹式呼吸减弱，下腹压痛，听诊肠鸣音亢进。X 线检查提示肠袢胀气及多个气液平面。首先考虑为

A. 急性腹膜炎　　B. 急性胃穿孔
C. 急性阑尾炎　　D. 急性肠梗阻
E. 急性胰腺炎

9. 患者，男，47 岁，因急性腹膜炎伴麻痹性肠梗阻，经非手术治疗后梗阻解除的标志是

A. 胃肠减压后腹痛减轻
B. 呕吐后腹胀减轻
C. 轻度压痛无肌紧张
D. 肛门排便、排气
E. 肠鸣音亢进转为消失

10. 黄某，36 岁，因急性化脓性阑尾炎行阑尾切除术，术后 4 月出现腹痛伴呕吐，诊断为急性粘连性肠梗阻，下列最重要的早期体征是

A. 腹部明显膨隆
B. 肠蠕动消失
C. 腹部绞痛发作同时有肠鸣音亢进
D. 肛门未排气
E. 舟状腹

11. 患者，男性，28 岁。饱餐后剧烈运动中突然发生脐周剧烈绞痛，中腹部触及局限性压痛包块，全腹有腹膜刺激征阳性。应首先考虑为

A. 肠套叠　　B. 肠扭转
C. 痉挛性肠梗阻　　D. 粘连性肠梗阻
E. 蛔虫性肠梗阻

12. 患者，女性，60 岁。左半结肠癌根治术后 5 天，仍未排气，且伴严重腹胀，无肠鸣音，诊断为肠梗阻。考虑其肠梗阻的类型是

A. 机械性单纯性肠梗阻
B. 机械性绞窄性肠梗阻
C. 麻痹性肠梗阻

D．痉挛性肠梗阻

E．血运性肠梗阻

13. **患者，女性，34岁，因车祸致腹部损伤行手术治疗，术后半年患者于一次饱餐后突发腹痛伴腹部局部压痛、腹肌紧张，拟诊为粘连性肠梗阻。导致该情况发生的最主要原因是**

A．腹部手术史　　B．进食过多

C．胃肠蠕动能力减弱　　D．餐后活动

E．腹腔感染

14. **患儿，2岁，肠套叠6 h，主要的处理措施是**

A．禁食、禁饮　　B．胃肠减压

C．空气灌肠复位　　D．手法复位

E．立即手术

A3/A4 型题

（1～5题共用题干）

男性，70岁，有长期便秘史，突然腹痛、腹胀2天，未呕吐，少量黏液便1次，未排气，2年前曾有类似发作，查体可见全腹高度膨胀，左下腹可见巨大肠型，有轻度压痛、反跳痛，肠鸣音亢进。

1. **该患者的临床诊断可能为**

A．直肠癌　　B．乙状结肠癌

C．麻痹性肠梗阻　　D．乙状结肠扭转

E．小肠扭转

2. **为明确诊断，该患者还应做的检查是**

A．B超

B．腹部X线钡剂灌肠照片

C．结肠镜

D．直肠指诊

E．CT

3. **下列针对患者的处理措施不正确的是**

A．禁食、禁饮　　B．胃肠减压

C．应用抗生素　　D．补液

E．高压灌肠

4. **在护理该患者时，最重要的观察内容是**

A．腹痛　　B．腹胀

C．肠绞窄征象　　D．呕吐

E．排便

5. **最适宜的处理方案是**

A．积极抗休克治疗

B．无须特殊处理

C．灌肠复位

D．紧急手术

E．胃肠减压

（6～9题共用题干）

患者，男性，45岁，昨晚餐后出现脐周阵发性腹痛，并有腹胀、呕吐、肛门停止排便排气。患者主诉去年曾行阑尾切除术，诊断为单纯性粘连性肠梗阻。

6. **与上述诊断相符的体征是**

A．全腹压痛，反跳痛，肌紧张

B．可触及痛性包块

C．不对称腹胀

D．移动性浊音阳性

E．腹壁软，局部轻度压痛

7. **该患者采取非手术治疗时最重要的护理措施是**

A．半坐卧位

B．禁饮、禁食

C．胃肠减压

D．防治水电解质酸碱失衡

E．病情观察

8. **非手术治疗期间，如出现下列哪一种腹痛性质，提示发生肠绞窄**

A．阵发性腹痛

B．持续性腹痛阵发性加剧伴腹膜刺激征

C．持续性胀痛

D．腹痛突然减轻

E．钻顶样绞痛

9. **治疗后，肠梗阻解除的主要标志是**

A．腹痛减轻　　B．呕吐减少

C．腹胀减轻　　D．肛门排便、排气

E．肠鸣音减弱

（10～11 题共用题干）

患儿，男，10 个月。阵发性哭闹、呕吐 8 h，果酱样大便 2 次，腹部有腊肠样包块，考虑为急性肠套叠。

10. 该患儿首选的治疗方法是

A．禁食、禁饮　B．空气灌肠

C．胃肠减压　D．手术

E．抗感染治疗

11. 该患儿复位后，护士重点观察的内容不包括

A．排便情况　B．腹部包块

C．肛门排气　D．肢体活动

E．患儿是否哭闹

第五节　直肠肛管良性疾病患者的护理

【知识要点】

一、概述

1. 痔：直肠下段黏膜和肛管皮肤下的静脉丛淤血、扩张和迂曲所形成的静脉团，分为内痔、外痔和混合痔。其病因：

(1) 解剖因素：最低位，无静脉瓣，周围组织松弛。

(2) 腹内压增高，阻碍直肠静脉回流。

(3) 慢性感染，使静脉壁失去弹性。

(4) 长期饮酒、辛辣食物，致局部充血。

2. 肛裂：肛裂是肛管皮肤全层裂开后所形成的小溃疡。好发于肛管的后正中线，可分急性肛裂和慢性肛裂。主要的病因是长期便秘。

3. 直肠肛管周围脓肿：是指直肠肛管周围软组织间隙的急性化脓性感染及脓肿形成。绝大部分直肠肛管周围脓肿由肛窦炎、肛腺感染引起。

4. 肛瘘：是指直肠下部或肛管与肛周皮肤间形成的慢性感染性管道。常为直肠肛管周围脓肿的后果。分类：

(1) 根据瘘口与瘘管的数目：单纯性肛瘘和复杂性肛瘘。

(2) 根据瘘管与肛门外括约肌深部的关系：低位肛瘘和高位肛瘘。

二、护理评估

1. 健康史：患者是否有长期便秘史，有无感染或肛门及周围组织损伤的情况。

2. 身体状况：

(1) 痔：

① 内痔：好发于直肠下端的左侧、右前或右后方（截石位 3、7、11 点）。主要表现为排便时无痛性出血和痔块脱出，分为 4 期：Ⅰ期有便血，无脱出；Ⅱ期有便血，脱出后自行回纳；Ⅲ期便血少，脱出后需手托回；Ⅳ期痔块长期脱出。

② 外痔：主要表现为肛门不适、潮湿；有时伴局部瘙痒。血栓性外痔则有肛门剧痛，在肛管皮下可见红色或暗红色硬结。

③ 混合痔：临床上兼有内、外痔的身体状况。

(2) 肛裂：

① 症状：疼痛（便是和便后疼痛剧烈）、便秘、出血。

② 体征：肛裂“三联征”。

(3) 直肠肛管周围脓肿：

① 肛门周围脓肿：最常见。主要表现为持续性跳痛，局部红肿、触痛，脓肿形成后有波动感。

② 坐骨肛管间隙脓肿：初期表现为局部疼痛，炎症较重时局部红肿热痛明显，炎症波及直肠和膀胱时患者出现直肠刺激症状和膀胱刺激症状。

③ 骨盆直肠间隙脓肿：常表现有直肠刺激症状和膀胱刺激症状，有明显排便痛和排尿困难。全身感染中毒症状明显。

(4) 肛瘘：①瘘口排脓；②发热；③肛门部皮肤瘙痒；④体格检查发现内口、瘘管、外口可诊断。

3. 辅助检查：

(1) 痔：肛门镜检查可见肛管齿状线附近突出的痔，适用于Ⅰ、Ⅱ期内痔。Ⅲ期内痔使用蹲位视诊检查。

(2) 肛裂：肛裂患者严禁做直肠指检。肛门视诊在肛管的后正中线可发现溃疡裂隙、前哨痔和肥大的肛乳头，即肛裂三联征。

(3) 直肠肛管周围脓肿：

① 直肠指检：病变位置表浅时可触及压痛性肿块，甚至波动感。

② 诊断性穿刺：局部穿刺抽到脓液则可确诊。

(4) 肛瘘：

① 直肠指检在内口处有轻压痛。

② 内镜检查、肛门检查可发现内口。

③ 瘘管注入染色剂和碘油瘘管造影可了解瘘管分布。

三、治疗要点

1. 痔：

(1) 一般治疗：适用于痔初期，只需调节饮食，保持大便通畅，便后热水坐浴。血栓性外痔经局部热敷、外敷消炎止痛药物后，若疼痛缓解则不需手术。

(2) 注射疗法、胶圈套扎法：适用于Ⅰ~Ⅱ期内痔。

(3) 痔核切除术：适用于Ⅱ、Ⅲ期内痔及混合痔。

(4) 多普勒超声引导下痔动脉结扎术：适用于Ⅱ~Ⅳ内痔。

(5) 血栓性外痔剥离术。

2. 肛裂：

(1) 非手术治疗：适用于早期或新鲜肛裂。保持大便通畅，定期扩肛，肛门坐浴，局部用药。

(2) 手术治疗：肛裂切除术或肛管内括约肌切断术，但手术不当可致肛门失禁。

3. 直肠肛管周围脓肿：早期使用抗菌药物、局部理疗或热水坐浴，促使炎症消退。如已形成脓肿，应及时切开排脓。

4. 肛瘘：原则是切开瘘管，敞开创面，促进愈合。手术方法：

(1) 瘘管切开术或瘘管切除术，适用于低位肛瘘。

(2) 挂线疗法：适用于高位单纯性肛瘘的治疗或高位复杂性肛瘘的辅助治疗，可避免肛门失禁。

四、主要护理诊断及合作性问题与护理措施

直肠、肛管疾病患者的主要护理诊断及合作性问题与护理措施见表 15-5。

表 15-5 直肠、肛管疾病患者的主要护理诊断及合作性问题与护理措施

护理诊断/问题		主要护理措施
1. 疼痛。		(1) 指导患者采取舒适体位，避免局部受压加重疼痛。 (2) 热水坐浴：用 1∶5 000 高锰酸钾溶液坐浴，温度为 43～46 °C，每日 2～3 次，每次 20～30 min。 (3) 保持大便通畅。
2. 便秘。		(1) 多饮水。 (2) 调整饮食及排便习惯。 (3) 适量运动。 (4) 腹部按摩。
3. 焦虑。		加强心理护理。
4. 潜在并发症：	切口出血。	(1) 预防便秘及腹内压增高。 (2) 若切口出血，应紧急压迫止血。
	尿潴留。	(1) 鼓励患者尽早自行排尿。 (2) 诱导排尿，必要时导尿。
	排便失禁。	(1) 观察排便次数、量及性状。 (2) 术后 3 天开始提肛运动。 (3) 做好臀部皮肤护理。

五、健康教育

1. 直肠肛管疾病常与排便不畅有关，应保持粪便通畅。① 养成每天定时排便的习惯；② 避免延长蹲坐的时间；③ 鼓励患者多饮水，多吃蔬菜、水果等含粗纤维食物，避免辛辣、刺激性食物；④ 不宜饮烈性酒；⑤ 粪便干结时宜口服缓泻剂。

2. 鼓励年老体弱的患者进行适当的活动，长久站立或坐位工作的人要坚持做保健体操，作肛门括约肌锻炼活动。

3. 局部清洁，常作肛门坐浴。

【课前预习】

一、基础复习

直肠、肛管的解剖生理。

二、预习目标

1. 直肠肛管周围脓肿多由__________感染引起，由于直肠肛管周围间隙为__________组织，感染极易蔓延扩散，形成不同部位的脓肿。病原体主要是大肠埃希菌。

2. 肛瘘多因____________切开或自行破溃后，感染迁延不愈造成，肛瘘由____________所组成，瘘管位于肛门外括约肌深部以下者称为__________肛瘘，位于肛门外括约肌深部以上者称为__________肛瘘。只有一个瘘管者称为________肛瘘，有多个瘘口和瘘管者称为________肛瘘。

3. 肛裂是肛管皮肤全层裂开后所形成的小溃疡，好发于肛管的____________________，粪便干结造成排便时____________损伤是肛裂形成的直接原因。____________、____________和______________称为肛裂三联征。

【课后巩固】

一、名词解释

痔　　肛裂　　肛瘘　　直肠肛管周围脓肿

二、填空题

1. 肛裂的三大主要症状是__________、__________________、______________，局部检查可见肛管后或前正中部位有_______________、______________、_______________，称为“肛裂三联征”。肛裂患者不宜行___________________________，以免增加患者痛苦。

2. 肛门坐浴的水温应_________°C，时间为_________min，常用药物为______________溶液。肛门坐浴可松弛肛门括约肌，减轻疼痛，_____________，__________________，清洁局部创面以利愈合。

3. 直肠肛管检查时______________最常用，适用于一般患者的短时间检查；_____________适用于年老体弱或重病患者；__________________适用于肛门手术；____________________适用于检查内痔、直肠息肉、直肠脱垂等。

4. 肛瘘的治疗要点是_________________，主要术式为_________________和______________。瘘管切开术适用于_____________________，挂线疗法适用于_____________________的辅助治疗，高位或复杂性肛瘘在手术中要注意保护_______________，以免术后大便失禁。

5. 内痔位于_________以上，表面覆盖_________。主要表现为排便时_____________和_________，分4期。内痔的好发部位是截石位的________________点位置。

【综合练习】

A1型题

1. 内痔的主要表现是

A. 肛门不适
B. 排便时无痛性间歇性出血
C. 肛门环状肿物
D. 肛周红肿
E. 有浓液流出

2. 肛门剧痛，肛管皮下可见暗紫色肿物多见于

A. 内痔Ⅰ期　　B. 内痔Ⅱ期
C. 内痔Ⅲ期　　D. 内痔Ⅳ期
E. 血栓性外痔

3. 痔切除术后第1天，应密切观察

A. 伤口出血　　B. 排便情况
C. 排尿情况　　D. 肛门疼痛
E. 肠蠕动恢复

4. 引起肛瘘最常见的原发病是

A. 痔疮
B. 直肠息肉
C. 肛裂
D. 直肠肛管周围脓肿
E. 直肠癌

5. 挂线疗法主要适用于

A. 肛门周围脓肿　　B. 低位肛瘘
C. 外痔　　D. 肛裂
E. 高位肛瘘

6. 直肠肛管周围脓肿最常见的原因是

A. 肛腺感染
B. 肛周皮肤感染
C. 肛管、直肠损伤
D. 肛裂
E. 血栓性外痔

7. 一般患者短时间行肛门直肠检查最常用的体位是

A．左侧卧位　B．膝胸卧位
C．蹲位　D．截石位
E．俯卧位

8. **肛裂三联症包括**
A．疼痛、便秘、出血
B．肛裂、出血、前哨痔
C．疼痛、出血、前哨痔
D．便秘、出血、前哨痔
E．肛裂、前哨痔、肛乳头肥大

A2 型题

1. **患者，女性，58 岁，长期便秘，半年来排便时有肿物自肛门脱出，便后自行还纳。该患者为**
A．内痔Ⅰ期　B．内痔Ⅱ期
C．内痔Ⅲ期　D．内痔Ⅳ期
E．血栓性外痔

2. **患者，男性，28 岁。用力排便后出现肛门剧痛，无便血。检查见肛管皮下暗紫色肿块，有触痛，应考虑为**
A．嵌顿性内痔　B．血栓性外痔
C．肛旁皮下脓肿　D．肛裂
E．直肠息肉

3. **患者，男，16 岁，肛周右侧皮肤反复破溃、流脓 3 个月。体检发现距肛门右侧约 3 cm 处有一乳突状突起，挤压时有脓液流出，应考虑为**
A．肛门周围脓肿　B．内痔
C．外痔　D．肛裂
E．肛瘘

4. **男性，40 岁。直肠肛管周围脓肿切开引流后形成肛瘘，肛门镜检查内口较高。该患者易采用的治疗方法为**
A．肛瘘切开术　B．肛瘘切除术
C．非手术治疗　D．抗感染治疗
E．挂线疗法治疗

5. **男性，46 岁，痔切除术后第 1 天，应密切观察**
A．伤口出血　B．排便情况
C．排尿情况　D．肛门疼痛
E．肠蠕动恢复

6. **女性，24 岁，患有慢性肛裂，在进行肛门检查时很可能同时看到**
A．混合痔　B．前哨痔
C．直肠息肉　D．直肠脱垂
E．肛门周围红肿

7. **某男，37 岁，3 天前肛门周围持续性跳痛，肛周皮肤红肿，有硬结和压痛，他最可能患了**
A．内痔　B．外痔
C．肛裂　D．直肠息肉
E．肛门周围脓肿

8. **患者，女，19 岁。肛管直肠手术后医嘱高锰酸钾坐浴。不正确的坐浴方法是**
A．坐浴盆用前应消毒
B．高锰酸钾溶液浓度为 1:5 000
C．坐浴时间 20 min
D．水温 30～32 °C
E．感觉头晕不适立即停止坐浴

9. **患者，男性，72 岁。便血 3 个月，准备行直肠指检。你作为护士应为该患者安置的体位是**
A．左侧卧位　B．右侧卧位
C．胸膝位　D．截石位
E．蹲位

10. **患者，女性，31 岁，会计，喜食辛辣食物，平日体健，患痔疮 4 年，近期无痛性便血加重，在排便时间歇滴血，痔核脱出肛门外，排便后需用手才能还纳，还纳后不再脱出。入院后第 3 天行痔切除术，术后护理正确的是**
A．仰卧硬板床
B．术后 7 天内每天做一次灌肠
C．一旦出现尿潴留应立即导尿
D．排便后先伤口换药，然后坐浴

E. 第一次排便前适当给予止痛药

11. 患者，35 岁。因长期排便困难，无痛性便血 1 周。到医院就诊，膝胸卧位检查中发现肛管左侧有一内痔，时钟定位法记录为

A. 12 点　　B. 3 点
C. 6 点　　D. 9 点
E. 6 点及 9 点处

12. 患者，女性，27 岁，肛门周围脓肿。下列符合其身体状况的是

A. 肛周疼痛较轻
B. 是慢性化脓性感染
C. 排便、受压或咳嗽时疼痛减轻
D. 在直肠肛管周围脓肿中最多见
E. 多有高热、寒战、全身疲乏不适

13. 患者，女性，42 岁，坐骨直肠间隙脓肿，符合早期切开引流的指征是

A. 体温升高
B. 白细胞数升高
C. 局部有波动感
D. 局部发红，触痛明显
E. 伴有排尿困难

14. 患者，女性，59 岁，长期便秘，半年来排便时有肿物自肛门脱出，便后不能自行还纳。行单纯痔切除后，该患者出院时对其饮食指导错误的是

A. 多饮水　　B. 戒酒
C. 避免辛辣饮食　　D. 高纤维素饮食
E. 少吃水果蔬菜

15. 患者，女，39 岁。因肛瘘行瘘管切除术，护士指导患者最合适的术后卧位是

A. 平卧位　　B. 中凹位
C. 半卧位　　D. 侧卧位
E. 头低脚高位

A3/A4 型题

（1～2 题共用题干）

患者，男性，28 岁，1 年前出现血便，常见便纸上有血迹，并伴肛门肿块脱出，平卧时可自行回纳。

1. 应考虑该患者为

A. Ⅰ期内痔　　B. Ⅱ期内痔
C. Ⅲ期内痔　　D. 血栓性外痔
E. 混合痔

2. 术后针对该患者的护理措施，错误的是

A. 术后 1～2 天内可适当给予止痛剂
B. 术后 3 天内给予流质饮食
C. 3 天后便秘者可给予灌肠
D. 便后用 1:5 000 高锰酸钾温水坐浴
E. 及时处理尿潴留

（3～6 题共用题干）

患者，男，70 岁，较长时间大便干燥，近 2 周来排便时疼痛伴出血，经检查，肛管皮肤全层裂开，形成溃疡，诊断为肛裂。采用坐浴等非手术治疗。

3. 该患者做直肠肛管检查时最合适的体位是

A. 蹲位　　B. 左侧卧位
C. 右侧卧位　　D. 膝胸位
E. 截石位

4. 该患者肛门坐浴的水温应为

A. 20～26 °C　　B. 30～36 °C
C. 43～46 °C　　D. 50～56 °C
E. 60～66 °C

5. 肛裂常发生于肛管的

A. 前正中位　　B. 后正中位
C. 左侧　　D. 右前位
E. 左后位

6. 肛裂的发生主要是由于

A. 长期饮酒　　B. 进食辛辣食物
C. 长期排尿困难　　D. 大便干硬
E. 肛管慢性感染

（7～9 题共用题干）

患者，男，51 岁，反复出现排便后肛门疼痛，时有瘙痒 4 年余，站立或行走过久时有肿胀感，昨日突发便后肛门剧烈疼痛，咳嗽时疼痛加剧。查体见肛门处有一紫红色肿块，有触痛感。

7. **最可能的诊断是**

A. 直肠息肉脱出　B. 血栓性外痔

C. 肛管周围脓肿　D. 内痔并发感染

E. 肛裂

8. **（假设信息）患者行手术治疗，术后正确的护理措施是**

A. 术后 48 h 内控制排便

B. 术后当天下床活动

C. 术后当天可进普食

D. 术后尽量减少或不使用镇痛剂

E. 术后每天用 1:500 的高锰酸钾溶液坐浴

9. **患者术后对温水坐浴和换药的安排正确的是**

A. 换药—排便—温水坐浴

B. 温水坐浴—换药—排便

C. 温水坐浴—排便—换药

D. 排便—换药—温水坐浴

E. 排便—温水坐浴—换药

（10 ~ 11 共用题干）

患者，男，41 岁。肛周肿痛 3 天。肛门左侧皮肤发红伴疼痛，以坐时及排便时明显。2 天前加剧并局部肿胀，无畏寒发热。查体：胸膝位肛门 11 点处局部肿胀约 2 cm × 2 cm，有脓头，周围皮肤发红，波动感(+)。

10. **引起该病最常见的原因是**

A. 外伤

B. 肛周皮肤感染

C. 肛腺感染

D. 痔行药物注射治疗后

E. 血栓性外痔剥离术后

11. **该患者主要的护理诊断是**

A. 体温过高　B. 疼痛

C. 皮肤完整性受损　D. 便秘

E. 个人应对无效

第六节　结、直肠癌患者的护理

【知识要点】

一、概述

大肠癌包括结肠癌和直肠癌，是胃肠道常见的恶性肿瘤，以直肠癌占第一位，结肠癌好发于乙状结肠，好发于 40 ~ 60 岁。

1. 病因

(1) 饮食因素：长期进高脂肪、高蛋白、低纤维素饮食。

(2) 癌前病变：以家族性结肠息肉、结肠腺瘤为主。

(3) 遗传因素。

2. 病理生理：

(1) 大体分型：① 肿块型，好发于右半结肠。② 浸润型，多发生于左半结肠。③ 溃疡型，是大肠癌最常见的类型。

(2) 组织学分型：腺癌（多见）。

(3) 转移途径：4 条途径，以淋巴转移为主。

(4) 临床分期：分四期。

二、护理评估

1. 健康史：注意年龄、饮食习惯、家族史和结直肠慢性炎性疾病等。

2．身体状况：

(1) 结肠癌：好发部位多为乙状结肠。排便习惯和粪便性状改变是最早出现的症状。

① 右侧结肠癌：以全身中毒症状为主，伴贫血、腹部肿块。

② 左侧结肠癌：以慢性肠梗阻为主，便秘、腹泻、血便等症状显著。

(2) 直肠癌：好发部位多为直肠壶腹部，早期仅有少量便血或排便习惯改变，易被忽视；后期肠腔狭窄症状明显。

3．辅助检查：

(1) 直肠指检，是直肠癌的首选检查方法。

(2) 内镜检查，是诊断大肠癌最有效、可靠的方法。

(3) 粪便隐血检查，作为大肠癌高危人群的初筛检查。

(4) 其他：影像学检查、肿瘤标志物等。

三、治疗要点

1．治疗原则：以手术切除为主的综合治疗。

2．手术治疗：

(1) 结肠癌根治性手术。

(2) 直肠癌根治性手术。手术方式的选择主要根据肿瘤距肛门缘的位置。

① Miles 手术：适用于腹膜返折以下的直肠癌；术后需做人工肛门。

② DiXon 手术：目前应用最多，适用于距肛门缘 5 cm 以上的直肠癌，可保留正常肛门。

四、主要护理诊断及合作性问题与护理措施

大肠癌患者的主要护理诊断及合作性问题与护理措施见表 15-6。

表 15-6 大肠癌患者的主要护理诊断及合作性问题与护理措施

<table>
<tr><th colspan="2">护理诊断/问题</th><th>主要护理措施</th></tr>
<tr><td colspan="2">1. 焦虑或恐惧。</td><td>心理护理。</td></tr>
<tr><td colspan="2">2. 营养失调。</td><td>营养支持。</td></tr>
<tr><td colspan="2">3. 自我形象紊乱。</td><td>(1) 尊重患者隐私。
(2) 学习新的控制排便方式，获得自信。
(3) 培养患者的自理能力。</td></tr>
<tr><td rowspan="3">4. 潜在并发症：</td><td>切口感染。</td><td>(1) 术前：阴道冲洗。
(2) 术后：保护切口，保持腹腔引流管通畅，保持会阴部清洁。</td></tr>
<tr><td>吻合口瘘。</td><td>(1) 术前：肠道准备。① 控制饮食；② 清洁肠道；③ 药物使用。
(2) 术后：加强营养支持，7～10 天内禁忌灌肠。</td></tr>
<tr><td>造瘘口狭窄。</td><td>(1) 加强造口的护理与观察。
(2) 定期扩肛。
(3) 预防便秘。</td></tr>
</table>

五、健康教育

1．教会患者人工肛门袋的护理。

(1) 介绍结肠造口的护理方法和护理用品。目前自然排便法采用的造口袋可分为一件式和两件式。人工肛门袋的使用：①选择和安装，选择与造口大小适宜的肛门袋；②清洁；③更换。

(2) 定期结肠造口灌洗。指导患者用适量温水（约 500～1 000 ml）经导管灌入造口内，定

时结肠造口灌洗以训练有规律的肠道蠕动，从而形成类似于正常人的排便习惯。

2. 出院后造口护理：每 1～2 周扩张造口 1 次，持续 2～3 个月。

3. 合理安排饮食，避免刺激性食物，预防腹泻或便秘。

【课前预习】

一、基础复习

肿瘤的相关知识。

二、预习目标

1. 大肠癌包括结肠癌和直肠癌，结肠癌的好发部位是乙状结肠，直肠癌的好发部位是直肠壶腹。根据肿瘤大体形态分为 3 类：________、________、________；组织学分类常见的有________、________、________，其中________最常见，________是最常见的播散方式。血行转移至________，其次为肺、骨等，也可直接浸润到邻近器官。

2. 诊断直肠癌最简单有效的检查方法是______，其次有肠镜检查和影像学检查等。

【课后巩固】

一、名词解释

肠道准备　　人工肛门

二、填空题

1. 右半结肠癌一般为腹泻、便秘症状交替出现，常以全身症状、______、______为主要表现。左半结肠癌常有____，腹泻、便秘等为主要表现。______是直肠癌患者最常见的症状，其次是直肠刺激症状、粪便变细及晚期恶病质，侵犯相邻器官造成的相关症状等。

2. 大肠癌术前肠道准备：在术前 2～3 天开始口服______的抗生素，如新霉素或卡那霉素，由于肠道菌群被抑制，影响了________的合成与吸收，故同时给予______补充。女性患者肿瘤侵犯阴道后壁，术前 3 天每晚行________。术日晨留置______。

【综合练习】

A1 型题

1. 大肠癌最常见于

A. 横结肠　　B. 盲肠

C. 升结肠　　D. 直肠

E. 降结肠

2. 直肠癌的早期症状是

A. 黏液血便

B. 排便困难，便条变细

C. 里急后重

D. 排便习惯改变

E. 腹胀、腹痛

3. 中年人便血及排便习惯改变应首先进行的检查是

A. 纤维结肠镜检　　B. 钡灌肠

C. 直肠镜检　　D. 直肠指检

E. 大便常规

4. 早期诊断结肠癌最有价值的检查方法是

A．纤维结肠镜检查
B．大便潜血试验
C．钡剂灌肠检查
D．直肠指诊
E．CEA 测定

5. **大肠癌不正确的术前准备是**
A．术前 1 天口服肠道抗生素
B．应用维生素 K
C．术前 2 天进流质饮食
D．术前 3 天开始口服甲硝唑
E．肠道准备

6. **直肠癌根治术后，人工肛门开放初期，患者宜采取的体位是**
A．左侧卧位 B．右侧卧位
C．平卧位 D．俯卧位
E．仰卧中凹位

7. **结直肠癌护理诊断“自我形象紊乱”的主要相关因素是**
A．结肠造口引起的排便方式改变
B．结直肠癌的诊断
C．手术切口疤痕
D．营养失调
E．手术引流

8. **关于结直肠癌可能的病因，下列哪项是错误的**
A．高脂饮食
B．少纤维饮食
C．家族性肠息肉病
D．结直肠慢性炎症
E．以上都不是

A2 型题

1. **文某，40 岁，近 1 个月粪便中有黏液或脓血，每日大便 5～6 次。肛门坠胀感。首要的检查为**
A．粪便常规及培养
B．直肠指诊
C．纤维结肠镜检查
D．超声波检查
E．X 线钡餐灌肠检查

2. **黄老伯，70 岁，便秘半年，后逐渐大便变细，近 4 个月来反复脓血样便，3～4 次/天，经治疗稍缓解，5 天前开始不排便，伴呕吐，不能进食。查体：全腹胀，对称，肠鸣音不亢进，肛门指检未扪及肿块。结肠镜检；距肛门 10 cm 处可见环形狭窄，呈菜花样外观，肠腔不通。最可能的诊断是**
A．直肠癌
B．直肠炎性狭窄
C．血吸虫病肉芽肿
D．直肠多发性息肉
E．直肠炎性瘢痕狭窄

3. **患者，男性，63 岁，反复发生黏液稀便、腹泻、便秘 4 个月，脐周及下腹部隐痛不适，腹平软，无压痛及肿块，粪便隐血试验(+)。为进一步确诊，有重要价值的检查是**
A．大便隐血试验 B．血液检查
C．X 线钡剂灌肠 D．结肠镜检查
E．腹部 CT

4. **患者，男性，48 岁，因直肠癌行 Miles 手术，术后护理措施错误的是**
A．术后 2～3 天，取左侧卧位
B．保护腹部切口不受污染
C．用氧化锌软膏涂抹造瘘口周围皮肤
D．造口袋可以长期持续使用
E．经常清洗消毒造口周围皮肤

5. **患者，男性，49 岁，确诊为横结肠癌，准备手术治疗，手术前最重要的护理是**
A．高蛋白、高热量饮食
B．充分的肠道准备
C．术日晨插胃管
D．输血纠正贫血
E．备皮，术前用药

6. **患者，男性，63 岁，直肠癌根治术后，人工肛门开放初期，患者宜采取的体位是**
A．左侧卧位 B．右侧卧位
C．平卧位 D．俯卧位
E．仰卧中凹位

7. 患者，女性，46 岁，因便秘、腹泻交替 3 月余，伴黏液血便，内镜检查诊断为大肠癌，护士在对家属进行健康教育时，告知下列哪项与大肠癌的发生无关

A．高脂肪饮食　　B．高纤维素饮食
C．大肠息肉　　D．溃疡性结肠炎
E．血吸虫病

8. 直肠癌患者，当癌肿距齿状线 5 cm 以上时，宜采取的手术方式是

A．经腹会阴联合直肠癌根治术
B．经腹直肠癌切除术
C．短路手术
D．结肠造瘘术
E．肿瘤切除、乙状结肠造瘘、不保留肛门
E．左半结肠的长度

9. 患者，男，45 岁。直肠癌行根治术(Miles 术)后，对其进行造口周围皮肤保护的健康指导，不包括

A．擦干后涂上锌氧油
B．注意有无红肿破溃
C．及时清洁皮肤
D．常规使用乙醇清洁
E．防止粪水浸渍

10. 患者，男，56 岁，因直肠癌入院治疗，择期行结肠造口，错误的宣教内容是

A．术后 5 天开放造口
B．避免粪便污染造口
C．造口周围涂氧化锌软膏
D．取左侧卧位
E．避免食用产气性、刺激性食物

11. 患者，男，46 岁，直肠癌 Miles 术后，对该患者出院前的饮食指导中错误的是

A．高纤维　　B．高蛋白
C．高热量　　D．高维生素
E．低脂

12. 患者，男性，59 岁。黏液血便 3 个月余，排便次数增多，腹泻、便秘交替出现。经内镜检查证实为直肠癌，行 Miles 术，术后恢复良好，准备出院，护士小陈告知患者出院后，应进行定期监测的检查项目是

A．粪便隐血检查
B．癌胚抗原检查（CEA）
C．直肠指检
D．内镜检查
E．X 线钡剂灌肠检查

13. 患者，男性，68 岁。因腹泻、便秘交替出现 2 个月就诊，大便稀并带有黏液血便，诊断为直肠癌收住院行 Miles 术，术后恢复良好，患者出院时，向患者进行健康教育的重点是

A．及时治疗直肠息肉等癌前期病变
B．向患者说明肠道准备的目的
C．积极参加防癌普查
D．肛袋应长期使用
E．患者学会人工肛门的自我护理

14. 女性，36 岁，因降结肠癌行左半结肠切除术，术后严禁进行的护理操作是

A．留置尿管患者每天进行 2 次尿道护理
B．定期挤压引流管，保持引流管通畅
C．麻醉恢复后改为半卧位
D．保持切口周围清洁、干燥
E．术后 1 周内出现肠梗阻症状及时进行灌肠

15. 男性，50 岁，因直肠癌行 Miles 术，护士在护理患者伤口时应注意正确的换药顺序是

A．会阴部切口→腹部切口→造瘘口
B．会阴部切口→造瘘口→腹部切口
C．腹部切口→会阴部切口→造瘘口
D．腹部切口→造瘘口→会阴部切口
E．造瘘口→腹部切口→会阴部切口

16. 患者，男性，57 岁。直肠癌行 Miles 手术。术后 10 天，患者出现腹部胀痛，恶心。腹壁造口检查：肠壁浅红色，弹性差，可伸入一小指。该患者可能出现的术后并发症是

A．造口肠段血运障碍　　B．吻合口瘘
C．肠粘连　　D．造口狭窄
E．便秘

A3/A4 型题

（1～2 题共用题干）

汪先生，64 岁，因大便次数增多、排黏液血便、便秘 2 个月来院诊治，怀疑为直肠癌收入院。

1. 首先应进行的检查是

A．直肠指检

B．直肠镜检查

C．血清癌胚抗原测定

D．大便潜血试验

E．X 线钡剂灌肠

2. 患者入院 3 天后，确诊为腹膜返折以下的低分化直肠癌，拟行 miles 手术，下列术前胃肠道准备措施中，不正确的是

A．术前 1 天禁食

B．术前口服肠道易吸收的抗生素

C．补充维生素 K

D．术前 2～3 天口服缓泻药

E．术前晚、术日晨清洁灌肠

（3～7 题共用题干）

患者，女性，40 岁，6 个月前无明显诱因出现粪便表面有时带血及黏液，伴大便次数增多，每日 3～4 次，时有排便不尽感，但无腹痛。曾于当地医院按“慢性细菌性痢疾”治疗无效。发病以来体重下降 3 kg。诊断为直肠癌。

3. 经直肠指诊，距肛缘约 10 cm 触及一肿块。应考虑采取何种术式

A．Miles 手术

B．Hartmann 手术

C．Dixon 手术

D．乙状结肠造口术

E．左半结肠切除术

4. 对该患者术前做肠道准备的方法中错误的是

A．术前 3 日进食少渣、半流质饮食

B．口服肠道抗生素

C．术前 12～14 h 开始口服等渗平衡电解质液

D．口服灌洗液的速度应先慢后快

E．直至排出的粪便呈无渣、清水样为止

5. 对该患者术前做肠道准备，术前需几日开始服用肠道不吸收的抗菌药物

A．1 天　　B．2 天

C．3 天　　D．4 天

E．5 天

6. 肠道准备期间，需补充的维生素是

A．维生素 B_1　　B．维生素 B_{12}

C．维生素 K_1　　D．维生素 C

E．维生素 D

7. 若患者术后 7 天出现下腹痛，体温升高达 38.9 °C，下腹部中度压痛、反跳痛，应高度怀疑术后出现了哪种并发症

A．切口感染　　B．吻合口瘘

C．吻合口狭窄　　D．尿潴留

E．肠粘连

（编者：胡文清）

第十六章　肝胆胰疾病患者的护理

第一节　肝脓肿患者的护理

【知识要点】

细菌性肝脓肿

一、病因病理

细菌性肝脓肿是指化脓性细菌引起的肝内化脓性感染。

1. 病因：最常见致病菌为大肠杆菌。

2. 感染途径：胆道系统是最主要的入侵途径和最常见的病因。

(1) 胆道系统：肝内外结石并发胆管炎，胆道蛔虫症，肠液返流等，是最主要的病因。

(2) 肝动脉途径：体内任何部位感染，细菌入血到达肝内。

(3) 门静脉途径：如坏疽性阑尾炎等细菌入门静脉到达肝内。

(4) 淋巴系统：细菌经淋巴系统侵入。

(5) 肝脏的开放性损伤。

二、护理评估

1. 健康史。

2. 身体状况：

(1) 症状：

① 寒战和高热：是最常见的早期症状，体温可高达 39 ~ 40 °C，一般为稽留热或弛张热。

② 肝区疼痛：多数患者出现肝区持续性胀痛或钝痛，有时可伴有右肩牵涉痛或胸痛。

③ 消化道及全身症状：患者有乏力、食欲减退、恶心、呕吐症状。

(2) 体征：最常见为肝区压痛和肝大，右下胸部和肝区有叩击痛。

3. 辅助检查：

(1) 血白细胞分析计数增高，中性可高达 90%以上，有核左移现象和中毒颗粒。

(2) 影像学检查：B 超可明确其部位和大小，为首选。必要时可 CT 检查。

(3) 诊断性肝穿刺：必要时可在肝区压痛最剧处或在超声探测引导下施行诊断性穿刺，抽出脓液即可证实。

(4) 其他：X 线检查和肝功能检查。

三、治疗要点

1. 非手术治疗：适用于急性期尚未局限的肝脓肿和多发性小脓肿。

(1) 全身支持治疗：包括肠内、外营养支持；纠正水、电解质、酸碱失衡。

(2) 应用抗菌药：大剂量、联合应用抗菌药。

(3) 中医中药治疗：以清热解毒为主。

2. 手术治疗：

(1) 经皮肝穿刺脓肿置管引流术：单个较大的脓肿可在 B 超引导下穿刺抽脓。

(2) 脓肿切开引流术：适用于较大的脓肿。

(3) 肝叶切除术：适用于病程长的慢性厚壁肝脓肿。

四、主要护理诊断及合作性问题与护理措施

细菌性肝脓肿患者的主要护理诊断及合作性问题与护理措施见表 16-1。

表 16-1 细菌性肝脓肿患者的主要护理诊断及合作性问题与护理措施

护理诊断/问题	主要护理措施
1. 体温过高。	物理降温，药物解热，适当补液，每天不少于 2 000 ml。
2. 营养失调。	(1) 选择营养丰富、易于消化的食物。 (2) 全身支持治疗。 (3) 定期营养监测。
3. 潜在并发症： · 腹膜炎，膈下脓肿； · 胸膜炎，中毒性休克。	(1) 注意病情观察，监测生命体征。 (2) 积极抗感染治疗。 (3) 必要时引流。
4. 手术患者的护理。	(1) 一般护理：营养支持，对症护理，心理护理。 (2) 用药护理：给予有效抗生素。 (3) 引流护理：半卧位，引流量少于 10 ml/d 或脓腔容量少于 15 ml 即可拔管。 (4) 病情观察：生命体征，腹部体征观察。

五、健康教育

1. 向患者及家属介绍物理降温及发热时的饮食、饮水。

2. 指导患者及家属识别并报告体温异常情况。

3. 鼓励患者进食高蛋白、高糖类、高维生素、低脂、易消化食物。

阿米巴性肝脓肿

一、病因病理

阿米巴性肝脓肿是肠道阿米巴感染并发症，多单发，容积可达 1 000 ~ 2 000 ml，80% 见于肝右叶。

1. 病因：阿米巴原虫。

2. 传播途径：阿米巴原虫从结肠溃疡处肠壁小静脉经门静脉、淋巴管或直接侵入肝脏。

3. 病理：侵入肝脏的滋养体阻塞门静脉小分支，引起缺血性肝坏死，产生溶组织酶，溶解肝组织形成脓肿。

二、护理评估

1. 健康史：有阿米巴痢疾史。

2. 身体状况：
(1) 症状：起病缓慢病程长，可有高热或不规则热。
(2) 体征：肝大显著，可有局限性隆起。
(3) 其他：脓肿较大，多见于肝右叶，脓液多为棕褐色，无臭味。
3. 辅助检查：
(1) 影像学检查:超声检查示肝肿大及液性暗区。
(2) 实验室检查：
① 血液化验：白细胞计数可增加；血细菌培养阴性；阿米巴抗体检测阳性。
② 粪便检查：可检查到有阿米巴滋养体或包囊。

三、治疗要点

抗阿米巴药物治疗，必要时经皮肝穿刺置管闭式引流术和切开引流术。

【课前预习】

一、基础复习

1. 大肠杆菌、金黄色葡萄球菌、链球菌、类杆菌属等。
2. 对 G^- 杆菌有效的抗生素、对厌氧菌有效的药物。

二、预习目标

1. 细菌性肝脓肿最常见的致病菌是____________，最常见的感染途径是____________。
2. 细菌性肝脓肿最常见的早期症状是________________。

【课后巩固】

一、名词解释

脓肿

二、填空题

1. 肝脓肿的引流，应待一般情况改善，体温及血常规________________，引流脓液稀薄且每日少于____ml，拔出引流管。

2. 阿米巴肝脓肿多采用________________治疗，常用药物是______________。

【综合练习】

A1 型题

1. 细菌性肝脓肿最常见的致病菌是
A. 大肠杆菌、链球菌
B. 大肠杆菌、金黄色葡萄球菌
C. 金黄色葡萄球菌、类杆杆菌
D. 金黄色葡萄球菌、链球菌
E. 链球菌、类杆杆菌

2. 发生细菌性肝脓肿时，细菌最主要的入侵途径是
A. 胆道系统　　B. 肝动脉
C. 淋巴系统　　D. 门静脉

E．损伤伤口

3. **细菌性肝脓肿最常见的早期症状是**

A．肝区疼痛　　B．肝大

C．寒战和高热　　D．恶心、呕吐

E．黄疸

4. **细菌性肝脓肿患者脓液的颜色是**

A．黄色　　B．黄白色

C．白色　　D．棕褐色

E．绿色

5. **能够确诊细菌性肝脓肿的检查是**

A．血常规　　B．B 超

C．CT　　D．放射线核素扫描

E．诊断性肝穿刺

6. **细菌性肝脓肿患者术后拔除引流管的指征是每日引流液应少于**

A．5 ml　　B．10 ml

C．15 ml　　D．20 ml

E．25 ml

A2 型题

1. **女性患者，43 岁，畏寒发热 4 天入院。查体：巩膜轻度黄染，肝区叩痛，B 超示肝大，右肝低密度影，边界清楚，3 cm×3 cm×2 cm，WBC 13×10^9/L，N 0.93，诊断为细菌性肝脓肿。下列哪项说法正确**

A．多为胆源性肝脓肿

B．G^+细菌为主要致病菌

C．脓液多为棕褐色，无细菌

D．以右叶多见，多单发

E．唯一有效的治疗是手术引流

2. **男性，52 岁，因肝区疼痛、畏寒入院。B 超提示右肝 5 cm×4 cm×3 cm 低密度影，边界清楚，以下哪项可确诊为细菌性肝脓肿**

A．X 线胸腹部检查显示右膈肌升高

B．钡餐检查可见胃小弯受压、推移现象

C．CT 检查

D．超声导引下诊断性穿刺抽出脓液即可证实

E．血常规 WBC 12×10^9/L，N 0.90

3. **患者，女性，46 岁，因胆道疾病并发细菌性肝脓肿，行脓肿切开引流术，此患者术后适宜的体位是**

A．平卧位　　B．左侧卧位

C．头低脚高位　　D．半卧位

E．俯卧位

4. **患者，男性，34 岁，高热，右上腹疼痛 5 天，B 超提示肝脓肿，曾有胆道感染病史。对此患者的饮食指导正确的是**

A．高蛋白质、低热量、低脂肪

B．低蛋白质、高热量、高脂肪

C．低蛋白质、高糖、低脂肪

D．低蛋白质、低糖、高脂肪

E．高蛋白质、高热量、低脂肪

5. **患者，女性，50 岁，细菌性肝脓肿，体温 39.5 °C，为预防该患者脱水，应保证其每日摄入量至少为**

A．500 ml　　B．1 000 ml

C．1 500 ml　　D．2 000 ml

E．2 500 ml

6. **患者，男性，56 岁，诊断为细菌性肝脓肿。此患者入院后突然出现剧烈胸痛，寒战、高热，气管向左侧移位，右侧胸壁凹陷性水肿，胸闷、气促，可能出现了**

A．急性肝衰竭　　B．急性胸膜炎

C．膈下脓肿　　D．急性胆囊炎

E．肝脓肿破裂

7. **患者，男性，30 岁，右上腹痛、高热。B 超提示肝脓肿，患者曾有胆道感染病史。引起该疾病的最可能原因是**

A．乙型肝炎

B．坏疽性阑尾炎

C．胆道化脓性感染

D．右侧膈下脓肿

E．肝包虫病

8. **患者，女性，47 岁，细菌性肝脓肿患者，行脓肿穿刺引流术。该患者引流管护理最**

主要的目的是
A．避免管道脱出
B．彻底引流脓液
C．减少脓液渗出
D．控制感染
E．观察病情变化

A3/A4 型题

（1～4 题共用题干）

女性患者，65 岁，体形肥胖。近 1 周来出现畏寒、发热、右上腹痛、乏力。住院后 CT 检查见肝内多发小低密度区。发病前有颈疖反复挤压史。

1．你认为该患者所患疾病是
A．原发性肝癌　B．细菌性肝脓肿
C．阿米巴肝脓肿　D．继发性肝癌
E．胆道感染

2．发病的主要原因是
A．抵抗力差　B．年龄较大
C．肥胖　D．女性
E．颈疖挤压

3．目前最适合的治疗是
A．切开引流
B．大剂量联合应用抗生素
C．抗癌药物
D．反复穿刺抽脓
E．肝叶切除

4．最重要的护理是
A．指导患者用抗阿米巴药
B．观察化疗、放疗并发症
C．静脉滴注抗生素
D．高糖高维生素饮食
E．发热的护理

（5～8 题共用题干）

男性患者，35 岁。近日来寒战发热，右上腹痛伴恶心呕吐，乏力。体查：肝肋下可及，质中，右下胸 9、10 肋间隙饱满，压痛。血常规检查：WBC 12×10^9/L，中性粒细胞 0.86。X 线胸透显示膈肌右侧升高，活动受限。拟诊为细菌性肝脓肿。

5．最常见的致病菌是
A．链球菌　B．大肠埃希菌
C．类杆菌　D．粪球杆菌
E．溶血性链球菌

6．细菌性肝脓肿患者病原菌进入肝脏的最常见途径是
A．肝动脉　B．门静脉
C．胆道系统　D．肝脏开放性伤口
E．淋巴系统

7．为明确病情应首选下列哪项检查
A．B 超　B．CT
C．肝核素扫描　D．腹部 X 线摄片
E．诊断性肝穿刺

第二节　门静脉高压症患者的护理

【知识要点】

一、概述

门静脉高压症是门静脉血流受阻、血液淤滞，引起门静脉系统压力增高，出现脾大和脾功能亢进、食道静脉曲张、呕血和腹水等。门静脉压力正常为 13～24 cmH_2O，门静脉高压症时，压力可增至 30～50 cmH_2O。

1. 病因：根据门静脉受阻因素及所在部位可分为：肝前型、肝内型、肝后型门静脉高压三大类。肝内型在我国最常见，占 95% 以上，多为肝炎后肝硬化所致。

2. 病理生理：

(1) 脾肿大、脾功能亢进。

(2) 门腔静脉交通支开放。食管下段、胃底静脉曲张出现最早，也最明显。

(3) 腹腔积液形成：肝硬化引起低蛋白血症是腹水形成的主要原因。

二、护理评估

1. 健康史：了解患者的生活习惯，有无长期酗酒史；有无乙型肝炎、血吸虫病等病史。

2. 身体状况：

(1) 局部表现：评估患者脾大的程度和质地，有无腹部隆起和腹壁静脉曲张。

(2) 全身表现：

① 脾功能亢进：导致红细胞、白细胞、血小板不同程度下降。

② 呕血或黑粪：原因是肝功能损害引起凝血功能障碍和脾功能亢进导致血小板减少。

③ 腹腔积液：约 1/3 门静脉高压患者有腹腔积液（腹水）。

④ 肝病表现：患者可有慢性肝病的其他征象。

3. 辅助检查：

(1) 实验室检查：① 血常规检查：脾功能亢进时，全血细胞减少。② 肝功能减退。

(2) 影像学检查：

① 食管吞钡 X 线检查：呈虫蚀状或串珠状。

② 腹部 B 超检查：显示肝、脾大小、形态，了解有无腹水和门静脉扩张。

③ 腹腔血管造影检查。

④ CT、MRI 检查。

三、治疗要点

主要是预防和控制门静脉高压症引起的食管-胃底曲张静脉破裂出血，解除脾大及脾功能亢进，治疗顽固性腹水。

1. 非手术治疗：有黄疸、大量腹腔积液、肝功能严重受损的患者发生大出血时，禁忌手术。可以予抗休克、止血、经颈静脉肝内门腔分流术（TIPS）等治疗。

2. 手术治疗：

(1) 断流术：手术阻断门奇静脉间的反常血流，达到止血目的。以脾切除加贲门周围血管离断术最为有效。

(2) 门腔静脉分流术：有非选择性分流和选择性分流两类。可降低门静脉压力。

(3) 其他：脾切除术、腹腔-静脉转流术、肝移植。

四、主要护理诊断及合作性问题与护理措施

门静脉高压症患者的主要护理诊断及合作性问题与护理措施见表 16-2。

表 16-2　门静脉高压症患者的主要护理诊断及合作性问题与护理措施

护理诊断/问题		主要护理措施
1. 恐惧。		减轻恐惧，稳定情绪。
2. 体液不足：与食管胃底曲张静脉破裂出血有关。		(1) 恢复血容量，纠正电解质紊乱。 (2) 止血药物的使用和护理。 (3) 观察生命体征、引流，了解出血情况。 (4) 三腔二囊管的使用和护理。 (5) 做好急症手术准备。
3. 潜在并发症：	出血。	(1) 术前：输全血，补充凝血因子；一般不放置胃管。 (2) 术后：分流术者，术后 48 h 内取平卧位或低半卧位，应卧床休息 1 周；注意观察生命体征和引流情况。
	肝性脑病。	详见“内科”教材。
	静脉血栓。	(1) 脾切除术后不使用止血药。 (2) 脾切除术后 2 周内隔天查血小板，若超过 600×10^9/L 时，应使用抗凝剂。
4. 体液过多和预防上消化道出血。		详见“内科肝性脑病”。

五、健康教育

1. 指导患者注意休息，避免劳累；注意饮食调理，禁烟酒，避免粗糙、过热、刺激性强的食物。
2. 避免重体力活动和引起腹内压增高的因素。
3. 注意保护肝功能，指导患者认识并避免使用对肝有毒性的药物。
4. 定期随诊复查。

【课前预习】

一、基础复习

1. 肝脏的血供。
2. 门静脉与腔静脉的四个交通支。
3. 脾脏及生理。

二、预习目标

1. 门静脉系统由____________静脉和___________静脉汇合而成。
2. 门静脉系统 4 个交通支：______________交通支，_____________交通支，_____________交通支，_______________交通支，其中最主要的是_______________交通支。
3. 门静脉高压症外科治疗的目的是预防和制止_________________________。

【课后巩固】

一、名词解释

门静脉高压症

二、填空题

1. 在我国 90% 以上的门静脉高压症是由于________________引起的肝内型门静脉高压。
2. 门静脉高压症最凶险的并发症是________________突然破裂发生大出血。

【综合练习】

A1 型题

1. 门静脉系与腔静脉之间最主要的交通支是
   A．直肠下端、肛管交通支
   B．前腹壁交通支
   C．腹膜后交通支
   D．胃底、食管下段交通支
   E．前腹壁交通支
2. 肝硬化患者出现全血细胞减少，最主要的原因是
   A．功能性肾衰竭
   B．营养吸收障碍
   C．上消化道大量出血
   D．脾功能亢进
   E．凝血因子合成减少
3. 下面哪一项不是门静脉高压的常见表现
   A．脾大　B．肝大
   C．食管静脉曲张　D．腹水
   E．痔核形成
4. 在我国引起门静脉高压症的主要原因是
   A．酒精性肝硬化
   B．血吸虫病性肝硬化
   C．肝炎后肝硬化
   D．Budd-Chiari 征
   E．肝外门静脉血栓形成
5. 手术治疗门静脉高压症并发食管静脉曲张的最主要目的是
   A．降低门静脉的压力
   B．预防上消化道出血
   C．提高抵抗力
   D．减轻腹水
   E．防止肝功能衰竭
6. 门静脉高压术前护理不正确的是
   A．卧床休息
   B．低脂高糖、高维生素饮食
   C．限制蛋白质摄入
   D．术日晨放置胃管
   E．术前晚用酸性液灌肠
7. 门脉高压症分流术后护理不正确的是
   A．早期起床活动
   B．低蛋白饮食
   C．使用抗生素
   D．忌食过烫食物
   E．术后平卧 48 h
8. 肝硬化门静脉高压症患者术后慎用止血剂是因为
   A．不需要
   B．没有必要
   C．避免肝功能受损
   D．避免肾功能受损
   E．避免诱发血栓形成

A2 题型

1. 男性，40 岁，肝硬化致门静脉高压症，分流手术前的护理措施正确的是
   A．鼓励体育锻炼
   B．高蛋白，低脂饮食
   C．注射维生素 K
   D．术日晨放置胃管
   E．术前用肥皂水灌肠
2. 患者，女性，58 岁，因“食管–胃底静脉曲张破裂出血”入院。对该患者的饮食护理不妥的是

A．大出血期间应禁食
B．止血后即可渐进高热量、高蛋白饮食
C．避免粗糙、坚硬食物
D．避免刺激性食物
E．应细嚼慢咽

3. 男性，67 岁，有冠心病，因门静脉高压、上消化道急性大出血入院，体检：巩膜黄染，有明显腹水。门静脉高压、急性上消化道出血的紧急处理是
A．三腔管气囊压迫止血
B．垂体后叶加压素
C．脾、肾静脉分流术
D．门腔静脉分流术
E．胃底周围血管离断术

4. 患者，男，50 岁，因严重肝硬化伴门静脉高压症进行脾肾分流术。出院时对其进行预防上消化道出血的健康指导，最重要的是
A．继续卧床休息
B．低蛋白、低脂饮食
C．选择细软不烫食物
D．服用护肝药物
E．应用维生素 K

5. 肝硬化患者，因 3 h 前呕吐鲜红色血液 800 ml 而急诊入院，血压 115/60 mmHg，脉率 122 次/min。以下护理措施中不妥的是
A．去枕平卧
B．密切观察生命体征及神志变化
C．流质饮食
D．建立静脉通路
E．备好三腔二囊管

6. 男性，38 岁，门静脉高压症，因行脾切除术、脾肾静脉吻合术入院。脾切除术后护理措施正确的是
A．限制低蛋白质摄入
B．使用维生素 K
C．使用止血药物
D．尽早下床活动
E．定期复查血小板计数

7. 男，28 岁，因食管下端、胃底静脉曲张破裂出血第 2 次入院，经非手术处理后出血已停，现准备手术治疗，下列哪项护理措施不当
A．注意休息
B．做好心理护理
C．避免腹内压增加
D．加强营养，饮食可不限制
E．预防感染

8. 患者，男，48 岁。晚期血吸虫性肝硬化并发门静脉高压，行脾切除术后 3 天，体温已正常，此时的护理观察重点是
A．血氧饱和度　　B．白细胞计数
C．血小板计数　　D．红细胞计数
E．血氨

A3/A4 型题

（1～3 题共用题干）

患者，男性，45 岁。患肝硬化 5 年。近 6 h 呕血 3 次，每次量约 500 ml。入院查体：BP 80/50 mmHg，P 130 次/min，巩膜黄染，腹部移动性浊音(+)。

1. 考虑该患者的诊断为
A．胃溃疡
B．十二指肠溃疡
C．胃癌
D．食管胃底静脉曲张破裂出血
E．急性腐蚀性胃炎

2. 该患者首要的护理问题是
A．活动无耐力　　B．体液不足
C．恐惧　　D．知识缺乏
E．有窒息的危险

3. 针对上述患者，应采取的最重要措施是
A．严密观察病情变化
B．补充血容量
C．心理护理
D．清除胃内积血
E．气囊管压迫止血

（4～6题共用题干）

患者，男，55岁，2 h前进食苹果后突发大呕血3次，呕吐呈喷射状，量达1 200 ml左右，为新鲜血。体格检查：T 37 °C，P 12次/min，R 28次/min，BP 86/65 mmHg。巩膜稍黄染，双手呈肝掌样变。肝未触及，脾肋下1 cm，无肌紧张及反跳痛，移动性浊音阳性。

4. 护士接诊时最适宜为该患者取下列哪一体位

A．俯卧位　B．端坐位　C．去枕平卧位　D．头低脚高位　E．中凹卧位

5. 为预防再次出血，下列措施错误的是

A．禁食

B．胃肠减压

C．冰生理盐水灌洗

D．急诊行门—腔静脉分流手术

E．置三腔二囊管压迫止血

6. 经治疗，患者血止，护士为其进行出院健康指导，以下哪一项不需要

A．避免粗硬食物

B．避免引起腹内压增高的因素

C．用软毛牙刷刷牙

D．加强呼吸功能训练

E．戒烟、酒

（7～9题共用题干）

患者，男，50岁，肝硬化5年，中午进食后突然呕血，色暗红，量约350 ml，急诊入院。查体：神志清，T 37.5 °C，P 20次/min。BP 90/60 mmHg，患者情绪高度紧张，诉说有濒死的感觉，经抢救，患者病情平稳后行门-体分流术。

7. 入院时，患者主要的心理问题是

A．悲哀　B．淡漠　C．焦虑　D．恐惧　E．抑郁

8. 分流术后24 h内应指导患者采取的体位是

A．头低足高位　B．中凹位　C．平卧位　D．俯卧位　E．半坐卧位

9. 患者入院后采取的处理措施中不正确的是

A．应用肥皂水灌肠

B．三腔二囊管压迫止血

C．静脉止血药物的应用

D．应用保肝药物

E．输液、输血

第三节　原发性肝癌患者的护理

【知识要点】

一、概述

原发性肝癌是指发生于肝细胞和肝内胆管上皮细胞的癌。肝癌流行于我国东南沿海地区，好发于40～50岁年龄段，男女比例约为2:1。

1. 病因：病毒性肝炎是肝癌发病的主要致癌因素，黄曲霉菌和饮水污染是重要的促癌因素。急性肝炎→慢性肝炎→肝硬化→肝癌的病史。

2. 病理：

(1) 大体可分为结节型、巨块型和弥漫型三类。以结节型多见。

(2) 按组织学类型可分为肝细胞型、胆管细胞型和混合型三类；我国以肝细胞型为主。

(3) 转移途径：易侵犯门静脉引起门静脉高压；血行转移最多见于肺；肝门淋巴结转移最多。

二、护理评估

1. 健康史：了解患者有无肝炎、肝硬化等病史，有无接触致癌物及不良饮食习惯，家中有无肝癌及其他肿瘤病史。

2. 身体状况：

(1) 症状：

① 肝区疼痛：为最常见和最主要症状，约半数以上患者以此为首发症状，多呈间歇性或持续性钝痛或刺痛。

② 全身及消化道反应：常表现为食欲减退、腹胀、恶心、呕吐或腹泻等；低热、贫血、出血、水肿等恶病质表现。

(2) 体征：肝呈进行性肿大，质硬，结节状，为中、晚期肝癌的主要临床体征。晚期患者可出现黄疸和腹水。

(3) 其他：可有癌旁综合征的表现；肝性脑病、上消化道出血、癌肿破裂出血及继发性感染等并发症。

3. 辅助检查：

(1) 实验室检查：

① 甲胎蛋白（AFP）测定，对诊断肝细胞癌有相对专一性，阳性率约为 70%，是目前诊断原发性肝癌最常用、最重要的方法。

② 血清酶学及肿瘤标记物检测。

(2) 影像学检查：

① B 型超声检查，能发现直径为 2 ~ 3 cm 或更小的病变，诊断正确率可达 90%，是目前肝癌定位检查中首选的一种方法。

② CT 和 MRI 检查：可检出直径 1.0 cm 左右的小肝癌，诊断符合率达 90% 以上。

③ 选择性动脉造影检查。

(3) 肝穿刺活组织检查。在 B 超引导下行细针穿刺活检，具有确诊的意义。

三、治疗要点

1. 手术治疗：肝切除术是目前治疗肝癌最有效的方法。主要术式有肝叶切除、半肝切除、肝三叶切除或局部肝切除等。原则上选择肝功能 C 级的小肝癌病行肝移植。

2. 非手术治疗：

(1) 局部治疗：B 超下经皮穿刺肿瘤射频、微波、注射无水乙醇等。

(2) 肝动脉栓塞化疗（TACE）：为不能手术者首选方法。

(3) 其他：包括放射治疗、生物治疗和中医中药等。

四、主要护理诊断及合作性问题与护理措施

原发性肝癌患者的主要护理诊断及合作性问题与护理措施见表 16-3。

表 16-3 原发性肝癌患者的主要护理诊断及合作性问题与护理措施

<table>
<tr><th colspan="2">护理诊断/问题</th><th>主要护理措施</th></tr>
<tr><td colspan="2">1. 悲伤。</td><td>加强心理疏导，同情与理解，告知早期手术有根治机会。</td></tr>
<tr><td colspan="2">2. 疼痛。</td><td>(1) 术后使用镇痛泵。
(2) 指导患者控制疼痛和分散注意力。</td></tr>
<tr><td colspan="2">3. 营养失调。</td><td>(1) 选择营养丰富、易于消化的食物，高蛋白、高热量、高维生素。
(2) 术后逐步恢复饮食，注意补充能量。
(3) 定期营养监测。</td></tr>
<tr><td rowspan="3">4. 潜在并发症：</td><td>出血。</td><td>(1) 术前：
· 改善凝血功能：术前 3 天给予维生素 K，肌内注射。
· 癌肿破裂出血：常见的并发症。术前注意观察癌肿突然破裂出血，应避免腹内压增高的因素。
(2) 术后：
· 严密观察病情变化。
· 体位与活动：术后可给予半卧位，24 h 内卧床休息，避免过早起床活动，以免引起术后出血。
· 引流液的观察：应警惕腹腔内出血。</td></tr>
<tr><td>膈下积液或脓肿。</td><td>(1) 加强引流护理。
(2) 加强观察，警惕膈下积液或膈下脓肿。
(3) 脓肿引流的护理。</td></tr>
<tr><td>肝性脑病。</td><td>详见“内科肝性脑病”。</td></tr>
<tr><td colspan="2">5. 其他护理。</td><td>(1) 肝动脉插管化疗护理：
· 介入治疗前的准备：常规术前检查、备皮、禁食。
· 预防出血：穿刺后取平卧位，穿刺处沙袋加压 1 h，穿刺侧肢体制动 6 h。
· 导管护理：保持通畅，肝素冲洗导管。
· 栓塞后综合征的护理。
· 拔管后局部加压 15 min，卧床 24 h，防止出血。
(2) 维持体液平衡，监测腹水。</td></tr>
</table>

五、健康教育

1. 宣传防治乙肝的方法。

2. 告知患者术前休息和加强营养，家属密切观察腹部情况、精神行为情况。

3. 出院健康指导：① 定期复查；② 坚持后续治疗；③ 注意营养；④ 晚期患者给予精神支持；⑤ 注意休息。

【课前预习】

一、基础复习

1. 肝脏的解剖。
2. 肝脏的功能及生理意义。
3. 肿瘤及化疗。

二、预习目标

1. 我国肝癌发生病因与________、________、________有关。

2. 肝癌的转移途径为________、________、________、________，主要的转移部位是________。

【课后巩固】

一、名词解释

原发性肝癌

二、填空题（肝脓肿与肝肿瘤共用）

1. 原发性肝癌的首发症状是________疼痛；中、晚期原发性肝癌的主要体征是________。

2. 诊断肝癌特异性指标是________，有助于诊断早期肝癌，肝癌定位检查中首选方法是________。

【综合练习】

A1 型题

1. 在我国诱发原发性肝癌最主要的疾病是
A．甲型肝炎　B．乙型肝炎
C．肝脓肿　D．中毒性肝炎
E．肝棘球蚴病

2. 原发性肝癌最常见的大体类型是
A．小癌型　B．结节型
C．溃疡型　D．巨块型
E．弥漫型

3. 原发性肝癌最常见的症状是
A．腹水和黄疸
B．贫血
C．上消化道出血
D．肝区疼痛
E．肝脏进行性肿大

4. 原发性肝癌中晚期患者最突出的体征是
A．腹水呈血性
B．腹膜刺激征
C．肝脏进行性肿大
D．黄疸与发热
E．腹壁静脉曲张

5. 最有助于诊断原发性肝癌的实验室检查指标是
A．ALK　B．AFP
C．rGP　D．AAT
E．CEA

6. 治疗早期原发性肝癌，最有效的方法是
A．手术切除
B．肝动脉插管化疗
C．肝动脉栓塞治疗
D．放射治疗
E．局部注射无水酒精疗法

7. 肝叶切除术后患者不宜早期下床活动的主要原因是
A．防止肝断面出血
B．防止意外受伤
C．有利于患者恢复体力
D．有利于患者伤口愈合
E．防止肝性脑病

8. 肝癌患者术前肠道准备中，口服新霉素的主要目的是
A．减轻腹压
B．增加肠蠕动
C．减少氨的产生
D．减少胃肠道出血
E．防止便秘

A2 型题

1. 男性患者，45 岁。已确诊为原发性肝癌晚期，无明显诱因突发右上腹痛，面色苍白，大汗。首先考虑

   A. 胃溃疡穿孔　B. 十二指肠穿孔
   C. 肝癌破裂　D. 胆绞痛
   E. 肾绞痛

2. 女性患者，52 岁。B 超检查发现肝占位性病变 1 周，查肝功能正常。下列哪项阳性最有助于诊断原发性肝癌

   A. CEA　B. AFP
   C. MRI　D. CT
   E. BUS

3. 女性，44 岁，肝癌术后，因肝功能 B 级，为预防肝性脑病。下列哪项不妥

   A. 术后间歇吸氧 3～4 天
   B. 应用保肝药物
   C. 避免消化道出血、感染、高蛋白饮食等
   D. 肥皂水灌肠
   E. 导泻

4. 女性，52 岁，肝癌术后出院。健康指导中哪项不必要

   A. 定期到医院复查
   B. 坚持后续治疗
   C. 注意营养
   D. 注意休息
   E. 定期口服肠道抑菌剂

5. 男性，48 岁，原发性肝癌行肝叶切除术后第 3 天，出现谵妄、烦躁不安、黄疸、少尿等，应考虑

   A. 肝性脑病　B. 内出血
   C. 休克　D. 膈下脓肿
   E. 胆汁性腹膜炎

6. 男性，65 岁，肝癌肝叶切除术后第 1 天，患者感觉腹痛、心慌、气促、出冷汗，血压 90/60 mmHg，首先应考虑为

   A. 胆汁性腹膜炎　B. 肠梗阻
   C. 肝断面出血　D. 膈下脓肿
   E. 阑尾炎

7. 患者，男，56 岁，原发性肝癌，行肝叶切除术后，出现嗜睡、烦躁不安、黄疸，考虑为肝性脑病，下列护理措施哪项不正确

   A. 给予高蛋白饮食
   B. 禁用肥皂水灌肠
   C. 便秘时可口服乳果糖
   D. 给予富含支链氨基酸的制剂
   E. 使用降血氨药物

8. 男性，50 岁，肝癌早期，行肝叶切除术。术后病情平稳后，应

   A. 取平卧位，避免过早活动
   B. 平卧位，尽早活动
   C. 半卧位，避免过早活动
   D. 半卧位，尽早活动
   E. 半卧位，不限制活动

A3/A4 型题

（1～3 题共用题干）

男性患者，46 岁。慢性肝病 11 年，普查发现 AFP > 400 μg/L，肝肾功能正常，诊断为早期肝癌。

1. 下列哪项检查对定位最有帮助

   A. 肝动脉造影　B. 肝核素扫描
   C. 腹部平片　D. B 超或 CT
   E. 腹腔镜

2. 如果发现肝右叶 6 cm 占位性病变，最理想的治疗措施是

   A. 力争手术切除
   B. 局部外放射治疗
   C. 联合化学治疗
   D. 免疫治疗
   E. 中医治疗

3. 肝癌患者术前的肠道准备中，口服新霉素的主要目的是

   A. 减轻腹压

B．增加肠蠕动
C．减少氨的产生
D．减少胃肠道出血
E．防止便秘

（4 ~ 5 题共用题干）

男性，46 岁，生意应酬长期酗酒达 20 年，因肝区疼痛、食欲下降、乏力半月就诊。B 超显示肝脏增大，腹水，脾肿大，肝脏占位 13 cm × 12 cm × 10 cm，反复查 AFP 600 ~ 800 μg/L，诊断为肝癌晚期。

4. **目前新的分类为**
A．微小肝癌　B．小肝癌
C．大肝癌　D．巨大肝癌
E．原位癌

5. **妥当的处理方案是**
A．手术治疗
B．TACE
C．放射治疗
D．局部治疗
E．肝穿刺细胞学检查

（6 ~ 9 题共用题干）

患者，男性，56 岁，过去有嗜酒及慢性肝炎史，近 2 个月来食欲不振、低热、消瘦、乏力、右上腹胀痛并扪到肿块。体格检查：肝肋下 3 cm，质硬，无腹水。B 超检查发现患者肝右叶中央单个 10 cm × 12 cm 占位，AFP 升高，肝肾功能正常。诊断为原发性肝癌。

6. **患者 2 h 前突然全腹痛，出冷汗。检查发现患者有腹胀，右上腹轻压痛及反跳痛，移动性浊音阳性。可能的诊断为**
A．肝硬化、腹水继发感染
B．应激性溃疡穿孔并发出血
C．肝癌破裂
D．急性出血坏死性胰腺炎
E．细菌性肝脓肿

7. **首先应采取的措施是**
A．及时通知医师
B．测量生命体征
C．补液、输血
D．做好急诊手术的各项准备
E．应用止血剂

8. **患者经过治疗后病情稳定，肝肾功能基本正常，无远处转移，行肝叶切除术，术后护理措施中错误的是**
A．常规需间歇吸氧
B．专人护理
C．早期下床活动
D．口服新霉素或卡那霉素
E．适量补充白蛋白和血浆

9. **患者肝叶切除术后，出现嗜睡、烦躁不安、黄疸，应考虑**
A．膈下脓肿　B．内出血
C．胆道感染　D．胆汁性腹膜炎
E．肝性脑病

第四节　胆道疾病患者的护理

【知识要点】

胆石症

一、概述

胆石症包括发生在胆囊和胆管的结石，为胆管系统常见病和多发病。其分类见表 16-4。

表 16-4 胆石的分类

胆固醇结石	80% 位于胆囊内	白黄、灰黄、黄色	圆形、椭圆形，剖面呈放射条纹	代谢性	X 线多不显影
胆红素结石	多位于胆管内	棕褐、棕黑色	颗粒、长条、铸管形	感染性	X 线多不显影
混合性结石	胆囊、胆管内均可				X 线多显影

1. 病因：胆囊结石主要因脂类代谢异常引起。胆管结石主要因胆管感染引起。

2. 病理：胆石症的基本病理改变为胆管梗阻及感染。胆囊结石可并发胆囊炎、胆囊积液、急性胰腺炎等。胆管结石可并发胆管炎、胆管出血、肝脓肿及急性胰腺炎，严重者发生 ACST。

二、护理评估

1. 健康史。

2. 身体状况：

(1) 胆囊结石：

① 症状：

· 腹痛是主要的身体状况，起病常在饱餐、进油腻食物之后或在夜间发作，呈阵发性绞痛，可放射到右肩背部。30% 患者可无症状。

· 伴恶心呕吐。

· 轻度发热；部分患者可有轻度黄疸。少数胆囊颈管结石压迫胆总管引起梗阻及胆管炎即 Mirizzi 综合征。

② 体征：

· 右上腹有压痛、反跳痛和肌紧张，Murphy 征阳性（深压胆囊区，嘱患者深吸气，可有触痛反应），可在右上腹触及肿大而有触痛的胆囊。

· 如胆囊壁发生坏死、穿孔，则出现弥漫性腹膜炎的体征。

(2) 胆管结石：

① 症状：当结石阻塞胆管并继发感染时，可致典型的胆管炎症状：急腹痛、寒战高热和黄疸，称为 charcot 三联征。

· 腹痛：位于剑突下或右上腹部，呈阵发性、刀割样绞痛或持续性疼痛伴阵发性加剧，向右肩背部放射，伴有恶心、呕吐。

· 寒战、高热：于剧烈腹痛后，体温可高达 39 ~ 40 °C，呈弛张热。

· 黄疸：尿色变黄，大便颜色变浅和皮肤瘙痒。

② 体征：黄疸结石堵塞胆管后，胆红素逆流入血，患者出现黄疸。

3. 辅助检查：

(1) 实验室检查：血白细胞计数及中性粒细胞比例增高；肝血清转氨酶和碱性磷酸酶增高。

(2) B 超检查：为首选的检查方法。提示胆囊增大，囊壁增厚，大部分患者可见到胆囊结石影像，可显示胆管内有结石影，近段扩张。

(3) 其他检查：必要时可行 PTC、MRCP 检查，了解结石的部位和胆管梗阻的部位等。

三、治疗要点

1. 胆囊结石：

(1) 手术治疗：

① 手术切除病变的胆囊：手术时机最好在急性发作之后的缓解期为宜。

② 腹腔镜胆囊切除术（LC）：首选。

(2) 非手术治疗：对并发严重心血管疾病不能耐受手术的老年患者，可采取溶石或排石疗法。

2. 胆管结石：

(1) 手术治疗：① 胆总管切开取石、T 管引流术；② 胆肠吻合术；③ 肝部分切除术；④ 经十二指肠镜取石术（ERCP）。

(2) 非手术治疗：包括卧床休息、禁食、胃肠减压、抗感染治疗、解痉止痛、利胆，纠正水电解质及酸碱平衡紊乱，护肝及营养支持等。

胆道感染

一、概述

胆道感染是指胆囊壁和（或）胆管壁受到细菌的侵袭而发生炎症反应，胆汁中有细菌生长。

1. 病因：

(1) 胆囊管梗阻：95% 以上是胆囊结石，称为结石性胆囊炎。

(2) 细菌感染：细菌多来源于胃肠道。

(3) 严重创伤及大手术后诱发。

2. 病理：

(1) 急性胆囊炎：包括急性单纯性胆囊炎、化脓性胆囊炎、坏疽性胆囊炎及胆囊穿孔。

(2) 慢性胆囊炎：90% 以上患者有胆囊结石。由于炎症和结石的反复刺激，胆囊壁增厚并与周围组织粘连，胆囊逐渐萎缩，失去功能。

二、护理评估

1. 健康史。

2. 身体状况：

(1) 急性胆囊炎：

① 症状：

- 腹痛：上腹部疼痛史，表现为右上腹阵发性绞痛，常在饱餐、进食油腻食物之后或夜间发作，疼痛可放射至右肩及右肩下部。
- 消化道症状：恶心、呕吐、厌食等消化道症状。
- 轻度发热。

② 体征：

- 腹部压痛；右上腹可有不同程度和不同范围的压痛、反跳痛和肌紧张，Murphy 征阳性。
- 黄疸：10% ~ 25% 的患者可出现轻度黄疸。

(2) 慢性胆囊炎：症状常不典型，主要表现为消化不良的症状以及右上腹和肩背部隐痛。多数患者曾有典型的胆绞痛病史。

3. 辅助检查：

(1) 实验室检查：血常规检查可见白细胞计数及中性粒细胞比例升高。

(2) 影像学检查：B 超检查可显示胆囊增大、胆囊壁增厚“双边征”，大部分患者可见胆囊内有结石光团或胆管内有结石影，近段扩张。

(3) 其他检查：PTC 和 ERCP 检查有助于明确梗阻部位、原因和程度。

三、治疗要点

1. 胆囊炎：

(1) 手术治疗：胆囊切除术为首选手术方式。

(2) 非手术治疗：包括禁食、胃肠减压、补液、解痉止痛、控制感染及全身支持治疗。非手术治疗期间出现病情加重或出现胆囊穿孔等应及时手术。

2. 急性梗阻性化脓性胆管炎：治疗原则是立即手术解除胆管梗阻并胆管减压引流，应用大量抗生素和抗休克。

四、主要护理诊断及合作性问题与护理措施（胆道感染与胆石症共用）

胆道感染与胆石症患者的主要护理诊断及合作性问题与护理措施见表 16-5。

表 16-5 胆道感染与胆石症患者的主要护理诊断及合作性问题与护理措施

护理诊断/问题		主要护理措施
1. 体温过高、疼痛、体液不足。		物理降温，药物解热，对症止痛，纠正水电解质酸碱紊乱。
2. 营养失调：低于机体需要量。		(1) 选择营养丰富、易于消化的食物。 (2) 全身支持治疗。 (3) 定期营养监测。
3. 知识缺乏：缺乏 LC 的相关知识。		(1) 介绍与 LC 相关的知识。 (2) 解释术后腹腔中的 CO_2 可导致不同程度的腰背部、肩部不适，可自行缓解。
4. 潜在并发症：	胆管出血。	(1) 卧床休息 3～5 天。 (2) 改善和纠正凝血功能：维生素 K_1 肌内注射。 (3) 注意观察引流、生命体征和腹部体征变化。
	胆瘘。	(1) 加强术后观察：有无腹膜炎或引流液是否呈黄绿色胆汁样。 (2) 妥善固定引流管。 (3) 保持引流通畅。 (4) 观察 T 管引流情况。
	胆囊穿孔（急性胆囊炎）。	(1) 加强观察患者生命体征、腹痛和腹部体征变化。 (2) 减轻胆囊内压力，控制感染。 (3) 及时处理胆囊穿孔，紧急手术。
	感染。	(1) 术后采取半卧位或斜坡卧位。 (2) 加强皮肤护理。 (3) 加强腹腔引流护理。 (4) T 形管引流护理：① 妥善固定；② 保持有效引流；③ 严格无菌操作；④ 观察腹部情况并记录引流液色、量和性质（注意量的变化）；⑤ 适时拔管（注意拔管指征）。

五、健康教育

1. 合理饮食：指导患者选择低脂肪、高蛋白、高维生素易消化的食物。
2. 自我监测：出现腹痛、发热、黄疸时及时到医院诊治。
3. T 管护理：患者带 T 管出院时，应指导其进行自我护理。

(1) 妥善固定引流管和放置引流袋，防止扭曲或受压。

(2) 避免举重物或过度活动，以防管道脱出或胆汁逆流。

(3) 沐浴时应采取淋浴的方式，并用塑料薄膜覆盖引流伤口处。

(4) 引流管伤口每日换药一次，伤口周围皮肤涂氧化锌软膏保护。

(5) 每日同一时间更换引流袋，并记录引流液的量、颜色及形状。

急性梗阻性化脓性胆管炎

一、概述

急性梗阻性化脓性胆囊炎又称急性重症胆管炎。

1. 病因：急性梗阻性化脓性胆管炎（ACST）是胆道感染疾病中的严重类型。胆管结石是最常见的梗阻因素。最常见的致病菌是大肠杆菌。

2. 病理：

胆管炎：胆管梗阻和狭窄，胆汁淤积继发感染；胆管壁充血、水肿、炎症细胞浸润及溃疡形成，胆管内压力增高，细菌入血引起脓毒血症，肝细胞坏死，甚至感染性休克。

二、护理评估

1. 健康史。

2. 身体状况：

(1) 症状：出现 Charcot 三联征（腹痛、寒战高热、黄疸）的基础上，出现休克和神经精神症状即 Reynolds 五联征，严重者出现 MODS。

(2) 体征：① 腹部压痛或腹膜刺激征；② 黄疸；③ 肝大，肝区叩击痛。

3. 辅助检查：

(1) 实验室检查：血常规检查可见白细胞计数及中性粒细胞比例升高。重症胆管炎可超过 $20\times10^9/L$，中性粒细胞比例明显升高。血小板减少，凝血酶原时间延长，提示病情危重。

(2) 影像学检查：B 超检查可显示胆囊增大，胆管内有结石影，近段扩张。

(3) 其他检查：PTC 和 ERCP、MRCP 检查有助于明确梗阻部位、原因和程度。

三、治疗要点

治疗原则是立即手术解除胆管梗阻并胆管减压，T 管引流。应用大量抗生素和抗休克。

胆道蛔虫病

一、概述

胆道蛔虫病是肠道蛔虫上行钻入胆道后引起的一系列身体状况，多见于儿童。

1. 病因：人体胃肠道功能紊乱、饥饿、发热、驱虫不当等导致蛔虫寄生环境改变，蛔虫上窜至十二指肠；又因 Oddi 括约肌功能障碍，导致蛔虫钻入胆道。

2. 病理：蛔虫钻入胆道机械性刺激引起 Oddi 括约肌痉挛，导致胆绞痛，诱发胰腺炎；带入细菌引起胆道感染。

二、护理评估

1. 健康史。

2. 身体状况：

发病特点：症状重，体征轻，症状与体征不一致。患者突发性剑突下“钻顶样”剧烈疼痛，坐卧不安，大汗淋漓，常伴恶心呕吐；体征轻微，剑突下或右上腹有轻度深压痛。继发感染和胆道梗阻，可出现高热、黄疸。

3. 辅助检查：

(1) 实验室检查：血常规可见白细胞计数和嗜酸性粒细胞比例升高。

(2) 影像学检查：B 超检查为首选方法，可显示蛔虫体影。

(3) 其他检查：ERCP 和 MRCP。

三、治疗要点

胆道蛔虫病以非手术治疗为主，包括解痉镇痛，利胆驱虫，氧气驱虫，ERCP 取虫。

【课前预习】

一、基础复习

1. 胆囊的解剖及生理。
2. 肝外胆道系统解剖。
3. 胆汁的分泌量及生理意义。
4. G^-杆菌及厌氧菌和有效抗生素。
5. 蛔虫的生物学特点。
6. 引流护理的共同要点。

二、预习目标

1. ____________________检查为胆囊炎首选的检查方法，对临床症状明显又伴有胆石者，应行__________治疗。

2. 胆道结石梗阻严重时，可引起______________________，表现为______________三联症+______________+______________，合称为_______________五联征。

【课后巩固】

一、名词解释

Murphy 征　　Charcot 征　　Reynold 五联征

二、填空题

1. 胆道疾病首选_______________检查。

2. 急性梗阻性化脓性胆管炎的治疗原则是在抗休克、抗感染的同时，紧急手术解除___________________并_______________。

3. 胆道蛔虫病的特征是____________________，即突发上腹剑突下______________绞痛。

4. 对于T形管引流的患者，应注意观察患者的______________变化，了解胆汁是否进入十二指肠。

5. T形管的一般引流时间是________周，拔管前先__________造影，证实胆道通畅后再试行夹管______天，如无腹胀、腹痛、发热及黄疸等症状，可以拔管。

【综合练习】(胆道感染与胆石症共用)

A1型题

1. 下列哪种疾病可出现Murphy征阳性
   A. 急性胰腺炎
   B. 胆囊结石
   C. 胆总管结石
   D. 急性化脓性胆管炎
   E. 细菌性肝脓肿

2. 胆管结石患者出现右上腹疼痛的原因是
   A. 胆管炎症
   B. 胆管损伤
   C. Oddi括约肌痉挛
   D. 腹腔感染
   E. 胆汁逆流

3. 夏柯(Charcot)三联征是指
   A. 腹痛，恶心，高热
   B. 恶心，腹胀，寒战
   C. 腹痛，腹胀，寒战高热
   D. 腹痛，黄疸，恶心
   E. 腹痛，寒战高热，黄疸

4. 胆绞痛发作时禁用
   A. 地西泮　　B. 吗啡
   C. 阿托品　　D. 哌替啶
   E. 山莨菪碱

5. 胆道疾病术后患者的饮食指导，错误的是
   A. 高脂饮食　　B. 多饮水
   C. 少量多餐　　D. 易消化饮食
   E. 低脂饮食

6. 关于T形管的护理措施，错误的是
   A. 妥善固定，保持通畅
   B. T形管阻塞时可用无菌盐水冲洗
   C. 观察24 h胆汁引流量
   D. 拔管前试行夹管1~2天
   E. 颜色变浅、量减少可直接拔管

7. 以雷诺五联征为典型临床表现的胆道疾病是
   A. 急性胆囊炎
   B. 急性胆管炎
   C. 急性胆囊炎伴胆结石
   D. 急性梗阻性化脓性胆管炎
   E. 慢性胆囊炎

8. 胆道蛔虫病的临床特点是
   A. 阵发性钻顶样剧烈绞痛
   B. 剑突下左侧深压痛
   C. 剧烈呕吐蛔虫
   D. 畏寒高热
   E. 肝肿大并具有压痛

A2型题

1. 女性患者，38岁，2天前突然出现剑突下阵发性绞痛。近1天来腹痛呈持续性，阵发性加剧，伴寒战、高热。检查见T 39 °C，巩膜黄染，右上腹压痛及肌紧张。首先应考虑
   A. 急性胆囊炎　　B. 急性胰腺炎
   C. 胆囊结石　　D. 胆道蛔虫病
   E. 急性胆管炎

2. 女性患者，35岁，患急性梗阻性化脓性胆

管炎。入院后特别重要的护理是
A．静脉输液 B．安置平卧位
C．解释与安慰 D．及时用抗生素
E．急症手术前准备

3. 患者，男性，36 岁，胆道术后，T 形管引流 2 周，拔管前先试行夹管 1～2 天，夹管期间应重点观察
A．引流口有无渗液
B．体温、脉搏和血压
C．小便的颜色
D．饮食睡眠
E．腹痛、发热、黄疸

4. 患者，女性，50 岁，因胆总管结石伴急性胆管炎入院。入院后行胆总管切口取石、T 形管引流。术后医嘱要求护士观察患者的排便情况，其目的是
A．肛门是否通气
B．了解患者对脂肪的消化吸收能力
C．了解胆汁是否流入十二指肠
D．及时发现胃肠道出血
E．了解胃肠道功能

5. 患者，男性，59 岁，剑突下刀割样绞痛 5 h，寒战、高热伴黄疸。既往有类似发作史。查体：神志淡漠，体温 39 °C，血压 80/60 mmHg，脉搏 125 次/min，剑突下压痛，肌紧张，白细胞 26×10^9/L，中性粒细胞 95%，肝区叩击痛。可能的诊断是
A．急性胰腺炎
B．急性梗阻性化脓性胆管炎
C．胆道蛔虫病
D．急性胆管炎
E．溃疡穿孔

6. 患者，男，54 岁。胆囊结石，明天即将做胆囊切除术，护士应首选下列哪项与患者交谈
A．吸烟的危害
B．规律饮食的重要性
C．鼓励患者战胜疾病
D．术前健康指导
E．止痛的方法

7. 患者，男，50 岁。因胆总管结石并发胆管炎收住入院拟行手术治疗，术后需放置
A．胆囊造瘘管 B．胸腔引流管
C．T 形引流管 D．空肠造瘘管
E．腹腔双套管

8. 患者，男，37 岁。因胆结石症入院行胆囊切除术，胆总管切开术，术中放置 T 管。护士向患者家属解释时，应说明使用 T 管的首要目的是
A．引流胆汁和减压
B．促进伤口引流
C．提供冲洗胆道的途径
D．阻止胆汁进入腹膜腔
E．将胆汁进入十二指肠的量减至最少

9. 患者，男性，56 岁，行胆囊切除、胆总管探查、T 管引流术，术后连续 5 天患者 T 管引流量持续不减，提示
A．肝细胞分泌亢进
B．胆管分泌过多
C．胆囊浓缩功能减退
D．胆道下端梗阻
E．十二指肠液反流

10. 患者，女性，56 岁，胆囊切除、胆总管探查、T 管引流术后第 10 天，前一天引流量约为 50 ml，为正常胆汁，无任何不适主诉。患者起床活动时不慎将 T 管拉出，正确的处理方法是
A．加强观察，暂不处理
B．重新置管
C．紧急手术
D．加用抗生素
E．嘱患者卧床

11. 患者，女性，50 岁，胆总管探查、T 管引流术后，提示 T 管引流胆道远端通畅的表现是
A．腹痛和黄疸减轻，引流量增多
B．体温正常，引流量增多
C．上腹胀痛，引流量骤减
D．食欲好转，黄疸消退，引流量减少
E．黄疸消退，引流量增多，食欲无变化

12. 女性，49 岁，近半年数次发作性右上腹疼痛，恶心呕吐，多为夜间睡眠后发作，并向右肩部放射。检查：肥胖体质，BP 110/80 mmHg，P 90 次/ min，右上腹轻度压痛，无腹肌紧张。虽经治疗未缓解，反而持续性疼痛加重，右上腹压痛，反跳痛，腹肌紧张，体温 38.5 °C，此时可诊断为
A．急性坏死性胰腺炎
B．十二指肠溃疡穿孔并弥漫性腹膜炎
C．胆总管结石
D．结石性急性胆囊炎
E．急性化脓性胆管炎
13. 某女，41 岁，因急性腹痛诊断为急性胆囊炎，以下护理措施错误的是
A．取半卧位
B．使用抗生素
C．密切观察生命体征变化
D．给予高热量、低脂肪、高维生素饮食
E．给予吗啡止痛
14. 患儿，男，9 岁。突发剑突下阵发性绞痛 4 h，每次发作时患儿辗转哭闹，伴呕吐，吐出黄色水样物；发作间歇期患儿玩耍如常，无发热及其他不适。应考虑
A．急性胆囊炎 B．胆道蛔虫病
C．急性胃炎 D．肠套叠
E．蛔虫性肠梗阻
15. 患者，男，15 岁，突发心窝部阵发性钻顶样疼痛 6 h，疼痛时大汗淋漓，辗转不安，痛止时又平息如常。体检：剑突偏右方有深在压痛，无腹肌紧张及反跳痛，为明确诊断应采取简单安全的方法是
A． B 超
B．右上腹 X 线平片
C．测定血清淀粉酶
D．十二指肠引流液检查
E． ERCP
16. 患者，男，13 岁。以“胆道蛔虫病”入院治疗，经解痉止痛后病情缓解，给予驱虫药哌嗪治疗，指导患儿正确服用驱虫药的时间为
A．清晨空腹或晚上临睡前
B．进餐时服用
C．餐前半小时
D．餐后 1 h
E．腹痛时
17. 患儿，女，10 岁。剑突下突发阵发性“钻顶样”剧烈腹痛 3 h，呕出一条蛔虫，患儿立即全身发抖，双目紧闭，面色苍白，查体不配合。患儿的主要心理反应为
A．焦虑 B．自卑
C．孤独 D．恐惧
E．绝望
18. 患儿，女，10 岁，突发腹部“钻顶样”疼痛 2 h 来院，大汗淋漓，辗转不安，疼痛停止时又平息如常，查体：剑突偏右方有压痛，无腹肌紧张及反跳痛，诊断为胆道蛔虫病，应采取的处理措施是
A．急诊手术 B．择期手术
C．限期手术 D．仅对症处理
E．中西医结合治疗
19. 患者，男，16 岁，胆道蛔虫病患者。因突发剑突下“钻顶样”剧烈疼痛而入院，以下医嘱中应首先执行的是
A．应用抗菌药 B．静脉补液
C．服用硫酸镁 D．注射阿托品
E．口服乌梅汤
20. 患者，男性，18 岁，胆道蛔虫病。在保守治疗期间，患者出现高热、寒战、黄疸，提示
A．肝脏感染 B．胆道感染
C．腹腔感染 D．蛔虫进入胆道
E．败血症
21. 患者，男性，30 岁，胆道蛔虫症患者。医嘱给予乌梅汤口服。其目的是
A．增进患者食欲 B．解痉止痛
C．利胆驱虫 D．消除炎症
E．增加营养

A3/A4 型题

（1 ~ 4 题共用题干）

女性患者，40 岁。昨日午夜突发上腹部剧烈疼痛，向右肩背部放射，伴恶心呕吐。3 h 前开始寒战高热。转入院后查体见 T 39.2 °C，P 116 次/min，BP 82/60 mmHg；表情淡漠，意识恍惚，巩膜黄染；上腹部肌紧张，压痛，反跳痛，肠鸣音减弱。查白细胞计数 22×10^9/L。两月来有类似腹痛发作 3 次，给予肌内注射阿托品、抗感染等处理，症状缓解。

1. 试估计该患者的疾病诊断是

A．胆管癌
B．胆道蛔虫病
C．急性结石性胆囊炎
D．胆总管结石并发胆管炎
E．急性梗阻性化脓性胆管炎

2. 目前该患者的治疗是

A．快速补液，对症治疗
B．紧急手术解除胆道梗阻并减压
C．及时应用血管活性药物
D．应用肾上腺皮质激素
E．及时使用抗生素

3. 该患者目前最重要的护理诊断是

A．不舒适：腹痛　B．体温过高
C．营养失调　D．心输出量减少
E．体液不足

4. 患者住院后行急症手术，并做胆道 T 管引流。以下 T 管护理正确的是

A．T 管阻塞时及时加压冲洗
B．安排术后当日早期下床活动
C．下床活动时引流袋应高于腰部
D．夹管 2 天无异常时考虑拔管
E．T 管造影显示通畅即可拔管

（5 ~ 8 题共用题干）

女性，41 岁。胆囊结石病史 2 年，主诉晚餐后突然出现右上腹阵发性剧烈疼痛。向右肩背部放射，伴有腹胀、恶心、呕吐等症状。体检示：体温 38.9 °C，脉搏 112 次/ min，血压 106/85 mmHg。右上腹部有压痛、肌紧张、反跳痛。实验室检查：WBC 10.5×10^9/L，中性粒细胞 0.7。

5. 导致该患者突然腹痛的原因是

A．胆囊收缩，结石排入十二指肠
B．结石阻塞胆管下端，引起急性胰腺炎
C．结石损伤胆囊黏膜
D．结石损伤十二指肠
E．结石嵌顿于胆囊颈致胆囊强烈收缩

6. 该患者的体格检查可出现

A．Charcot 三联征
B．Murphy 征阳性
C．Reynolds 五联征
D．MODS
E．MOF

7. 在非手术治疗期间，减轻疼痛的护理措施不包括

A．卧床休息　B．胃肠减压
C．消炎利胆　D．注射吗啡
E．注射 654-2

8. 在该患者非手术治疗期间下列哪项饮食指导不妥

A．高蛋白　B．少量多餐
C．油腻食品　D．高热量
E．清淡饮食

（9 ~ 11 题共用题干）

患者，女性，56 岁，突发上腹痛 6 h，伴高热，皮肤、巩膜黄染。查体：一般情况差，T 39.8 °C，P 126 次 /min，R 24 次 /min，BP 80/60 mmHg，四肢湿冷，皮肤发花，心肺(-)，腹软，右上腹压痛(+)，反跳痛(+)，肌紧张(+)，Murphy 征(+)，肠鸣音弱。

9. 该患者目前最关键的治疗是

A．及时使用抗生素
B．应用肾上腺皮质激素
C．及时用升压药

D．紧急胆道减压手术
E．纠正水、电解质、酸碱失衡

10. 此类疾病最常见的病因是
A．肠炎　B．胆管结石
C．临近组织感染　D．胆囊炎
E．消化道穿孔

11. 此类疾病最常见的致病菌是
A．金黄色葡萄球菌　B．肺炎链球菌
C．大肠埃希菌　D．链球菌
E．厌氧菌

（12～15题共用题干）

患者，男性，18岁，2 h前突发剑突下"钻顶样"剧烈疼痛，辗转不安，大汗淋漓。入院后患者诉疼痛呈间歇性，发作时疼痛剧烈，缓解期无任何症状。体检：剑突下有轻度深压痛。

12. 应考虑该患者为
A．急性胰腺炎　B．急性胆管炎
C．胆囊穿孔　D．胆道蛔虫症
E．急性胆囊炎

13. 为明确诊断，应首选哪项检查
A．静脉胆道造影
B．口服胆囊造影
C．经皮肝穿刺胆管造影
D．B超
E．腹部平片

14. 缓解此患者疼痛的方法不妥的是
A．腹部按摩　B．注射吗啡
C．卧床休息　D．注射阿托品
E．注射哌替啶

15. 针对该患者的治疗原则，错误的是
A．紧急手术取虫、引流
B．解痉镇痛
C．利胆驱虫
D．控制感染
E．ERCP

第五节　胰腺癌患者的护理

【知识要点】

一、概述

胰腺癌是恶性度很高的消化系统肿瘤，40岁以上好发，男性多于女性。胰腺癌好发于胰头部，常浸润累及胰周围器官或组织，早期即可发生淋巴转移。壶腹部癌包括胆总管末端、壶腹部和十二指肠乳头附近的肿瘤。胰腺癌的病因尚不清楚。

胰腺癌的组织类型以导管细胞癌最多见，约占90%。

二、护理评估

1. 健康史：了解患者生活习惯，有无长期酗酒史；有无糖尿病及慢性胰腺炎病史。

2. 身体状况：

(1) 上腹痛和上腹饱胀不适：是最常见的首发症状。早期由于胰胆管梗阻，管腔内压增高，呈上腹钝痛、胀痛，可放射至后腰部。胰腺部位痛则以腹痛为主要症状，夜间较白天明显。晚期癌浸润神经丛，使腹痛加重，日夜腹痛不止。常取膝肘位缓解疼痛。

(2) 黄疸：是胰头癌最主要的症状和体征。黄疸一般是进行性加重，可伴有瘙痒。大便呈陶土色。

(3) 消化道症状：食欲不振、腹胀、消化不良、腹泻或便秘。部分患者可有恶心、呕吐。

(4) 乏力和消瘦：患病初期即有乏力、消瘦、体重下降。

3. 辅助检查：

(1) 实验室检查：可有血清碱性磷酸酶升高、血清胆红素升高、尿胆红素阳性；血糖升高；免疫学检查可有 CEA 升高、胰胚抗原升高。

(2) B 超检查。

(3) CT 检查。

(4) MRI、MRCP 检查。

(5) ERCP 检查。

三、治疗要点

1. 手术治疗：早期发现、早期诊断和早期手术治疗。手术切除是胰头癌治疗的有效方法。术式为胰头十二指肠切除术（Whipple 术）。

晚期患者无法行根治性手术，可行姑息性手术，包括胆肠吻合术、胃空肠吻合术或 ERCP 技术放置支架以解除黄疸。

2. 辅助治疗：包括化疗、放疗、介入治疗、基因治疗、免疫治疗等。

四、主要护理诊断及合作性问题与护理措施

胰腺癌患者的主要护理诊断及合作性问题与护理措施见表 16-6。

表 16-6 胰腺癌患者的主要护理诊断及合作性问题与护理措施

<table>
<tr><th colspan="2">护理诊断/问题</th><th>主要护理措施</th></tr>
<tr><td colspan="2">1. 预感性悲伤。</td><td>加强心理疏导，同情与理解，告知早期手术有根治机会。</td></tr>
<tr><td colspan="2">2. 疼痛。</td><td>(1) 术后使用镇痛泵。
(2) 指导患者控制疼痛和分散注意力。</td></tr>
<tr><td colspan="2">3. 营养失调。</td><td>(1) 选择营养丰富、易于消化的食物；高蛋白、高热量、高维生素。
(2) 术后逐步恢复饮食，注意补充能量。
(3) 定期营养监测。</td></tr>
<tr><td colspan="2">4. 黄疸、肝功受损、糖尿病。</td><td>(1) PTCD 能有效缓解黄疸程度，改善手术前肝功情况。要妥善固定导管，始终保持通畅引流；一般置管 2 周为宜。
(2) 积极采取保肝措施：至少在手术前 1 周执行保肝措施，维生素 K_1、K_2 经肌内注射补充。
(3) 控制糖尿病：遵医嘱用胰岛素控制血糖。</td></tr>
<tr><td rowspan="2">5. 潜在并发症：</td><td>术后出血。</td><td>(1) 术前：
· 改善凝血功能：术前 3 天给予维生素 K，肌内注射。
(2) 术后：
· 严密观察病情变化。
· 体位与活动：术后可给予半卧位，24 h 内卧床休息，避免过早起床活动，以免引起术后出血。
· 引流液的观察：应警惕腹腔内出血。</td></tr>
<tr><td>术后胆瘘、胰瘘。</td><td>(1) 加强引流护理。
(2) 加强观察，警惕引流液的性质和颜色。
(3) 静脉输液，维持水、电解质和酸碱平衡。</td></tr>
</table>

五、健康教育

1. 合理饮食。
2. 自我检测。
3. 坚持后续治疗：术后每 3～6 个月复查一次。

【课前预习】

一、基础复习

1. 胰腺的解剖。　2. 胰腺的生理。　3. 肿瘤及治疗原则。

二、预习目标

1. 胆总管开口于______。

2. 胰腺也是一个非常重要的内分泌器官，胰岛细胞分泌的主要功能是分泌______，是人体代谢中不可缺少的物质。

【课后巩固】

一、名词解释

阻塞性黄疸　Whipple 手术

二、填空题

1. 胰腺癌最常见的首发症状是______及上腹饱胀不适，好发部位是______。
2. 胰头癌最突出的症状是______，大便可呈______色。
3. 胰腺癌唯一有效的根治方法是______。

【综合练习】

A1 型题

1. 胰腺癌的好发部位是
A. 全胰腺　B. 胰腺头颈部
C. 胰腺尾部　D. 胰腺体尾部
E. 胰腺颈体部

2. 关于胰腺癌的病理，错误的是
A. 以导管细胞腺癌最多见
B. 好发部位为胰腺头颈部
C. 最多见淋巴转移和浸润
D. 最早血行转移
E. 可广泛转移至周围组织

3. 胰腺癌最常见的首发症状是
A. 上腹痛及上腹部饱胀不适
B. 黄疸
C. 食欲缺乏
D. 消化不良
E. 乏力、消瘦

4. 胰头癌最主要的临床表现是
A. 食欲缺乏　B. 恶心呕吐
C. 乏力消瘦　D. 黄疸
E. 上腹部饱胀不适

5. 胰头癌的有效治疗方法是
A. 手术切除　B. 化学治疗
C. 免疫治疗　D. 放射治疗
E. 中医中药治疗

6. 胰腺癌影像学检查应首选
A. B 超　B. CT
C. MRI　D. ERCP
E. PTC

A2 型题

1. **患者，男性，46 岁，近 1 个月来食欲差，上腹闷胀不适，皮肤黄疸进行性加重。查体：肝大，胆囊肿大，大便隐血试验阴性。可能的诊断为**
   A．慢性胆囊炎　B．胰头癌
   C．胆管结石　D．急性胰腺炎
   E．肝癌
2. **患者，男性，56 岁。胰腺癌致胆道完全阻塞。临床可见患者的粪便呈**
   A．陶土色　B．柏油样
   C．黄褐色　D．暗红色
   E．果酱样
3. **男性，67 岁，胰腺癌，有明显黄疸，该患者术前准备中必须补充的维生素是**
   A．维生素 A　B．维生素 B
   C．维生素 C　D．维生素 D
   E．维生素 K
4. **患者，男，45 岁，以胰腺癌收入院。查体：皮肤、巩膜黄染。患者诉全身瘙痒。给予的护理措施不包括**
   A．协助患者抓挠减轻瘙痒
   B．涂抹止痒药物
   C．用温水毛巾擦拭
   D．剪除患者指甲
   E．注意观察患者皮肤情况
5. **患者，女，40 岁。胰腺癌术后第 4 天，患者出现心慌、出冷汗，测血糖为 3.2 mmol/L，护士正确的处理是**
   A．加快输液　B．输注血浆
   C．补充葡萄糖　D．减慢输液
   E．增加胰岛素用量
6. **患者，女，56 岁，诊断胰头癌入院。住院行胰头十二指肠切除术。出院饮食指导原则正确的是**
   A．低脂、低糖、低蛋白.
   B．高脂、低糖、高蛋白
   C．高脂、低糖、低蛋白
   D．低脂、低糖、高维生素
   E．低脂、高糖、高维生素

A3/A4 型题

（1 ~ 3 题共用题干）

男性，62 岁。上腹隐痛，巩膜黄染日益加深，皮肤发黄和瘙痒近两个月，食欲不振，大便稀，乏力。体重减轻 8 kg。体检：消瘦，巩膜、皮肤明显黄染，肝肋下 5 cm，边缘钝，质重，无结节，无触痛，胆囊及脾均未触及到，无移动性浊音。初步诊断为胰头癌。

1. **该病的典型症状是**
   A．消瘦乏力
   B．肝脾肿大
   C．进行性黄疸
   D．腹痛，腹部不适
   E．消化不良、厌食、恶心、腹泻
2. **首选的诊断方法是**
   A．B 超　B．X 线
   C．CT　D．核素扫描
   E．选择性血管造影
3. **治疗方法应选择**
   A．抗感染、输液治疗
   B．全胃肠外营养支持治疗
   C．收入院行手术治疗
   D．门诊行肝活检加肝内胆管引流
   E．中药利胆加激素治疗

（编者：胡文清）

第十七章　外科急腹症患者的护理

【知识要点】

一、概述

外科急腹症是指以急性腹痛为主要表现，需要早期诊断和紧急处理的腹部外科疾病。其临床特点是起病急、病情重、发展迅速，病情多变，因诊断、治疗困难而给患者带来严重危害甚至死亡。

1. 病因：部分外科和妇产科疾病常成为急腹症的病因，但有少部分急腹症可由内科疾病、误服腐蚀性毒物或异物等诱发。

2. 病理生理：

(1) 内脏痛：是由自主神经传入中枢神经系统引起的疼痛。其特点包括：痛觉迟钝，疼痛定位不精确，对刺、切、割、灼等刺激不敏感，对膨胀、牵拉、痉挛、缺血及炎症刺激较敏感，疼痛过程缓慢、持续，且常伴有消化道症状或情绪精神反应。

(2) 牵涉痛：发生内脏痛的同时，体表某一部位也有痛感，如急性胰腺炎在上腹痛的同时可伴有左肩至背部疼痛等。

(3) 躯体痛：是由躯体神经痛觉纤维传入引起的疼痛。其特点是对各种疼痛刺激表现出迅速而敏感的反应，能准确反映病变刺激的部位，常引起反射性腹肌紧张。

二、护理评估

1. 健康史：

(1) 腹痛的病因及诱发因素、发生的时间与饮食和活动的关系。

(2) 腹痛的特点，或与腹痛加剧缓解的相关因素。

(3) 有无消化道或全身伴随症状。

(4) 疼痛与活动和睡眠的关系。

(5) 既往有无胃、十二指肠溃疡病史，阑尾炎、胆道感染、胰腺炎等发作史，其他腹腔内器官疾病和腹部手术史。

2. 身体状况：

(1) 外科急腹症：特点为先有腹痛后有发热。

① 胃、十二指肠穿孔：上腹部突发刀割样疼痛且拒按，呈板状腹。

② 急性阑尾炎：转移性右下腹痛伴呕吐和不同程度发热。

③ 急性胰腺炎：持续上腹部疼痛伴左肩或左侧腰背部束状带疼痛。

④ 胆道系统结石或感染：为持续性右上腹痛伴右侧肩背部牵涉痛。胆管结石及急性胆管炎患者有典型的 Charcot 三联征（腹痛、寒战高热和黄疸）；急性梗阻性化脓性胆管炎除有 Charcot 三联征外，还可伴精神神经症状和休克，即 Reynolds 五联征。

⑤ 肠梗阻、肠扭转：中上腹部阵发性绞痛，随病情进展可表现为持续性疼痛、阵发性加剧，伴腹胀、呕吐和肛门停止排气、排便；肠系膜血管栓塞或绞窄性肠梗阻时呈持续性胀痛，腹腔穿刺液、呕吐物及排泄物呈血性液体。

⑥ 内脏破裂出血：突发性上腹部剧痛，腹腔穿刺抽出不凝固血液。

⑦ 肾或输尿管结石：上腹部和腰部钝痛或绞痛。

(2) 内科急腹症：一般先发热或呕吐，后发生腹痛。

① 急性胃肠炎：上腹部或脐周隐痛、腹胀或绞痛，伴恶心、呕吐、发热和腹泻。

② 心肌梗死：部分患者表现为上腹部胀痛，伴恶心和呕吐，严重者可出现心律失常、心力衰竭和休克。

③ 腹型过敏性紫癜：脐周、下腹或全腹的阵发性绞痛，伴恶心、呕吐、腹泻和黏液血便等。

④ 大叶性肺炎：少数患者可出现上腹部疼痛。

(3) 妇科急腹症：常见类型有急性盆腔炎、异位妊娠或巧克力囊肿破裂等。特点为突发性下腹部撕裂样疼痛，向会阴部放射；伴恶心、呕吐和肛门坠胀感，可伴有阴道不规则流血等症状；出血量大者可出现休克症状。

3. 辅助检查：

(1) 诊断性穿刺：根据腹痛的特点，在不同部位进行穿刺。

① 腹腔穿刺：在下腹部脐与髂前上棘连线的中外 1/3 交界处穿刺，如抽出不凝血多提示腹腔内出血；如抽出液浑浊或为脓液，则提示消化道穿孔或腹腔内感染；如抽出胆汁样液体多为胆囊穿孔；如抽出液淀粉酶测定阳性则提示急性胰腺炎。

② 阴道后穹窿穿刺：如抽出不凝血提示宫外孕破裂出血；穿刺液为脓性提示盆腔炎。

(2) 实验室检查：包括三大常规和生化检查。腹腔内出血时血红蛋白和红细胞计数降低；白细胞及中性粒细胞升高程度常与腹腔内感染程度成正比；尿液中有红细胞提示泌尿系结石；急性胰腺炎患者常有血尿淀粉酶升高。

(3) 影像学检查：内镜检查可诊断胃肠疾病，X 线检查可发现消化道穿孔和肠梗阻，B 超、CT 或核磁共振检查可诊断腹腔实质脏器损伤，此外还有腹腔镜检查等。

三、治疗要点

外科急腹症多需急诊手术治疗，其具体内容及护理措施参见教材的相关内容。

四、主要护理诊断及合作性问题与护理措施

急腹症患者的主要护理诊断及合作性问题与护理措施见表 17-1。

表 17-1 急腹症患者的主要护理诊断及合作性问题与护理措施

护理诊断/问题	主要护理措施
1. 急性疼痛。	参见“腹部损伤患者及腹膜炎患者的护理”。
2. 体温过高。	(1) 合理使用抗生素。 (2) 降温。 (3) 支持治疗。
3. 体液不足。	维持体液平衡，给予补液和支持治疗。
4. 潜在并发症： 腹腔脓肿、粘连性肠梗阻。	参见“腹膜炎患者的护理”。

五、健康教育

1. 养成良好的饮食和卫生习惯。

2. 保持营养均衡膳食。

3. 积极控制急腹症的各类诱因，如消化道溃疡患者应遵医嘱定时服药；胆道疾病和慢性胰腺炎患者需低脂饮食；粘连性肠梗阻反复发生患者应避免暴饮暴食及饱食后剧烈运动；月经不正常者应及时就医。

4. 急腹症手术治疗者，术后早期下床活动，以预防粘连性肠梗阻。

【课前预习】

一、基础复习

急腹症的病因及病理生理变化。

二、预习目标

1. 外科急腹症是指以__________为主要表现，需要早期诊断和紧急处理的腹部外科疾病。

2. 外科急腹症患者常见的病因有腹内脏器__________、胃肠__________、空腔脏器梗阻或扩张、腹腔脏器__________、腹腔内血管病变。

3. 外科急腹症特点为先有__________后有发热。

【课后巩固】

一、名词解释

急腹症

二、填空题

1. 急腹症患者血压稳定、无休克的情况下，患者取__________位。

2. 外科急腹症患者在没有明确诊断前应严格执行四禁：禁食、禁用__________、禁服__________和禁止__________。

【综合练习】

A1 型题

1. 急腹症最突出的表现是
   A. 腹痛　B. 菌血症
   C. 休克　D. 恶心呕吐
   E. 腹泻

2. 关于内脏性疼痛的描述不正确的是
   A. 痛觉迟钝　B. 范围不明显
   C. 定位不准确　D. 缓慢、持续
   E. 常引起腹肌紧张

3. 急性胆囊炎出现右上腹或剑突下疼痛，常伴有右肩背部疼痛，这种疼痛属于
   A. 内脏性疼痛　B. 躯体性疼痛
   C. 牵涉性疼痛　D. 中枢性疼痛
   E. 神经性疼痛

4. 老年急腹症患者的临床特点不包括
   A. 症状不典型
   B. 体征较轻

C．体温变化不明显
D．白细胞计数显著增高
E．易伴发其他疾病

5. **外科急腹症的特点是**
A．先腹痛，后发热、呕吐
B．排便后腹痛可好转
C．有停经和阴道流血史
D．常伴腹泻、心悸等症状
E．腹部压痛不明显

6. **对未明确诊断的急腹症患者，可以采取的措施是**
A．灌肠 B．对症处理
C．吗啡止痛 D．服泻药
E．热敷

7. **一般情况下急腹症患者宜取**
A．半卧位 B．平卧位
C．去枕仰卧位 D．头低脚高位
E．端坐位

A2 型题

1. **患者，女性，35 岁。左下腹持续隐痛 2 天，加重 4 h，伴发热，食欲差，腹软，耻骨左上方有深压痛。应先去哪科就诊**
A．妇科 B．儿科
C．内科 D．外科
E．传染科

2. **患者，男性，36 岁，因急性腹痛 2 h 入院，诊断不明，暂给予非手术治疗，错误的处理是**
A．禁食 B．灌肠
C．半卧位 D．胃肠减压
E．应用抗生素

3. **患者，男性，46 岁，车祸致腹部外伤后腹痛，并很快出现休克表现，该患者的急腹症病理类型是**
A．炎症性病变 B．穿孔性病变
C．出血性病变 D．梗阻性病变
E．绞窄性病变

4. **白先生，32 岁，因急性胆囊炎出现右上腹或剑突下疼痛，常伴有右肩背部疼痛，这种右肩背部疼痛属于**
A．内脏性疼痛 B．躯体性疼痛
C．牵涉性疼痛 D．中枢性疼痛
E．神经性疼痛

5. **张某，58 岁，因胃溃疡并发急性穿孔，该患者腹部疼痛的特点是**
A．持续性胀痛
B．“钻顶样”剧痛
C．持续性钝痛
D．刀割样锐痛
E．持续性疼痛，阵发性加剧

6. **张某，男，8 岁，因胆道蛔虫病伴剧烈腹痛，该患者腹部疼痛的特点是**
A．持续性胀痛
B．“钻顶样”剧痛
C．持续性钝痛
D．刀割样锐痛
E．持续性疼痛，阵发性加剧

7. **陆某，男，2 岁，因急性肠套叠入院治疗，该患者大便的特点是**
A．黏液样便 B．果酱样便
C．米泔样便 D．陶土样便
E．柏油样便

8. **患者，男，35 岁。因急腹症伴有大出血休克体征，应给予**
A．半卧位 B．平卧位
C．去枕仰卧位 D．头低脚高位
E．坐位

9. **患者，女性，30 岁，急性腹痛。在急诊留观期间，应尤为注意观察的腹部体征是**
A．肠鸣音变化
B．腹膜刺激征的产生
C．腹式呼吸运动的大小
D．是否有腹部包块
E．肝浊音界的大小

10. 患者，张某，女性，20 岁，因继发性腹膜炎行手术治疗，术后医嘱要求患者尽早下床活动，其最主要的目的是

A．促进体力恢复
B．缩短住院时间
C．减少呼吸道并发症
D．预防肠粘连
E．减少静脉血栓形成

11. 患者，男，30 岁。因反复上腹痛 1 年半加重 3 天入院。护士夜间巡视时，患者诉上腹痛加剧，大汗淋漓。此时护士应采取的最有意义的措施是

A．取半卧位
B．遵医嘱使用止痛剂
C．检查腹肌紧张度，是否有压痛及反跳痛
D．针灸或热敷
E．多饮水以较少体液流失

A3/A4 型题

（1 ~ 3 题共用题干）

患者，男性，42 岁，左季肋部摔伤 8 h，血压 68/45 mmHg，脉搏 120 次/min，左侧腹部压痛明显，腹肌紧张不明显，疑为外伤性脾破裂。

1. 为明确诊断，最有意义的检查是

A．一般体格检查　B．尿常规
C．超声检查　D．血生化检查
E．腹腔穿刺

2. 对该患者的护理，不妥的措施是

A．继续观察血压、脉搏
B．给予吗啡止痛
C．开放静脉
D．稳定患者情绪
E．禁食

3. 明确诊断后，应立即采取的措施是

A．将患者送往手术室
B．快速输血、输液
C．应用升压药物
D．快速输血、输液，同时紧急手术
E．严密观察病情变化

（4 ~ 5 题共用题干）

患者，男性，25 岁，上腹部突发刀割样剧痛 1 h 急诊入院。查体：强迫体位，板状腹，全腹压痛。反跳痛、肌紧张，以右上腹显著，肝浊音界减小，肠鸣音减弱。

4. 若行诊断性腹腔穿刺，穿刺液性质最可能是

A．草绿色、透明
B．血性、恶臭
C．血性、无臭、淀粉酶含量高
D．稀脓性略带臭气
E．黄色、浑浊、含胆汁或食物残渣

5. 下列非手术疗法中无必要的是

A．禁食，胃肠减压
B．输液，纠正电解质紊乱
C．抗生素治疗
D．半卧位
E．抗胰酶疗法

（6 ~ 8 题共用题干）

患者，男性，38 岁。4 h 前因午餐后挑担劳动突感脐周剧烈绞痛，并延及腰部，伴恶心、呕吐。T 38 °C，P 110 次/min，R 28 次/min，BP 92/72 mmHg。急性痛苦病容，腹部膨隆，全腹有压痛、反跳痛、肌紧张，移动性浊音阳性，肠鸣音减弱。

6. 该患者病情可能是

A．急性胃炎　B．小肠扭转
C．乙状结肠扭转　D．肠套叠
E．急性阑尾炎

7. 该患者首先应进行

A．肝、肾功检查
B．血电解质检查
C．腹部 X 线检查
D．B 型超声检查
E．CT 检查

8. 此时最主要的护理工作是

A．密切观察病情
B．胃肠减压

C．紧急手术前准备
D．输液、输血
E．静脉滴注抗生素

（9～11 题共用题干）

患者，男，40 岁。饱餐后出现上腹部剧痛 3 h。伴恶心、呕吐就诊。体格检查：神志清楚，腹部平，全腹明显压痛，呈板样强直，肠鸣音消失。

9. 分诊护士应首先判断该患者最可能为
A．急腹症，怀疑胰腺炎
B．癔症
C．消化道感染，怀疑伤寒
D．中枢神经疾病，怀疑脑疝
E．外伤，怀疑盆腔骨折

10. 分诊护士最恰当的处理是
A．优先普通外科急诊
B．优先神经外科急诊
C．急诊按序就诊
D．回家继续观察
E．进一步询问病史

11. 肠鸣音消失的原因最可能是
A．肠穿孔
B．肠血运障碍
C．机械性肠梗阻
D．剧痛而不敢腹式呼吸
E．炎症刺激而致肠麻痹

（12～14 题共用题干）

刘先生，35 岁，午餐后突发上腹刀割样疼痛，3 h 后入院，患者蜷缩卧位。查体：P 110 次/min，BP 80/50 mmHg。呈板状腹，腹式呼吸减弱，有移动性浊音。X 线检查见膈下游离气体。

12. 该患者的病变属于
A．炎症性病变　B．穿孔性病变
C．梗阻性病变　D．绞窄性病变
E．出血性病变

13. 对该患者的护理措施以下哪项不妥
A．定时监测生命体征
B．注意腹部症状、体征
C．胃肠减压
D．输液及使用抗生素
E．暂不需做术前准备

14. 该患者的禁忌不包括
A．禁食　B．禁用止痛药
C．禁服泻药　D．禁止灌肠
E．禁止腹腔穿刺

（编者：胡文清）

第十八章　周围血管疾病患者的护理

第一节　原发性下肢静脉曲张患者的护理

【知识要点】

一、概述

1. 原发性下肢静脉曲张：最多见。病因静脉壁薄弱、静脉瓣缺陷、静脉内压力增加。
2. 继发性下肢静脉曲张：由下肢深静脉病变或深静脉外病变引起。

二、护理评估

1. 健康史：长久站立、重体力劳动、慢性咳嗽、便秘等静脉回流受阻病史。
2. 身体状况：
(1) 最早出现的症状是久站、久走时出现下肢酸胀、乏力、沉重感。
(2) 典型体征是下肢浅静脉曲张、蜿蜒扩张、迂曲，似蚯蚓状隆起，站立时明显。
(3) 并发症：① 湿疹或慢性溃疡；② 血栓性静脉炎；③ 曲张静脉破裂出血。
3. 静脉瓣膜功能试验：
(1) 大隐静脉瓣膜功能试验（屈氏试验 Trendelenburg test）。
(2) 深静脉通畅试验（波氏试验 Perthes test）：是患者手术的前提。
(3) 交通静脉瓣膜功能试验　（Pratt test）。
4. 辅助检查：
(1) 下肢静脉造影：是确诊下肢静脉曲张最可靠和最有效的方法。
(2) 血管超声多普勒检查：可以观察瓣膜关闭活动及有无逆向血流。

三、治疗要点

1. 非手术治疗：只能改善症状。
(1) 促进静脉回流：患肢穿弹力袜或包扎弹力绷带；避免久站、久坐，间歇抬高患肢。
(2) 注射硬化剂和压迫疗法：适用于病变范围小且局限者以及术后残留的曲张静脉。
(3) 并发症及处理：
① 血栓性浅静脉炎：抗炎、热敷。
② 湿疹和溃疡：抬高、湿敷。
③ 曲张静脉破裂出血：局部加压包扎止血，必要时予以缝扎止血。
2. 手术治疗：治疗的根本方法。大隐静脉和（或）小隐静脉高位结扎+剥脱术。

四、主要护理诊断及合作性问题与护理措施

下肢浅静脉曲张患者的主要护理诊断及合作性问题与护理措施见表 18-1。

表 18-1 下肢浅静脉曲张患者的主要护理诊断及合作性问题与护理措施

护理诊断/问题		主要护理措施
1. 活动无耐力：静脉回流障碍。		(1) 穿弹力袜或缚扎弹力绷带。手术后弹力绷带一般需维持 2 周。 (2) 保持合适体位：采取良好坐姿，坐时双膝勿交叉过久；休息或卧床时抬高患肢 30° ~ 40°。 (3) 避免引起腹内压和静脉压增高的因素。
2. 皮肤完整性受损： · 皮肤营养障碍。 · 慢性溃疡。		(1) 观察患肢远端皮肤的温度、颜色，是否有感染征象。 (2) 加强下肢皮肤护理：做好皮肤湿疹和溃疡的治疗和换药，促进创面愈合。
3. 潜在并发症：	深静脉血栓形成。	(1) 预防：卧床期间指导作足部伸屈和旋转运动；抬高患肢 30°，术后 24 h 鼓励下地行走，避免深静脉血栓形成。 (2) 处理：严格卧床 2 周；严禁按摩患肢；禁止对患肢施压，预防肺栓塞。 (3) 出现肺栓塞征象，应限制活动；保持呼吸节律；等待救治。
	曲张静脉破裂出血。	活动时避免外伤引起曲张静脉破裂出血，如发现有局部出血、感染和血栓性静脉炎等，应及时报告医生处理。

五、健康教育

1. 保持良好的坐姿，避免久站；坐时避免双膝交叉过久，休息时抬高患肢。
2. 应坚持长期正确使用弹力袜或弹力绷带，术后宜继续使用 1 ~ 3 个月。
3. 去除影响下肢静脉回流的因素，避免用过紧的腰带和紧身衣物。

【课前预习】

一、基础复习

下肢浅静脉、深静脉及其交通静脉的解剖生理、静脉回流原理。

二、预习目标

1. 下肢浅静脉位于皮下，分为____________静脉和____________静脉。小隐静脉在小腿后外侧上行到腘窝处进入________静脉；大隐静脉起自__________，在大腿根部进入________静脉。

2. 下肢浅、深两组静脉之间有许多________________，在小腿部相当多，所有交通支均有静脉瓣膜向_______________方向开放。

3. 原发性下肢静脉曲张最多见，主要病因有静脉壁________________，______________缺陷，静脉内压力持续升高。

4. 下肢静脉曲张非手术治疗适合于病变___________________，症状较轻或无症状者，以及_________________期妇女和年老体弱或重要脏器功能不良，不能耐受手术者。

【课后巩固】

一、名词解释

屈氏试验　波氏试验　Pratt 试验　大隐静脉高位结扎术

二、填空题

1. 原发性下肢静脉曲张以________静脉多见，发病早期,长时间站立后感下肢__________、小腿酸胀、足部水肿。后期可见下肢静脉弯曲、扩张呈____________状静脉团块。病程较长者，足靴区皮肤可发生______________________，皮肤色素沉着、皮疹、湿疹、皮下脂质硬化和________________形成。

2. 诊断下肢静脉曲张最可靠的方法是__________________检查。

3. 治疗下肢静脉曲张最根本的有效方法是_____________。其适用于深静脉___________、无手术禁忌证的患者。最常用的手术方法为大隐静脉和（或）小隐静脉_____________及曲张静脉剥脱，结扎功能不全的交通静脉。

4. 下肢静脉曲张术后应卧床 24 h，____________________，做___________________运动，24 h 后鼓励患者下地行走，促进下肢静脉血回流，防止下肢深静脉血栓形成。

5. 下肢静脉曲张患者使用弹力绷带包扎方向应自_________________，注意保持松紧适度，以能扪及________________和保持足部正常皮肤温度为宜。

6. 下肢静脉曲张患者休息时应抬高患肢________________，促进静脉血液回流。

7. 下肢静脉曲张术后使用弹力绷带包扎患肢_________周，预防静脉剥脱部位出血；非手术治疗应坚持_________________使用弹力绷带。

【综合练习】

A1 型题

1. 大隐静脉瓣膜功能试验的检查目的是判断

A．深静脉是否通畅

B．小隐静脉瓣膜功能

C．大隐静脉瓣膜功能

D．交通静脉瓣膜功能

E．交通静脉是否通畅

2. 诊断下肢静脉曲张最可靠的方法是

A．下肢静脉压测定

B．下肢静脉造影

C．MRI 检查

D．多普勒超声检查

E．静脉瓣膜功能试验

3. 治疗下肢静脉曲张最根本的方法是

A．手术治疗　　B．抬高患肢

C．弹力绷带包扎　　D．注射硬化剂

E．穿弹力袜

4. 下肢静脉曲张剥脱术后患者应

A．卧床休息 10 天

B．患肢制动

C．只允许床上活动

D．早期下床活动

E．1 周后可行走

5. 下肢静脉曲张术后护士指导患者早期下床活动的目的是为了预防

A．肌肉僵直　　B．患肢水肿

C．血管痉挛　　D．术后复发

E．深静脉血栓形成

6. 下肢静脉曲张早期的主要症状是

A．下肢沉重感

B．溃疡形成

C．曲张静脉破裂出血

D．血栓性静脉炎

E．静脉血栓形成

7. 决定大隐静脉曲张患者能否手术的检查是

A．浅静脉瓣膜功能试验

B．交通静脉瓣膜功能试验

C．深静脉通畅试验

D．肢体抬高试验

E．直腿抬高加强试验

8．原发性下肢静脉曲张的原因是
A．静脉瓣膜缺陷，静脉内压增高
B．深静脉内血栓形成
C．盆腔肿瘤压迫
D．妊娠子宫压迫
E．静脉壁损坏

A2 型题

1．男性，34 岁，下肢静脉曲张，医生检查时，让患者平卧，下肢抬高，使下肢静脉排空，在大腿根部结扎止血带，压迫大隐静脉，之后站立，立即松开止血带，进行观察，此项检查的目的是了解
A．大隐静脉瓣膜功能
B．交通静脉瓣膜功能
C．深静脉瓣膜功能
D．深静脉是否通畅
E．小隐静脉瓣膜功能

2．男性，32 岁，工程师，近期感觉久坐后下肢沉重酸胀，容易疲劳。护士指导其定时活动下肢，以促进下肢血液循环，其原因是利用
A．胸腔吸气期负压
B．心脏舒张期负压
C．静脉瓣膜向心单向开放
D．地心对血柱的吸引力
E．小腿肌泵收缩功能

3．某男，58 岁，因下肢静脉曲张行高位结扎及剥脱术后 4 h。因站立排尿，小腿部伤口处突然出血不止。紧急处理方法是
A．用止血带
B．于站立位包扎
C．钳夹结扎止血
D．指压止血
E．平卧，抬高患肢，加压包扎

4．女，48 岁。下肢静脉曲张已 12 年，劳累后肢体水肿、皮炎及溃疡经久不愈，应行
A．弹性绷带包扎治疗
B．抗感染治疗
C．手术治疗
D．局部药物治疗
E．物理治疗

5．患者，男，63 岁，因下肢不适 10 年来院就诊，被诊断为下肢静脉曲张，护士最有可能观察到的身体状况是
A．皮肤溃疡
B．足部水肿
C．下肢酸胀乏力
D．下肢静脉迂曲、隆起
E．足部皮肤苍白、发冷、肌肉萎缩

6．患者，男，36 岁。因下肢大隐静脉曲张作体格检查，让患者站立，在其大腿中部扎止血带，然后让其下蹲 5 次，患者诉小腿胀痛，并见大隐静脉充盈加重，说明
A．交通支瓣膜功能不全
B．大隐静脉瓣膜功能不全
C．小隐静脉瓣膜功能不全
D．大隐静脉侧支循环受阻
E．下肢深静脉有阻塞

7．患者，男，43 岁。因左下肢静脉曲张行大隐静脉高位结扎剥脱术。术后该患者的患肢应
A．平放　　B．内收
C．外展　　D．抬高
E．垂落床边

8．患者，女，63 岁，因右下肢静脉曲张行大隐静脉高位结扎剥脱术后，护士指导其使用弹力绷带的正确方法是
A．包扎前应下垂患者
B．手术部位的弹力绷带应缠绕得更紧
C．两圈弹力绷带之间不能重叠
D．由近心端向远心端包扎
E．包扎后应能扪及足背动脉搏动

9．患者，男，64 岁，偏瘫卧床 3 年，近日出现小腿疼痛，肿胀、苍白，疑深静脉血栓

形成，社区护士指导家属禁止按摩患肢的目的是

A．预防出血

B．防止血栓脱落

C．促进静脉回流

D．缓解疼痛

E．减轻水肿

10. 患者，女性，47岁，久站后左下肢出现酸胀感，小腿内侧可见静脉轻微突起，诊断为下肢静脉曲张。对此患者日常保健要求中不正确的是

A．尽量避免久站

B．适当体育锻炼

C．休息时放低患肢

D．使用弹力袜

E．避免跷二郎腿

11. 某患者因下肢静脉曲张接受手术治疗，术后护士指导其早期下床活动的目的是为了预防

A．肌肉僵直　　B．患肢水肿

C．血管痉挛　　D．术后复发

E．深静脉血栓形成

12. 患者，女，39岁。下肢静脉曲张数年，近日行硬化剂注射疗法。护士对其进行健康教育，正确的是

A．绷带加压包扎期间不能行走

B．绷带加压包扎期间可以久站

C．坐时双膝可长久采取交叉位

D．绷带加压包扎1个月

E．可穿紧身衣裤

A3/A4 型题

（1～3题共用题干）

某男性，32岁，4年前走长路或久站后感觉下肢酸胀、乏力、沉重感；近半年来发现双小腿浅静脉曲张、迂曲，似蚯蚓状；足踝部皮肤瘙痒、色素沉着。考虑为下肢静脉曲张。

1. 要明确诊断，最好做下列哪项检查

A． MRI检查

B．肢静脉压测定

C．普勒超声检查

D．CT检查

E．下肢静脉造影

2. 治疗下肢静脉曲张最有效的方法是

A．穿弹力袜

B．使用弹力绷带

C．注射硬化剂

D．患肢抬高休息

E．手术治疗

3. 在准备为该患者进行大隐静脉高位结扎剥脱术前，必须要明确的问题是

A．交通支瓣膜功能是否正常

B．大隐静脉瓣膜是否关闭不全

C．深静脉是否通畅

D．曲张静脉是否出现并发症

E．小隐静脉瓣膜功能是否正常

（4～5题共用题干）

41岁，男性，久站后左下肢出现酸胀感，小腿可见静脉隆起，诊断为下肢静脉曲张。

4. 对此患者的日常保健要求中不正确的是

A．尽量避免久站

B．尽量避免患肢外伤

C．休息时抬高患肢

D．使用弹力袜

E．尽量减少下肢活动

5. 防止大隐静脉曲张手术后深静脉血栓形成的主要措施是

A．弹力绷带包扎患肢

B．严格无菌操作

C．抬高患肢

D．防止伤口渗血

E．手术后早期活动患肢

（6～7题共用题干）

女性，48岁，理发员。下肢酸胀、沉重5年，活动或休息后减轻。体检见小腿内侧有蚯蚓状团块，足靴区有色素沉着。

6. 可能的诊断是

A．小隐静脉曲张

B．大隐静脉曲张

C．深静脉血栓形成

D．血栓闭塞性脉管炎

E．动脉硬化性闭塞症

7. 该患者出现此病的主要诱因是

A．深静脉阻塞

B．动脉硬化

C．循环血量增多

D．长期站立工作

E．静脉瓣膜缺陷

第二节 血栓闭塞性脉管炎患者的护理

【知识要点】

一、概述

血栓闭塞性脉管炎又称 Buerger 病，是血管炎性、节段性、反复发作的慢性闭塞性疾病。主要侵及四肢中的小动、静脉，尤其是下肢，好发于青壮年男性。

1. 外因：主动或被动吸烟是主要的发病因素。
2. 内因：自身免疫功能紊乱、性激素和前列腺素失调、遗传因素。

二、护理评估

1. 健康史：寒冷、吸烟病史。
2. 身体状况：根据病变发展程度，目前临床上常将其分为 3 期，见表 18-2。

表 18-2 血栓闭塞性脉管炎各期身体状况

分期	Ⅰ期	Ⅱ期	Ⅲ期
主要症状	间歇性跛行	静息痛	坏疽
其他表现	患肢血管痉挛，血供减少： (1) 肢端发凉、怕冷、小腿酸痛、足趾麻木。 (2) 伴游走性浅静脉炎。 (3) 足背或胫后动脉搏动减弱。	患肢血管闭塞，靠侧支循环供血： (1) 患肢皮温明显降低，色泽苍白、潮红或发绀。 (2) 肌肉萎缩、趾甲增厚或变形。 (3) 足背或胫后动脉搏动消失。	患肢坏死： (1) 趾端发黑、干瘪。 (2) 疼痛剧烈。 (3) 继发感染可转为湿性坏疽，伴全身感染中毒症状。

3. 辅助检查：

(1) 一般检查：① 测定跛行距离和跛行时间；② 测定皮肤温度，若双侧肢体对应部位皮肤温度相差 2 °C 以上，提示皮温降低侧动脉血流减少；③ 肢体抬高试验。

(2) 特殊检查：① 多普勒超声波检查；② 电阻抗血流测定；③ 动脉造影，可确定病变动脉部位、范围以及了解患肢侧支循环的情况。

三、治疗要点

1. 非手术治疗：

(1) 一般处理：禁烟、防止受凉、受潮和外伤。

(2) 止痛：应用血管扩张剂和止痛药；也可做腰交感神经封闭术或切除术。

(3) 药物治疗：中药治疗、血管扩张药和抑制血小板凝聚的药物和抗生素治疗。

(4) 高压氧治疗和创面处理。

2. 手术治疗：目的是重建动脉血流，处理并发症。

四、主要护理诊断及合作性问题与护理措施

血栓闭塞性脉管炎患者的主要护理诊断及合作性问题与护理措施见表 18-3。

表 18-3 血栓闭塞性脉管炎患者的主要护理诊断及合作性问题与护理措施

<table>
<tr><th colspan="2">护理诊断/问题</th><th>主要护理措施</th></tr>
<tr><td colspan="2">1. 疼痛：
· 患肢缺血。
· 组织坏死。</td><td>(1) 绝对戒烟。
(2) 肢体保暖，但不能用热水袋等直接加温。
(3) 有效镇痛。</td></tr>
<tr><td colspan="2">2. 组织完整性受损：
· 肢端坏疽。
· 脱落。
· 继发感染。</td><td>(1) 保持足部清洁、干燥，每天用温水洗脚。
(2) 皮肤瘙痒时可涂止痒药膏，避免抓痒导致皮肤破溃形成溃疡。
(3) 皮肤溃疡或组织坏死时应卧床休息，加强换药，并遵医嘱应用抗菌药。</td></tr>
<tr><td colspan="2">3. 活动无耐力：
远端供血不足。</td><td>(1) 促进侧支循环，提高活动耐力：① 坚持步行；② 指导患者做 Buerger 运动。
(2) 观察肢体远端血运情况。
(3) 患者卧床制动期间应做足部运动，促进局部血液循环。</td></tr>
<tr><td rowspan="2">4. 潜在并发症：</td><td>切口出血。</td><td>(1) 血管造影术后应平卧，穿刺点加压包扎 24 h，患肢制动 6～8 h，患侧髋关节伸直。
(2) 静脉术后抬高患肢 30° 制动 1 周；动脉术后患肢平放制动 2 周。
(3) 注意血压、脉率、切口或穿刺点出血情况。</td></tr>
<tr><td>栓塞。</td><td>(1) 观察肢体远端血运情况：注意动脉栓塞和继发性血栓形成。
(2) 动脉或静脉血栓形成时，应避免运动。</td></tr>
</table>

五、健康教育

1. 劝告患者坚持戒烟，注意患肢保暖。

2. 指导患者进行患肢功能锻炼，经常变换站姿和坐姿，避免跷二郎腿。

3. 合理使用止痛药物。

【课前预习】

一、基础复习

活血化瘀药物、疼痛患者阶梯止痛方案。

二、预习目标

1. 血栓闭塞性静脉炎的主要病因是________________。病变好发于四肢的____________，以下肢多见，青壮年男性好发。

2. 血栓闭塞性静脉炎起病隐匿，进展缓慢，周期性发作，按肢体缺血程度和表现分为__________期、_________期和__________期。

【课后巩固】

一、名词解释

Buerger 运动

二、填空题

1. 血栓闭塞性静脉炎局部缺血期出现肢端发凉、怕冷及______________________等。皮肤温度低于正常，________搏动减弱，足背静脉充盈时间延长；可伴有_____________，表现为下肢浅静脉发红、发热，有压痛。

2. 血栓闭塞性静脉炎营养障碍期特征性表现为常出现______________________，皮肤干燥变薄、苍白，汗毛脱落和肌肉萎缩等。常有夜间肌肉抽搐，患肢胫后动脉和足背动脉搏动______。

3. 血栓闭塞性静脉炎坏疽期肢体远端发生__________坏疽。继发感染后转为___________坏疽，疼痛剧烈。

4. 双侧肢体对应部位皮肤温度相差______°C 以上，提示皮温降低侧动脉血流减少。

5. 血栓闭塞性脉管炎为促进侧支循环建立，应鼓励患者进行________________运动。

【综合练习】

A1 型题

1. 血栓闭塞性脉管炎最常见的病变部位是

A．上肢大动脉
B．上肢大静脉
C．下肢大动脉
D．下肢中、小动静脉
E．上肢中、小动静脉

2. 血栓闭塞性脉管炎常见的病因是

A．代谢紊乱　B．吸烟
C．体力劳动　D．外伤
E．高血压

3. 血管闭塞性脉管炎营养障碍期的主要表现为

A．静息痛
B．间歇性跛行
C．肢端发凉、怕冷
D．游走性浅静脉炎
E．足趾坏死性溃疡

4. 关于血管闭塞性脉管炎患者的治疗原则，错误的是

A．止痛　B．戒烟
C．热疗　D．高压氧疗
E．改善微循环

5. 左下肢血栓闭塞性脉管炎患者做勃格运动的目的是

A．减轻下肢水肿
B．促进患者舒适
C．减慢肢体坏疽速度
D．促进侧支循环建立
E．提高日常活动能力

6. 血栓闭塞性脉管炎局部缺血期的典型症状是

A．下肢皮肤发黑　B．肢端发绀发凉
C．间歇性跛行　D．持续性疼痛
E．肢端湿性坏疽

A2 型题

1. 患者，男性，43 岁，间歇性跛行，右侧足背动脉波动减弱，诊断为血栓闭塞性脉管炎。该患者双侧下肢的温度相差约

A．1 °C 以上　B．2 °C 以上
C．3 °C 以上　D．4 °C 以上
E．5 °C 以上

2. **34 岁男性，长期吸烟，右下肢反复发作静脉炎，有间歇性跛行，诊断为血栓闭塞性脉管炎。患者出院时为避免复发，护士最重要的健康教育是**
   A. 没事多躺着
   B. 经常按摩患肢
   C. 搬家到三亚去住
   D. 绝对戒烟
   E. 每晚坚持热水泡脚
3. **男性，38 岁，右小腿持续剧烈疼痛，不能行走，到医院就诊，检查：右小腿皮肤苍白，肌萎缩，足背动脉搏动消失，诊断为血栓闭塞性脉管炎，最主要的护理诊断是**
   A. 组织灌注量改变
   B. 潜在皮肤完整性受损
   C. 有外伤出血的危险
   D. 疼痛
   E. 知识缺乏
4. **男，45 岁，右小腿持续剧烈疼痛，不能行走就诊。检查：右小腿皮肤苍白，肌萎缩，足背动脉搏动消失，诊断为血栓闭塞性脉管炎。对患者错误的护理指导是**
   A. 戒烟
   B. 注意肢体保暖，寒冷时可用热水袋局部加温
   C. 坏死创面宜保持干燥
   D. 避免外伤
   E. 指导患者进行 Buerger 运动，促进侧支循环建立
5. **患者，男性，48 岁。因血栓闭塞性脉管炎入院治疗，医生让患者平卧，患肢抬高 45°，持续 3 min，若出现麻木、疼痛、苍白或蜡黄色，提示**
   A. Pratt 试验阳性
   B. Buerger 试验阳性
   C. Trendelenburg 试验阳性
   D. Perthes 试验阳性
   E. 腰交感神经阻滞试验阳性
6. **患者，男性，45 岁，患血栓闭塞性脉管炎入院，护士指导患者进行 Buerger 运动练习，其目的是**
   A. 减慢肢体坏疽速度
   B. 减轻下肢水肿
   C. 促进患者舒适
   D. 促进侧支循环建立
   E. 提高患者的活动能力
7. **某患者因血栓闭塞性脉管炎来院就诊，被确定为营养障碍期，护士最可能观察到的该患者的特征性表现是**
   A. 静息痛
   B. 肢体坏疽
   C. 间歇性跛行
   D. 足背动脉搏动减弱
   E. 游走性浅静脉炎
8. **患者，男，40 岁。行血栓闭塞性脉管炎术后，为了解手术肢体远端的血运情况，护士应观察的体征不包括**
   A. 双侧足背动脉搏动
   B. 皮肤温度
   C. 皮肤颜色
   D. 皮肤出血
   E. 皮肤感觉
9. **患者，男，58 岁。左足麻木、足背动脉波动减弱、疼痛，走路时小腿酸胀、易疲劳，足底发硬胀痛，初步诊断为血栓闭塞性脉管炎，护理正确的是**
   A. 局部保暖并加热
   B. 禁用血管扩张药物
   C. 有效止痛
   D. 为避免坏死可使用雄激素
   E. 为避免患肢缺血缺氧，禁止活动
10. **护士对血栓闭塞性脉管炎患者进行患肢保暖的健康教育，正确的内容是**
    A. 室内温度宜保持在 15 °C 以上
    B. 暴露肢体于寒冷环境中以提高其抗寒能力
    C. 将热水袋紧贴患肢皮肤
    D. 可用 50 °C 的热水泡脚
    E. 脚冷时将热水袋放于腹部
11. **患者，男，34 岁。左足麻木、疼痛，走路时小腿酸胀、易疲劳，足底发硬胀痛，初步诊断为血栓闭塞性脉管炎。可确诊的辅助检查是**
    A. 肢体抬高试验

B．静脉注射硫酸镁 10 ml
C．仔细检查肢体各种脉搏动情况
D．行交感神经阻滞
E．下肢行动脉造影

12. 患者，男，46 岁，右下肢发冷、小腿抽痛。足趾麻木半年余。1 周前出现右足趾持续性疼痛难忍。夜间尤甚，以血栓闭塞性脉管炎收入院。医生告知其应积极配合治疗，多做伯格运动，否则有截肢的危险。现患者坐卧不宁，经常无故地发怒，与家人争吵，对医护人员的服务不满。此时，对其进行心理护理，主要是减轻该患者的
A．焦虑 B．紧张
C．恐惧 D．绝望
E．抑郁

A3/A4 型题

（1～2 题共用题干）

男，40 岁，吸烟 15 年，出现右下肢麻木、疼痛、发凉、间歇性跛行 9 年。

1. 对该患者的初步诊断是
A．血栓闭塞性脉管炎
B．下肢静脉曲张
C．雷诺综合征
D．动脉硬化性闭塞症
E．象皮腿

2. 下列措施对该患者最为重要的是
A．使用抗生素
B．使用激素
C．嘱患者戒烟
D．使用免疫抑制剂
E．嘱患者防止受凉

（3～5 题共用题干）

男性患者，39 岁，吸烟 17 年，每天 30 支左右。冷库工作近 9 年。近来右小腿持续性剧烈疼痛，不能行走，夜间加重。到医院就诊，体检：右小腿皮肤苍白、肌肉萎缩，足背动脉搏动消失。该患诊断为血栓闭塞性脉管炎。

3. 目前患者的病变属于哪一分期
A．Ⅰ期 B．Ⅱ期
C．Ⅲ期 D．Ⅳ期
E．晚期

4. 目前对该患者最主要的护理诊断是
A．知识缺乏
B．组织灌注量改变
C．潜在皮肤完整性受损
D．舒适的改变：疼痛
E．有外伤出血的危险

5. 为尽快建立侧支循环，最重要的护理措施是
A．患肢用热水袋保温
B．要求患者绝对戒烟
C．指导患者作 Buerger 运动
D．减少麻醉性镇痛药的应用
E．鼓励患者增加运动锻炼

（6～8 题共用题干）

患者，男，60 岁。患有血栓闭塞性脉管炎，处于局部缺血期。

6. 此期病变的特点是
A．血管痉挛，以功能性病变为主
B．血栓形成，部分堵塞血管
C．血管闭塞，侧支循环补充血供
D．血管闭塞，侧支循环不能满足肢体需要
E．肢体远端形成血栓

7. 此期的典型表现是
A．静息痛
B．间歇性跛行
C．屈膝抱足而坐
D．胫后和足背动脉搏动消失
E．肢体远端形成溃疡

8. 护士对患者日常生活中的健康指导内容正确的是
A．少吸烟
B．穿胶底皮鞋
C．患肢注意保暖，避免受寒
D．出现患肢溃疡应增加活动量
E．患肢疼痛时可自行服用吗啡

（编者：胡文清）

第十九章　泌尿及男性生殖系统疾病患者的护理

第一节　常见症状及诊疗操作的护理

【知识要点】

一、常见症状

1. 排尿改变：

(1) 尿频：正常成人一般白天排尿 4 ~ 6 次，夜间 0 ~ 1 次。每次尿量一般为 300 ~ 400 ml。若排尿次数明显增多，称为尿频。

(2) 尿急：指有尿意即迫不及待地要排尿，且不能自制。

(3) 尿痛：指排尿开始或排尿过程中、尿末或排尿后感觉尿道疼痛，可为烧灼感、刀割样疼痛不等。

以上 3 个症状常同时出现，合称膀胱刺激征。

(4) 排尿困难：指尿液不能通畅地排出，表现为排尿延迟、射程短、费力、尿线无力、变细、滴沥等。

(5) 尿流中断：排尿时，尿流突然中断伴疼痛。

(6) 尿潴留：尿液充盈在膀胱内不能排出。

(7) 尿失禁：尿液不能控制而自主排出。包括：① 真性尿失禁；② 压力性尿失禁；③ 充溢性尿失禁；④ 急迫性尿失禁。

2. 尿液改变：

(1) 尿量。

(2) 血尿：① 镜下血尿：尿液离心后，每高倍视野红细胞超过 3 个即为镜下血尿。

② 肉眼血尿：1 000 ml 尿液中含 1 ml 血液即呈肉眼血尿。

③ 尿三杯实验：

· 初始血尿：排尿开始时有血，后段尿液正常，提示病变在膀胱颈部或尿道。

· 终末血尿：排尿到终末才有血，提示病变在膀胱颈部、三角区或后尿道。

· 全程血尿：排尿的全过程都有血，提示病变在膀胱或膀胱以上部位。

(3) 脓尿：离心尿，每高倍镜视野中白细胞数 > 5 个。

(4) 乳糜尿。

(5) 晶体尿。

二、诊疗操作的护理

1. X 线检查：① 尿路平片（KUB）检查；② 静脉尿路造影（IVU）检查；③ 逆行肾盂造

影（RP）检查；④ 血管造影；⑤ 膀胱造影。

2. 膀胱尿道镜检查。

3. 膀胱冲洗。

【课前预习】

一、基础复习

1. 泌尿系统常见的症状及诊疗操作的护理。

2. 膀胱冲洗的护理。

二、预习目标

1. 膀胱刺激症状是指________________、________________、________________的合称。正常人一般白天排尿______次，夜间排尿_____次。

2. 尿流中断是指排尿过程中突然中断并伴有疼痛，多见于______________________。

3. 每日尿量少于__________ml 为少尿，少于__________ml 为无尿。

【课后巩固】

一、名词解释

尿频　　乳糜尿　　真性尿失禁

二、填空题

1. 尿失禁分为 4 大类：______________、______________、______________、______________。

2. 镜下血尿是指离心尿每高倍视野红细胞数超过____个；肉眼血尿指肉眼能见到尿中有血色或血块，即 1 000 ml 尿中含血液达到或超过____ml。根据尿三杯试验，肉眼血尿可分为①________、②________、③_______。

3. 初始血尿提示出血部位在__________________或________________，终末血尿提示病变在______________、____________或____________，全程血尿提示病变在________或其上尿路部位。

4. 脓尿是指离心尿每高倍视野白细胞超过____个以上为脓尿，见于泌尿系感染。

5. 乳糜尿常见于_______________。

【综合练习】

A2 型题

1. 患者，女，50 岁，尿失禁，主诉咳嗽、大笑、喷嚏、突然起立时有尿液不随意的流出，属于

A. 真性尿失禁　　B. 充溢性尿失禁

C. 压力性尿失禁　　D. 急迫性尿失禁

E. 尿瘘

2. 患者，男，58 岁，活动后出现腰痛和血尿，疑有上尿路结石。首选的影像学检查是

A. B 超　　B. 肾动脉造影

C. 排泄性尿路造影　　D. 尿路平片

E. 逆行肾盂造影

3. 患者，女，28 岁，因长期留置导尿管出现尿频、尿急、尿痛，最合适的护嘱是

A. 卧床休息　　B. 多饮水

C．松弛术　D．听音乐
E．膀胱区按摩

4．男性，31 岁，行膀胱镜检查后出现疼痛伴血尿，患者下列哪项处理不正确
A．给镇静药
B．给予止痛药
C．卧床休息
D．少饮水，减少排尿
E．用抗生素

5．男性，50 岁，经常发生肾绞痛、血尿，疑为肾结石。需作静脉肾盂造影。造影前准备下列哪项不正确
A．常规肠道准备
B．当天禁止早餐
C．鼓励饮水
D．检查前排尽小便
E．需作碘过敏试验

第二节　泌尿系统损伤患者的护理

【知识要点】

一、概述

泌尿系损伤以男性尿道损伤最多见。泌尿系损伤的主要表现是出血和尿外渗。

1. 肾损伤：

(1) 原因：① 开放性损伤；② 闭合性损伤，临床多见，最常见的原因是上腹部或腰背部受外力撞击或挤压；③ 医源性损伤。

(2) 病理：根据损伤程度可分挫伤、裂伤、肾蒂伤。

2. 膀胱损伤：

(1) 原因：① 开放性损伤，多因骨盆骨折引起；② 闭合性损伤，膀胱充盈时受打击易引起；③ 医源性损伤；④ 自发性损伤。

(2) 病理：① 膀胱挫伤；② 膀胱破裂（最严重），分为两类，即腹膜外型和腹膜内型。

3. 尿道损伤：

(1) 原因：多见于男性青壮年。

· 闭合性损伤：骑跨伤可引起尿道球部损伤；骨盆骨折多引起尿道膜部损伤。

· 开放性损伤：多见于战伤。

(2) 病理：分尿道挫伤、裂伤、断裂。尿道破裂可导致尿液外渗。

(3) 尿道损伤后期并发症：狭窄、闭锁或缺损、假道、瘘管。

二、护理评估

1. 肾损伤：

(1) 健康史。

(2) 身体状况：

① 血尿：为肾损伤最常见、最重要的症状，以肉眼血尿为多见。血尿与损伤程度有时并不一致。

② 疼痛：肾包膜下血肿或尿外渗引起患侧腰、腹部疼痛，或引起肾绞痛或全腹膜刺激征。

③ 腰腹部肿块。

④ 休克和发热。

(3) 辅助检查：

① 实验室检查：尿常规可见大量红细胞。

② 特殊检查：首选 CT。排泄性尿路造影和选择性肾血管造影常作为诊断困难时的重要辅助手段。

2. 膀胱损伤：

(1) 健康史。

(2) 身体状况：

① 休克：伴骨盆骨折时或有尿外渗及腹膜炎时。

② 腹痛：腹膜外破裂引起下腹部疼痛、压痛及肌紧张；腹膜内破裂引起急性腹膜炎。

③ 血尿和排尿困难。

④ 尿瘘：开放性损伤可有体表伤口漏尿。

(3) 辅助检查：

① 导尿及注水试验：首选检查。

② X 线检查：发现骨盆骨折或其他骨折。膀胱造影可显示破裂位置和程度。

3. 尿道损伤：

(1) 健康史。

(2) 身体状况：

① 休克：骨盆骨折所致的后尿道损伤。

② 疼痛：损伤处疼痛，前尿道损伤时局部肿胀有时可放射至尿道外口，尤以排尿时剧烈。

③ 尿道口滴血或血尿。

④ 排尿困难、血肿及尿外渗和尿瘘。

(3) 辅助检查：

① 导尿：试插导尿管可检查尿道是否完整、连续。

② X 线检查：疑有骨盆骨折或膀胱破裂时，应摄 X 线平片；必要时可行尿道造影。

三、治疗要点

1. 肾损伤：

(1) 紧急治疗：有大出血、休克的患者需迅速抢救，快速输血补液，同时做好手术探查准备。

(2) 保守治疗：

① 绝对卧床休息，待病情稳定，血尿消失 1 周后方可允许患者离床活动。

② 密切观察病情，预防感染，补液，使用止血药物等。

(3) 手术治疗：原则为尽量保留肾组织挽救肾功能。

2. 膀胱损伤：

(1) 治疗要点：完全尿流改道；膀胱周围和其他尿外渗部位充分引流；修复膀胱壁缺损。

(2) 紧急处理：抗休克治疗，尽早使用广谱抗生素抗感染。

(3) 保守治疗：膀胱挫伤或小裂口经充分引流尿液后多可自愈（7 ~ 10 天）。

(4) 手术治疗：修补膀胱裂口，严重时需做膀胱造瘘。

3. 尿道损伤：

(1) 紧急处理：尿道球海绵体损伤应立即压迫会阴部、抗休克，尽早实施手术治疗。骨盆骨折患者须平卧，勿随意搬动；尿潴留者可行耻骨上膀胱造瘘。

(2) 尿道挫伤及轻度裂伤给予保守治疗。

(3) 尿道断裂：立即实施经会阴尿道修补术、断端吻合术或尿道会师术并行膀胱造瘘术。

(4) 并发症处理：

① 尿外渗：在外渗区做多处皮肤切口引流尿液，并做耻骨上膀胱造瘘，3 个月后再修补尿道。

② 尿道狭窄：尿道狭窄需定期行尿道扩张术。

四、主要护理诊断及合作性问题与护理措施

泌尿系统损伤患者的主要护理诊断及合作性问题与护理措施见表 19-1。

表 19-1 泌尿系统损伤感染患者的主要护理诊断及合作性问题与护理措施

护理诊断/问题	主要护理措施
1. 恐惧和焦虑。	(1) 加强入院宣教和沟通。 (2) 心理护理：解释手术治疗的必要性和重要性，消除患者的顾虑。
2. 组织灌流量改变。	(1) 密切观察生命体征、尿量等。 (2) 维持水电解质及血容量的平衡。
3. 排尿异常：尿液外渗、尿瘘、排尿困难。	(1) 密切观察，了解排尿异常的原因。 (2) 膀胱破裂修补术后应加强导尿或膀胱造瘘的护理。 (3) 尿道断裂修复后并发尿道狭窄时，定期进行尿道扩张。
4. 潜在并发症：大出血、感染、尿道狭窄。	(1) 注意病情观察，监测生命体征；纠正水电解质紊乱。 (2) 积极抗感染治疗。 (3) 指导定期尿道扩张。

五、健康教育

1. 出院适当休息，避免重体力劳动。
2. 宣传留置尿管及膀胱造瘘的意义和注意事项。
3. 加强营养及多饮水。
4. 术后随访，必要时需定期扩张尿道。

【课前预习】

一、基础复习

1. 泌尿系统及生殖系统解剖
2. 导尿管护理

二、预习目标

1. 直接暴力是肾损伤最常见的原因。根据损伤程度，肾损伤可分为：①__________、②__________、③__________、④________________。

2. 膀胱挫伤仅伤及膀胱的______________或______________。

【课后巩固】

一、名词解释

导尿试验　　肾挫伤　　骑跨伤　　膀胱破裂

二、填空题

1. 肾损伤的患者大多有血尿，血尿与________________不一致。

2. 闭合性肾损伤多数采取非手术支持疗法，需绝对卧床休息__________周，血尿消失、病情稳定后方可离床活动，恢复后________个月内不宜参加体力劳动。

3. 膀胱破裂分为__________型和__________型。

4. 尿道损伤多见于____________，以____________为界，分为前、后两段，前尿道损伤多发生在____________，血液及尿液渗入____________包绕的会阴浅袋，多见于__________；后尿道损伤多在____________，尿液外渗至____________和__________，多见于____________。

5. 闭合性损伤多因外来暴力所致，根据损伤程度可分为____________、____________、____________。

6. 在泌尿系统损伤中最为常见的是______________，其次为肾、膀胱，输尿管损伤最少见。

7. 后尿道损伤时表现为______________疼痛、局部_________________；尿道出血多见于_____________损伤。

8. 若尿管能顺利插入膀胱，说明尿道____________，排出液体量少于灌入液体，提示有_________________。尿道造影检查时尿道断裂，可有______________________，尿道挫伤则无_________外渗征象。

9.尿道挫伤一般不需治疗，必要时插导尿管引流______周，行经会阴尿道修补，需留置导尿____________周。

10. 尿道损伤最常见的并发症是______________，需定期行尿道扩张术。

【综合练习】

A1 型题

1. 肾损伤最常见的症状是
   A．疼痛　　B．肿块
   C．血尿　　D．休克
   E．感染

2. 诊断膀胱破裂最简单的方法是
   A．导尿试验　　B．膀胱测压
   C．膀胱穿刺　　D．膀胱造影
   E．排泄性尿路造影

3. 以下肾损伤处理措施不正确的是
   A．输液　　B．输血
   C．镇静　　D．早期活动
   E．应用抗生素

4. 肾损伤非手术治疗需要绝对卧床的时间至少是
   A．1 周　　B．2 周
   C．3 周　　D．4 周
   E．5 周

A2 型题

1. 男性，35 岁。右腰被重物击伤，自觉疼痛。查体见右腰部压痛、叩击痛，血压、脉搏正常，尿液镜检红细胞 10～15 个/高倍视野，应考虑为
   A．腰部挫伤　B．肾挫伤
   C．肾全层裂伤　D．肾部分裂伤
   E．肾蒂裂伤
2. 男性，45 岁。车祸后 2 h，主诉下腹部疼痛，排尿困难，心悸。查体：血压 80/50 mmHg，心率 112 次/min，下腹部压痛明显。耻骨上触及一包块，尿道外口流血，导尿管仅能插入 14 cm，导出鲜血 40 ml。最适宜的治疗是
   A．尿道端吻合
   B．耻骨上高位膀胱造口
   C．膀胱修补术
   D．继续观察保守治疗
   E．尿道会师术
3. 男性，31 岁，下腹部外伤 6 h，患者出现小腹隐痛伴排尿困难，试插导尿管可以顺利进入膀胱，注入 200 ml 生理盐水后抽出不足 50 ml。此种情况应首先考虑为
   A．后尿道断裂
   B．前尿道断裂
   C．输尿管损伤
   D．膀胱损伤并发尿道损伤
   E．膀胱破裂
4. 患者，男性，45 岁。因骑跨伤导致排尿困难，尿道流血，入院后首先考虑的诊断为
   A．肾裂伤　B．尿道球部断裂
   C．后尿道断裂　D．输尿管损伤
   E．膀胱破裂
5. 张某，男性，20 岁。从 3 米高处跌下跨于木杆上，经检查发现阴茎、会阴和下腹壁青紫肿胀，排尿困难，尿道口滴血，应考虑为
   A．会阴部　B．下腹部损伤
   C．前尿道损伤　D．后尿道损伤
   E．膀胱损伤

A3/A4 题型

（1～2 题共用题干）

男性，32 岁。左腰部撞伤 3 h 来院，诊断为“左肾挫伤”并收住入院。医嘱采用非手术治疗。

1. 肾损伤处理措施不正确的是
   A．输液　B．输血
   C．镇静　D．早期活动
   E．应用抗生素
2. 肾损伤非手术治疗需要绝对卧床的时间至少是
   A．1 周　B．2 周
   C．3 周　D．4 周
   E．5 周

（3～4 题共用题干）

男性，27 岁，右腰部撞伤 2 h，局部疼痛、肿胀，有淡红色血尿，诊断为右肾挫伤，采用非手术治疗。

3. 下列哪项能及时反映肾出血情况
   A．面色、意识　B．腰部疼痛
   C．血压、脉搏　D．肢体温度
   E．尿量、尿色
4. 对该患者的护理，以下错误的是
   A．绝对卧床休息
   B．输液、使用止血药
   C．按时使用抗生素
   D．血尿消失即可下床活动
   E．做好术前准备

（5～6 题共用题干）

男性，25 岁，因会阴部骑跨伤 2 h 入院，排尿困难，尿道外口流血。

5. 首先考虑的诊断是
   A．后尿道损伤　B．前尿道损伤

C．膀胱损伤　D．输尿管损伤
E．肾损伤

6. **确诊的检查方法为**

A．CT 检查　B．B 超检查
C．KUB + IVP　D．DSA
E．尿道造影检查

第三节 尿石症患者的护理

【知识要点】

一、概述

泌尿系结石多数原发于肾脏和膀胱。

1. 形成机制：

(1) 尿内形成结石的晶体饱和度过高。

(2) 晶体聚合抑制因子减少。

2. 诱发因素：

(1) 流行病学因素：① 饮食与营养；② 生活环境；③ 年龄、性别、精神、遗传因素。

(2) 尿液因素：① 形成结石的物质排出过多；② 尿 pH 改变，在碱性尿液中易形成磷酸镁铵；③ 尿液浓缩；④ 尿中抑制晶体形成和聚集的物质不足。

(3) 局部因素：① 尿路慢性梗阻；② 尿路感染；③ 尿路内存留的异物。

2. 结石的成分及特性：草酸钙结石最常见。

3. 病理生理：包括直接损害、梗阻、感染。结石、梗阻和感染三者互为因果，促使病变发展。

二、护理评估

1. 健康史。

2. 身体状况：

(1) 疼痛：是突出症状，表现为腰部隐痛或肾绞痛。

(2) 血尿：绞痛或活动后出现镜下血尿或肉眼血尿，以镜下血尿常见。运动后血尿是上尿路结石的特点。

(3) 脓尿：结石并发感染时尿中出现脓细胞。

(4) 其他：膀胱结石的典型症状是排尿突然中断，改变体位可继续排尿；尿道结石的典型症状是排尿困难伴会阴部剧痛。

3. 辅助检查：

(1) 实验室检查：尿常规检查常能见到肉眼或镜下血尿，运动后尿中红细胞增多，有重要意义。

(2) 影像学检查：

① X 线检查：是诊断肾及输尿管结石的重要方法。

② 排泄性或逆行性肾盂输尿管造影。

③ B 超：是首选检查方法。

④ CT 扫描。

(3) 内镜检查。

三、治疗要点

1. 保守治疗：适合于直径小于 0.6 cm 的光滑结石，其下无尿路梗阻，年老体弱者。治疗手段包括大量饮水、调节饮食、控制感染、调节尿 pH、解痉止痛药物排石。

2. 体外冲击波碎石（ESWL）：为临床常用的治疗方法，最适合直径 <2.5 cm 的结石。若需再次治疗，间隔时间不少于 7 天。伴有结石远端梗阻、严重心脑血管疾病、急性尿路感染、出血性疾病、妊娠者，不宜用此方法。

3. 手术治疗：

(1) 非开放手术治疗：主要有输尿管肾镜取石或碎石术、经皮肾镜取石或碎石术，腹腔镜输尿管取石术。

(2) 开放手术治疗：仅少数病例需用此法。

四、主要护理诊断及合作性问题与护理措施

尿石症患者的主要护理诊断及合作性问题与护理措施见表 19-2。

表 19-2　尿石症患者的主要护理诊断及合作性问题与护理措施

护理诊断/问题	主要护理措施
1. 疼痛不适。	(1) 观察疼痛情况。 (2) 发作期应卧床休息。 (3) 镇痛：非药物性和药物镇痛。
2. 排尿形态异常。	(1) 多饮水、多活动。每日饮水 2 500 ml 以上。 (2) 体位： · 根据结石部位选择体位。 · 巨大肾结石碎石后应取患侧卧位，避免引起“石街”。 (3) 观察排石效果。
3. 潜在并发症：感染、血尿。	(1) 观察生命体征、尿液。 (2) 多饮水。 (3) 做好伤口及引流管护理。注意肾盂造瘘管的护理。 (4) 对症处理： · 血尿：使用止血药；肾实质切开者应卧床休息 2 周。 · 感染：控制感染。
4. 知识缺乏。	详见“健康教育”部分。

五、健康教育

1. 平时注意适当多饮水，成人每日饮水 2 500 ml 以上，保持尿量 2 000 ml 以上，对预防结石有一定意义。

2. 解除尿路梗阻和感染因素。

3. 预防骨脱钙和代谢性疾病：长期卧床患者，甲状旁腺功能亢进者给予相应的治疗。

4. 根据尿石成分，调节尿液酸碱度。

5. 饮食调节和药物预防：

(1) 草酸盐结石：少吃富含草酸的食物，如浓茶、菠菜；口服 B_6、氧化镁。

(2) 磷酸盐结石：宜食低磷、低钙饮食，口服氯化铵酸化尿液。

(3) 尿酸盐结石：少吃含嘌呤高的食物，如动物内脏及豆类，口服碳酸氢钠碱化尿液。

【课前预习】

一、基础复习

1. 尿结石形成的机制。
2. 尿结石形成的尿液因素。
3. 尿结石的成分及特性。

二、预习目标

1. 尿路结石包括________、________、________及________，按所发生的部位分为________和________。上尿路结石包括肾、输尿管结石，以________结石多见；下尿路结石包括膀胱、尿道结石，以________结石常见。

2. 临床上最常见的尿路结石类型是________。

3. 磷酸钙及磷酸镁铵结石在________尿中形成，尿酸结石和胱氨酸结石在________尿中形成。

【课后巩固】

一、名词解释

石街　　ESWL　　肾绞痛

二、填空题

1. 肾和输尿管结石的典型表现是________和________，结石活动或导致输尿管完全梗阻时，出现________。

2. 结石直径在________的光滑结石，可采取保守治疗。

3. 尿路结石饮水量每日在________ml 以上。

4. 口服________、________等碱化尿液，可治疗与尿酸和胱氨酸相关的结石，口服________使尿液酸化，可防治磷酸钙及磷酸镁铵结石。

5. 合理安排饮食，________患者应限制牛奶、豆制品、坚果、浓茶、菠菜、番茄等含钙、草酸多的食物，________患者应限制动物肝脏、啤酒等。

6. 结石位于肾下盏者，碎石后取________位；位于中肾盏、输尿管上端者，碎石后取________位；左肾结石碎石后采取________位，右肾结石碎石后采取________位；巨大肾结石碎石后避免引起________，碎石后应采取________位。

【综合练习】

A1 型题

1. 肾实质切开取石及肾部分切除的患者，应绝对卧床多久

A．10 周　　B．8 周
C．6 周　　D．4 周
E．2 周

2. 属于膀胱结石的典型症状是

A．尿频尿急　　B．排尿中断
C．血尿　　D．脓尿
E．尿潴留

3. 结石引起肾绞痛时，应首先采用

A．抗感染治疗
B．手术取石
C．中西医排石治疗
D．解痉止痛
E．给予镇静药物

4. 对泌尿系结石患者的护理下列哪项是错误的
A．解痉止痛　B．鼓励多饮水
C．预防感染　D．限制活动
E．内服排石药

A2 型题

1. 某男，膀胱内有一直径 2.8 cm 的结石，患者有明显的膀胱刺激征和脓尿，应采取
A．药物排石法
B．膀胱镜碎石术
C．膀胱切开取石术
D．先控制感染，炎症消退后，再行膀胱切开取石术
E．体外震波碎石术

2. 某女，34 岁，因甲状旁腺功能亢进并发双肾结石，结石经手术取尽，为预防结石复发，最重要的措施是
A．多饮水
B．摘取甲状旁腺腺瘤
C．碱化尿液
D．酸化尿液化
E．低钙饮食

3. 王某，53 岁，因输尿管结石拟行手术治疗，术前准备中最重要的是
A．多活动
B．多饮水
C．输液、使用抗生素
D．尿常规检查
E．拍摄尿路平片

4. 男性，54 岁，患输尿管上段结石，结石直径为 0.5 cm，结石部位以下无尿路梗阻，应做
A．非手术治疗
B．局部理疗
C．经膀胱行输尿管取石
D．输尿管切开取石
E．以上都可以

5. 男性，45 岁，排尿过程中突然尿流中断，疼痛剧烈，改变体位后又可排尿，应考虑为
A．肾结石　B．输尿管结石
C．膀胱结石　D．后尿道结石
E．前尿道结石

6. 李某，肾内有一直径 1.7 cm 的结石，患者有疼痛感，应采取
A．药物排石法
B．经皮肾镜碎石术
C．肾切开取石术
D．保守治疗
E．体外震波碎石术

7. 男性，35 岁，在运动过程中突然侧腹部剧烈绞痛，面色苍白，大汗淋漓，恶心呕吐，应考虑为
A．肾结石　B．输尿管结石
C．膀胱结石　D．后尿道结石
E．前尿道结石

8. 患者，男，45 岁，左腰部隐痛 1 个多月。查体：肾区有叩击痛；尿常规检查可见镜下血尿，B 超示左肾内有一结石，大小为 2.8 cm × 2.2 cm，IVP 示双肾功能正常，双侧输尿管通畅，最适宜的治疗方法是
A．体外冲击波碎石
B．多饮水，运动排石
C．肾实质切开取石
D．经皮肾镜取石
E．中药排石

9. 某患者，42 岁，突发性右腰部刀割样绞痛，并向下腹部和外阴部放射。入院查体：右肾区叩击痛，尿常规镜检见血尿。根据上述材料，判断该患者可能患
A．膀胱癌　B．膀胱结石
C．前列腺增生　D．上尿路结石
E．肾癌

A3/A4 型题

（1～2 题共用题干）

男性，35 岁，骑自行车途中突然左腰部阵发性刀绞样疼痛，向下腹部及外阴部放射，发作时辗转不安，呻吟，有镜下血尿。

1. **最可能的医疗诊断是**
   A．肾结核　B．泌尿系肿瘤
   C．泌尿系结石　D．泌尿系感染
   E．肾囊肿
2. **若诊断明确，其最妥当的止痛措施是**
   A．针刺
   B．局部热敷
   C．多饮水
   D．肌内注射阿托品及安定
   E．肌内注射阿托品及哌替啶

（3～6 题共用题干）

男性，28 岁，运动后突然右上腹部剧痛，疼痛放射至右侧中下腹部，伴恶心、呕吐，尿液呈浓茶色。体检：腹软，右下腹部深压痛，右肾区叩击痛。拟诊右输尿管结石。

3. **患者就诊时，应首先做的检查是**
   A．尿常规　B．血常规
   C．肝功能　D．肾功能
   E．腹部 X 线
4. **急诊处理应首先**
   A．应用抗生素
   B．立即检查明确诊断
   C．禁食
   D．解痉止痛
   E．立即准备手术
5. **此患者的结石类型最可能是**
   A．胱氨酸结石　B．草酸钙结石
   C．磷酸镁铵结石　D．尿酸结石
   E．黄嘌呤结石
6. **为预防此疾病发生的最主要方法是**
   A．多饮水　B．多运动
   C．改变饮食结构　D．定期检查
   E．药物预防

（7～9 题共用题干）

男性，66 岁，上腹部隐痛 2 月余，伴肾区叩击痛，镜下血尿。B 超示双肾各有一结石，直径约 0.8 cm × 0.9 cm。IVP 示双侧输尿管通畅。

7. **目前适宜的治疗方法是**
   A．中药排石　B．多饮水
   C．ESWL　D．经皮肾镜取石
   E．肾切开取石
8. **ESWL 后当天出现血尿，且有碎石排出，次日出现肾绞痛、发热、尿闭。考虑为**
   A．肾挫伤
   B．急性肾盂肾炎
   C．输尿管碎石梗阻
   D．急性肾小管坏死
   E．血块梗阻
9. **若再次行 ESWL 治疗，间隔时间至少为**
   A．3 天　B．5 天
   C．7 天　D．10 天
   E．2 周

（10～12 题共用题干）

男性患者，35 岁，劳动中突发左腰部刀割样痛，向下腹部和外阴部放射，体查肾区有叩击痛，尿常规检查可见镜下血尿。

10. **最可能的疾病是**
    A．泌尿系肿瘤　B．肾损伤
    C．尿道损伤　D．前列腺增生
    E．肾和输尿管结石
11. **本病首选的检查是**
    A．B 型超声波　B．尿路平片
    C．静脉尿路造影　D．逆行肾盂造影
    E．膀胱镜检查
12. **急诊治疗的重点应放在**
    A．体外碎石　B．胃肠减压
    C．立即手术　D．药物止痛
    E．应用抗生素

第四节　良性前列腺增生患者的护理

【知识要点】

一、概述

良性前列腺增生是老年男性常见病，主要临床特征为尿频和进行性排尿困难。

二、护理评估

1. 健康史。

2. 身体状况：

(1) 尿频：是最早出现的症状，尤以夜间为甚。

(2) 排尿困难与尿潴留：进行性排尿困难，是最主要的症状。当梗阻达到一定程度时，膀胱功能失代偿，导致慢性尿潴留；气候变化、饮酒、劳累等诱因可导致急性尿潴留。

(3) 尿失禁：表现为充盈性尿失禁。

(4) 直肠指检：是最重要的体征，检查时可触及前列腺增大，表面光滑，质韧有弹性，中央沟变浅、消失甚至隆起，一般无压痛。

3. 辅助检查：

(1) 实验室检查：血常规、尿常规及肾功能等检查。

(2) B 超检查：观察形态、测定体积、估算重量、计算残余尿量。

(3) 测定膀胱残余尿量：通过 B 超或导尿测定。

(4) 尿流率测定：最大尿流率 < 15 ml/s，表明排尿不畅；< 10 ml/s，表明梗阻严重。

(5) 病理检查：PSA 升高的患者、难以排除前列腺病时，应行前列腺穿刺活检。

三、治疗要点

1. 非手术治疗：

(1) 适应证：前列腺增生未引起尿道梗阻者，一般不需特殊处理；梗阻较轻，症状不明显或不能耐受手术者可采用非手术治疗。

(2) 治疗措施：主要药物包括 5a 还原酶抑制剂（非那雄胺、度他雄胺）、a_1-受体阻滞剂（特拉唑嗪、坦索罗辛）、花粉及植物药（舍尼通、伯泌松）。

2. 手术治疗：

(1) 适应证：当尿路梗阻严重、残余尿量超过 50 ml、最大尿流率小于 10 ml/s，症状明显而药物治疗效果不好或曾经出现过急性尿潴留。

(2) 手术方法：多采用经尿道前列腺电切术（TURP），其最大优点是出血少，恢复快。

3. 其他疗法。

四、主要护理诊断及合作性问题与护理措施

前列腺增生患者的主要护理诊断及合作性问题与护理措施见表 19-3。

表 19-3 前列腺增生患者的主要护理诊断及合作性问题与护理措施

护理诊断/问题		主要护理措施
1. 排尿形态异常。		(1) 观察排尿情况。 (2) 多饮水，勤排尿，避免急性尿潴留。 (3) 及时引流尿液，做好留置导尿管或耻骨上膀胱造瘘的护理。 (4) 做好膀胱冲洗的护理。
2. 疼痛。		按需定时使用止痛药物。
3. 潜在并发症：	TUR 综合征。	(1) 严密观察病情。 (2) 利尿、脱水。 (3) 减慢输液，对症处理。
	出血。	(1) 卧床休息一周。 (2) 避免腹内压增高。术后 1 周内禁止灌肠或肛管排气。

五、健康教育

1. 生活指导：

(1) 出院后加强营养，多饮水、勤排尿，忌烟酒、辛辣等不良刺激。

(2) 术后 3 个月内避免剧烈活动，防止继发性出血。

2. 康复指导：

(1) 指导患者进行括约肌收缩或舒张锻炼，以防止术后尿失禁。

(2) 自我观察有无尿道狭窄，门诊随访尿液检查。

3. 心理指导：前列腺经尿道切除术 1 个月后，经膀胱切除术 2 月后，原则上可恢复性生活。

【课前预习】

一、基础复习

前列腺的解剖生理

二、预习目标

前列腺增生最早出现的症状是__________，________是前列腺增生最重要的症状，排尿困难的程度与________有关，__________是发生尿潴留的主要原因。

【课后巩固】

一、名词解释

排尿困难　　尿潴留　　TUR 综合征

二、填空题

1. 诊断前列腺增生症简单易行的方法是____________。最大尿流率_____ ml/s，说明排尿不畅，_______ml/s 则梗阻严重，必须治疗。B 超可直接测定前列腺的大小及测量_______，________测定是目前鉴别前列腺增生和前列腺癌的重要指标。

2. 残余尿量_____ml；反复出现__________史；无尿路感染，心功能正常的患者应手术治疗。现在主要采用经__________前列腺切除术。

3. 发生急性尿潴留时给予________治疗，插管困难时行__________。

4. 前列腺电切术后放置________压迫止血，应保持膀胱冲洗及尿管的通畅，保持大便通畅，禁止__________或__________。患者术后______个月内、经膀胱切除______个月内避免性生活。

【综合练习】

A1 型题

1. 前列腺增生患者简便而重要的检查方法是

A．B 超　　B．膀胱镜

C．PSA 测定　　D．直肠指诊

E．尿流率测定

2. 前列腺增生的早期症状是

A．尿频

B．进行性排尿困难

C．尿潴留

D．充盈性尿失禁

E．间歇性无痛性肉眼血尿

3. 前列腺切除术后早期的护理重点是

A．观察和防治出血

B．防止血栓和栓塞

C．防止尿道狭窄

D．防止膀胱痉挛

E．防止尿潴留

A2 型题

1. 男性，64 岁，进行性排尿困难，夜尿次数增多，直肠指诊发现前列腺明显增大，应首先考虑为

A．膀胱癌　　B．膀胱结石

C．前列腺增生　　D．尿管狭窄

E．膀胱结核

2. 男性患者，72 岁，前列腺摘除术后护理的重点是

A．观察，防止术后出血

B．加强心理护理

C．防止感染

D．加强基础护理

E．注重口腔护理

3. 男性，70 岁，因前列腺增生造成排尿困难，尿潴留，已 15 h 未排尿。目前正确的护理措施是

A．让患者坐起排尿

B．让患者听流水声

C．用温水冲洗会阴部

D．热敷下腹部

E．行导尿术

4. 男性，70 岁，前列腺术后 1 周内的护理，不妥的是

A．安置两根导尿管

B．膀胱冲洗液自气囊导尿管注入

C．冲洗液从耻骨上造口管流出

D．患者腹胀，应肛管排气

E．冲洗液中必要时加入止血剂

6. 男性，69 岁，经尿道前列腺电切术后，尿道放置三腔气囊导尿管的目的是

A．引流尿液　　B．压迫出血部位

C．观察病情　　D．预防感染

E．扩张尿道

7. 患者，男性，68 岁。进行性排尿困难 1 年，夜尿大约 5～6 次，直肠指诊见前列腺明显肿大，中央沟消失，无压痛。该患者最有可能的诊断是

A．尿道狭窄　　B．膀胱癌

C．前列腺增生　　D．膀胱结石

E．膀胱炎

8. 患者，男，70 岁。因良性前列腺增生行前列腺切除术，术后留置气囊导尿管的主要目的是

A．引流膀胱　　B．防止感染

C．膀胱冲洗　D．观察尿量
E．压迫前列腺窝

9. **患者，男，36岁。诊断为膀胱结石，行碎石术后，护士发现膀胱冲洗液颜色较红时的正确处理是**
A．立即送手术室
B．尽快输新鲜血
C．加快冲洗速度
D．用冰盐水冲洗
E．手动高压冲洗

A3/A4 型题

（1～5题共用题干）

男性患者，72岁，进行性尿频、排尿困难5年，饮酒后出现小便不能自解6 h，急诊入院。主诉下腹部胀痛，检查见下腹膨隆，叩诊呈浊音，右侧腹股沟区有一囊性半球形包块，可以回纳入腹腔，直肠指检触及前列腺增大，表面光滑，质地中等，中央沟消失。

1. **该患者右侧腹股沟区出现囊性包块的主要原因是**
A．腹壁肿瘤
B．腹壁肌肉萎缩
C．腹股沟管外口扩大
D．腹股沟管内口扩大
E．长期腹压增加

2. **该患者小便不能自解的主要原因是**
A．腹股沟疝　B．良性前列腺增生
C．前列腺癌　D．膀胱结石
E．尿道结石

3. **急诊入院后首先应该处理的是**
A．给予止痛药　B．给予解痉药
C．给予抗生素　D．导尿
E．疝修补术

4. **入院后第5天施行了TURP术，术后第5天患者出现便秘，不正确的处理方法是**
A．嘱患者多饮水
B．嘱患者适当多吃水果
C．嘱患者适当多吃蔬菜
D．肥皂水灌肠
E．口服缓泻剂

5. **对患者进行出院指导不正确的是**
A．正确使用疝带
B．预防便秘
C．经常锻炼肛提肌
D．多饮水
E．可骑车锻炼身体

（6～8题共用题干）

王某，70岁，就诊时被诊断为前列腺增生，准备接受手术治疗。

6. **王某最早可能出现的症状是**
A．夜尿增多
B．小便变细，无力，血尿，尿滴沥
C．夜尿增多，小便变细，无力
D．夜尿增多，小便变细，无力，血尿
E．夜尿增多，小便变细，无力，血尿，尿滴沥

7. **该患者前列腺手术后发生出血，以下哪项护理措施不妥**
A．气囊导尿管压迫止血
B．由尿管注入止血剂后夹管1 h
C．全身应用止血剂
D．持续膀胱冲洗
E．观察生命体征

8. **王某的气囊导尿管几天后可以拔除**
A．3天　B．5天
C．3～7天　D．10天
E．2周

（9～11题共用题干）

患者，男性，65岁。进行性排尿困难3年，夜尿3～5次，肛门指检前列腺6 cm×5 cm，中央沟消失，无压痛。

9. **可能的诊断是**
A．神经源性膀胱　B．尿道狭窄
C．膀胱肿瘤　D．前列腺增生
E．膀胱结石

10. **患者有时夜间睡眠时有尿液从尿道流出，此应为**
A．真性尿失禁 B．充溢性尿失禁
C．压力性尿失禁 D．急迫性尿失禁
E．尿瘘

11. **此病晚期可出现**
A．排尿困难
B．肾积水及肾功能不全
C．尿频
D．尿潴留
E．血尿

第五节 泌尿系统肿瘤患者的护理

【知识要点】

一、概述

泌尿系统肿瘤多为恶性，我国成人最常见的是膀胱癌，小儿最常见的是肾母细胞瘤。主要临床特征为间歇无痛性肉眼血尿，但肾母细胞瘤最常见和最重要的表现是无意中发现的腹部肿块。

二、护理评估

1. 健康史。

2. 身体状况：

(1) 肾癌：

① 血尿：表现为间歇性、无痛、肉眼、全血尿，是患者就诊的首发症状。

② 肿块：肿瘤较大或伴有肾积水时，在腹部或腰部可触及肿块。

③ 疼痛：多为腰部钝痛或隐痛，早期不明显。

血尿、疼痛、肿块被称为肾病三联征。

(2) 膀胱肿瘤：

① 血尿：绝大多数膀胱肿瘤患者的首发症状是间歇性无痛性肉眼血尿。

② 膀胱刺激征：膀胱癌坏死、溃疡、并发感染时出现。

③ 梗阻：肾积水、排尿困难、尿潴留。

3. 辅助检查：

(1) 影像学检查：

① B超检查，是最简便且是无损伤性的检查方法。

② X线检查，包括尿路平片和造影检查，动脉造影检查的同时还可以进行介入治疗。

③ CT、MRI等检查能较早期显示肿瘤及其周围组织的浸润情况。

(2) 膀胱镜检查：对诊断有决定性意义，能直接观察膀胱肿瘤，必要时可取材做活组织检查；同时也可以进行治疗。

(3) 尿液细胞学检查：收集尿液、找到脱落的肿癌细胞，可明确诊断。

三、治疗要点

1. 肾脏肿瘤：以手术为主的综合治疗效果最好，对肾癌、肾盂癌、肾母细胞瘤的手术治疗，目前最主要的方法是根治性肾切除术。

2. 膀胱肿瘤：以手术切除为主。非手术治疗较常用膀胱内药物灌注治疗，预防术后复发。

四、主要护理诊断及合作性问题与护理措施

泌尿系统肿瘤患者的主要护理诊断及合作性问题与护理措施见表 19-4。

表 19-4 泌尿系统肿瘤患者的主要护理诊断及合作性问题与护理措施

<table>
<tr><th colspan="2">护理诊断/问题</th><th>主要护理措施</th></tr>
<tr><td colspan="2">1. 焦虑。</td><td>心理护理。</td></tr>
<tr><td colspan="2">2. 营养失调。</td><td>营养支持。</td></tr>
<tr><td rowspan="2">3. 潜在的并发症：</td><td>出血。</td><td>(1) 密切观察病情。(2) 加强引流的护理。(3) 止血及输血。</td></tr>
<tr><td>感染。</td><td>(1) 观察体温变化。(2) 加强伤口及引流管的护理。
(3) 合理使用抗生素。</td></tr>
</table>

五、健康教育

1. 向患者及其亲属介绍疾病的相关知识。
2. 对尿流改道的患者，应教会其能自我护理。
3. 术后适当锻炼，加强营养，增强体质，提高免疫力。
4. 定期复查。

【课前预习】

一、基础复习

肿瘤的相关知识。

二、预习目标

1. 肾癌的首选治疗方法是______________________。

2. 膀胱癌血尿的特点是__________性、__________肉眼血尿，终末加重，肿瘤坏死、脱落或并发感染时出现 ____________，常是膀胱肿瘤晚期的征象。

【课后巩固】

一、名词解释

肾母细胞瘤　膀胱癌

二、填空题

1. 肾癌发生于____________上皮细胞。

2. 肾癌的三大主症是__________、_____________、______________。__________血尿为常见的症状，表明肿瘤已穿入肾盏、肾盂，腰部疼痛常为__________或____________，血块通过输尿管时可引起_______________。

3. 泌尿系肿瘤最常见的是________，膀胱癌肿瘤分布在膀胱________、________最多，组织类型多为________________。

4. 膀胱癌最重要的检查手段是________检查。膀胱肿瘤切除后容易复发，凡是保留膀胱的各种手术治疗，2 年内超过半数肿瘤要复发，对于保留膀胱的患者定期________、定期复查________。

【综合练习】

A1/A2 型题

1. 男性，50 岁，膀胱癌。行经尿道膀胱肿瘤电切术后 3 日，不正确的护理措施是
A．心理护理
B．导尿管护理
C．饮食指导
D．鼓励患者用力排尿
E．加强尿瘘患者的护理

2. 男，60 岁。2 年来出现间歇性无痛性全程肉眼血尿，终末加重，近半年来出现尿频，尿痛，近几月来耻骨后痛，应诊断为
A．膀胱炎　B．前列腺增生症
C．膀胱肿瘤　D．膀胱结石
E．肾结核

3. 患儿，3 岁，体检时发现左腹部有巨大肿块，此时，应首先考虑的是
A．肾母细胞瘤　B．肾积水
C．肾囊肿　D．肠梗阻
E．肾下垂

4. 肾癌的三大主症是
A．血尿、肿块、腰痛
B．蛋白尿、肿块、腰痛
C．血尿、蛋白尿、腰痛
D．尿频、肿块、腰痛
E．血尿、肾绞痛、肿块

5. 泌尿系统肿瘤最多见于
A．膀胱　B．肾
C．尿道　D．输尿管上段
E．输尿管下段

6. 从事染料、塑料工业的人易患
A．肾肿瘤　B．膀胱肿瘤
C．输尿管肿瘤　D．尿道肿瘤
E．以上都不对

A3/A4 型题

（1 ~ 2 题共用题干）

男性，55 岁，主因消瘦、低热，查体时发现“左肾占位”，初步诊断为肾癌。

1. 此患者采取何种治疗
A．根治性肾切除　B．放疗
C．化疗　D．免疫治疗
E．内分泌治疗

2. 目前诊断该病最可靠的影像学方法为
A．肾动脉造影
B．静脉肾盂造影
C．逆行肾盂造影
D．排泄性尿路造影
E．CT 检查

（3 ~ 5 题共用题干）

男性，49 岁，因无痛性、间歇性全程血尿 2 次，并伴有右腰部不适 2 个月就诊。

3. 此患者需要做的简单易行的检查是
A．B 超检查
B．CT 检查
C．腹部平片
D．静脉尿路造影
E．MRI 检查

4. 患者以右肾癌收入院，肿瘤直径 4.5 cm，最合适的手术方式是
A．右肾、输尿管切除
B．右肾动脉栓塞
C．肿瘤切除
D．排泄性尿路造影
E．右肾、肾筋膜、肾周脂肪、肾蒂淋巴结切除

5. 患者行根治性肾切除，术后应卧床
A．2 ~ 3 天　B．5 ~ 7 天
C．3 ~ 4 天　D．7 ~ 14 天
E．10 天

（编者：蔡虹）

第二十章　运动系统疾病患者的护理

第一节　骨折患者的护理

【知识要点】

骨折总论

一、概述：

1. 病因：直接暴力、间接暴力、疲劳性骨折和病理性骨折四类。

2. 分类：

(1) 按骨折端是否与外界相通分类：① 闭合性骨折；② 开放性骨折。

(2) 按骨折的程度与形态分类：① 不完全骨折；② 完全性骨折。完全性骨折常见的移位类型有侧方、重叠、成角、分离和旋转移位，从而导致相应的畸形。

(3) 按骨折的稳定性分类：① 稳定性骨折；② 不稳定性骨折。

(4) 按骨折后时间长短分类：① 新鲜骨折；② 陈旧性骨折，以 3 周为标准。

3. 骨折愈合：

(1) 骨折愈合的过程：

① 血肿肌化期：约需要 2～3 周完成。

② 原始骨痂形成期，又称临床愈合期，约需要 12～24 周。

③ 骨痂改造塑形期，又称骨性愈合期，此期约需 1～2 年。

(2) 影响骨折的因素：包括全身、局部和治疗因素。

(3) 骨折临床愈合标准：

① 局部无压痛和沿肢体长轴的纵向叩击痛。

② 局部无异常活动。

③ X 线片显示骨折处有连续性骨痂通过，骨折线模糊（X 线显示骨折线消失则为骨性愈合）。

④ 外固定解除后，上肢能向前平举 1kg 重物持续 1 min，下肢在不扶拐的情况下能在平地连续步行 3 min，并不少于 30 步。

⑤ 连续观察 2 周，骨折处无变形。

二、护理评估

1. 健康史。

2. 身体状况：

(1) 一般表现：压痛和压痛、肿胀和瘀斑、功能障碍等。

(2) 骨折三大专有体征：畸形、反常活动、骨擦音或骨擦感。只要出现一项即可诊断为骨折。

(3) 并发症：

① 早期并发症：

· 休克：创伤或出血性休克。

· 神经、血管损伤：肱骨骨折可损伤桡神经，肘关节骨折可损伤尺神经、正中神经，胫腓骨骨折可损伤腓总神经，脊椎骨折可引起脊髓损伤。最易损伤的血管是肱动脉和腘动脉。

· 感染：开放性骨折易感染，以化脓性骨髓炎多见。

· 脂肪栓塞：通常发生在骨折后 48 h 内。

· 骨筋膜室综合征：最多见于前臂和小腿，主要表现为肢体剧痛、肿胀、指（趾）呈屈曲状、被动伸展剧痛、皮肤苍白或发绀。

· 脏器损伤：骨盆骨折可损伤膀胱、尿道和直肠；肋骨骨折可损伤肺、肝、脾等。

② 晚期并发症：

· 关节僵硬：是晚期最为常见的并发症。

· 骨化性肌炎。

· 愈合障碍。

· 畸形愈合。

· 创伤性关节炎。

· 缺血性骨坏死：最多见于股骨颈骨折时的股骨头坏死。

· 缺血性肌挛缩：前臂掌侧发生，即“爪形手”畸形。

3. 辅助检查：

(1) X 线：一般骨折首选，可明确骨折部位、类型程度。

(2) CT、MRI：可了解结构复杂的骨折和其他组织损伤。

(3) 血常规：出血量较多的患者可见血红蛋白和红细胞比容降低。

三、治疗要点

治疗原则：复位、固定、功能锻炼。

1. 复位：是骨折治疗的首要步骤，包括手法复位、手术复位、牵引复位；其中手法复位是闭合性骨折最常用的方法。

2. 固定：① 外固定，常用方法有小夹板固定、石膏绷带固定、外固定架、牵引固定（皮牵引、骨牵引、牵引带牵引）；② 内固定，复位准确且固定牢靠，包括螺丝钉钢板、髓内针、克氏针等。

3. 功能锻炼：遵循动静结合，主动、被动结合，循序渐进的原则。早期（2 周内）主要进行患肢肌肉的收缩和舒张练习；中期（2 周 ~ 2 月）进行受累关节上、下两个关节的活动；晚期（2 月以上）进行受累关节的活动。

四、主要护理问题和护理措施

1. 护理问题：

(1) 疼痛。

(2) 躯体活动障碍。

(3) 潜在并发症：感染、骨筋膜室综合征、关节僵硬等。

2. 护理措施：

(1) 现场急救护理：

① 抢救生命：发现呼吸困难、窒息、大出血、休克、昏迷等，应立即就地抢救。

② 处理伤口：用无菌敷料或现场清洁布类加压包扎伤口；外露的骨折断端禁止回纳；使用止血带止血，每小时放松 2～3 min。

③ 妥善固定：凡是疑有骨折者均应临时固定骨折。注意骨折固定的目的。

④ 转运：脊柱骨折患者应平卧硬板床，采取平托法搬运；颈椎损伤患者应在颈部两侧加垫固定。

(2) 小夹板固定的护理：

① 准备合适的夹板及衬垫。

② 夹板固定松紧合适，以布带能上下移动 1 cm 为宜。

③ 抬高患肢，减轻水肿，观察肢体远端血供。门诊患者定期复查。

④ 指导患者进行功能锻炼。

(3) 牵引患者的护理：

① 维持有效牵引：下肢牵引将床脚抬高 15～30 cm 以对抗牵引力量；保持牵引方向与肢体长轴一致；牵引重锤应保持悬空。

②防治感染：骨牵引需每日在牵引针孔滴 75%乙醇 2 次，严禁揭掉血痂。

③每日测量肢体长度，防止牵引过度或牵引力量不足。

(4) 石膏固定的护理：

① 固定肢体在功能位或特殊体位。

② 石膏管型固定由肢体近端向远端包扎；松紧适度；暴露肢体末端；只能用手掌托起石膏。

③ 石膏干涸前搬运患者用手掌托扶，严禁手指托扶和压迫，保持清洁干燥。

④ 加速石膏干固。

⑤ 保持石膏的清洁、干燥。

⑥ 观察肢体远端血供，防止发生骨筋膜室综合征。

⑦ 并发症的预防：压疮；骨质疏松和关节僵硬；化脓性皮炎；骨筋膜室综合征；石膏综合征。

五、健康教育

1. 安全指导：指导患者及家属评估周围环境的安全。

2. 长期坚持功能锻炼：告知患者出院后继续功能锻炼的方法和意义。

3. 辅助工具的使用：指导患者使用轮椅、步行辅助物，提高自我照顾能力。

4. 定期复查：告知患者有关夹板、石膏、外固定器的使用和护理，若出现异常情况及时就医。

常见四肢骨折

一、肱骨干骨折

1. 健康史：由直接或间接暴力，直接暴力多导致肱骨干中段横形或粉碎性骨折；间接暴力常由手掌或肘部着地，导致肱骨中下 1/3 段斜形或螺旋形骨折。

2. 身体状况：上臂疼痛、肿胀、畸形，皮下瘀斑及功能障碍。有假关节活动、骨擦感、患肢缩短。主要并发症是桡神经损伤和肱动脉损伤。

3. 治疗要点：手法复位后用石膏或小夹板固定；切开复位后加压钢板螺钉或带锁髓内针作内固定。

二、肱骨髁上骨折

1. 健康史：儿童伸直型较常见，易并发肱动、静脉及正中神经、桡神经、尺神经损伤。

2. 身体状况：局部压痛、假关节活动、骨擦音、畸形表现，肘后三点关系正常。

3. 治疗要点：复位后石膏托固定 4 ~ 5 周；手法复位失败或血管神经损伤行手术治疗。

4. 护理重点：注意血管神经损伤的并发症。

三、桡骨远端伸直型骨折（Colles 骨折）

1. 健康史：间接外力，跌倒时，手掌着地，老年人多见。

2. 身体状况：侧面观“餐叉样”畸形，正面观“枪刺样”畸形。

3. 治疗要点：手法复位外固定，小夹板或石膏托固定在屈腕、尺偏、旋前位。

4. 护理重点：固定期间做手指、肘、肩伸屈活动，拆除固定后进行腕关节功能练习。

四、股骨颈骨折

1. 健康史：中老年女性易发生股骨头坏死或骨折不愈合。

2. 身体状况：患髋疼痛，患肢活动障碍，患肢呈屈曲、内收、缩短、外旋畸形。

3. 治疗要点：持续皮牵引、骨牵引；复位内固定或人工股骨头及全髋关节置换术。

五、股骨干骨折

1. 健康史：青壮年，分上 1/3 段骨折、中 1/3 段骨折、下 1/3 段骨折。

2. 身体状况：出血较多，患者可出现休克。中下 1/3 骨折易引起血管神经损伤。

3. 治疗要点：3 岁以下垂直悬吊皮牵引。成年人适用于骨牵引。股骨干骨折骨牵引重量为体重的 1/10 ~ 1/7。

4. 护理重点：注意患肢远端动脉搏动及血供、感觉和活动有无异常，早期进行股四头肌功能锻炼。

六、胫腓骨干骨折

1. 健康史：直接暴力，是最常见的四肢长骨骨折，易发生骨筋膜室综合征。

2. 身体状况：开放性骨折有骨端外露，如有胫前动脉损伤、足背动脉搏动消失。

3. 治疗要点：手法复位外固定，骨牵引治疗；必要时手术治疗。

骨盆骨折

一、概述

多由直接暴力挤压骨盆所致，常并发出血及盆腔内脏损伤，老年人最常见的原因是摔倒。

二、护理评估

1. 健康史：外伤史，特别是老年人摔伤史。

2. 身体状况：

(1) 局部肿胀、压痛、畸形、骨盆反常活动、肢体不对称。

(2) 可出现血尿、急腹症、休克症状。

(3) 骨盆分离和挤压试验阳性。

3. 辅助检查：X线和CT检查能直接反映是否存在骨盆骨折及其类型。

三、治疗要点

1. 非手术治疗：

(1) 卧床休息：骨盆边缘骨折、骶尾骨骨折应卧硬板床休息3～4周。

(2) 复位与固定：不稳定性骨折可用骨盆兜悬吊牵引、髋人字石膏、骨牵引等。

2. 手术治疗：

(1) 骨外固定架固定术：适用于骨盆环两处骨折的患者。

(2) 切开复位钢板内固定术：适用于骨盆环两处以上骨折的患者。

四、主要护理诊断及合作性问题与护理措施

骨盆骨折患者的主要护理诊断及合作性问题与护理措施见表20-1。

表20-1 骨盆骨折患者的主要护理诊断及合作性问题与护理措施

护理诊断/问题	主要护理措施
1. 组织灌流量不足。	(1) 观察患者意识、脉搏、血压和尿量。 (2) 建立静脉通路，纠正血容量不足。 (3) 及时止血和处理腹腔内脏器损伤。
2. 大、小便形态异常。	(1) 注意观察排便、排尿情况。 (2) 排尿困难者，予以留置导尿，加强尿道口和导尿管的护理。 (3) 鼓励患者多食新鲜水果和蔬菜，多饮水，以利大便通畅。 (4) 明显便秘的患者，可给予开塞露等通便。
3. 皮肤完整性受损。	(1) 注意卧床患者的皮肤护理。 (2) 协助患者更换体位。

五、健康教育

1. 指导患者合理活动，并教会患者在床上大小便。

2. 长时间卧床的患者，指导其练习深呼吸、肌肉锻炼。

脊柱骨折和脊髓损伤

一、概述

多由间接暴力引起，以胸、腰椎骨折多见，颈椎骨折常伴有脱位、脊髓损伤，易致残或危及生命。屈曲型最常见。

脊柱损伤导致瘫痪，常用截瘫指数来量化瘫痪程度，“0”没有或基本没有瘫痪；“1”功能部分丧失；“2”完全或接近完全瘫痪；记录肢体的运动、感觉及两便三项功能。

二、护理评估

1. 健康史：外伤史。

2. 身体状况：

(1) 脊柱骨折：脊柱活动受限、骨折棘突明显压痛和叩击痛；胸腰段损伤时，有后突畸形；并发截瘫时，损伤脊髓平面感觉、运动、反射障碍；高位截瘫出现呼吸困难或呼吸停止。

(2) 脊髓损伤：

① 脊髓震荡：损伤后短暂的功能障碍，表现为弛缓性瘫痪。

② 脊髓挫伤：损伤平面以下截瘫，运动功能丧失；2～4 周后演变为痉挛性瘫痪。

③ 脊髓圆椎损伤：L_1 椎体骨折可出现会阴部皮肤鞍状感觉丧失，大小便不能控制，性功能障碍，双下肢感觉、运动功能正常。

④ 脊髓半切征：损伤平面以下同侧肢体运动和深感觉丧失，对侧肢体痛觉和温度觉丧失。

⑤ 马尾神经损伤：L_2 椎体骨折可出现弛缓性瘫痪，感觉及运动功能障碍，括约肌功能丧失。

⑥ 脊髓断裂：损伤平面以下感觉、运动、反射及括约肌功能完全丧失。

3. 辅助检查： X 线可明确骨折诊断；CT、MRI 可了解骨折与脊髓损伤情况。

三、治疗要点

1. 急救搬运的正确方法：脊柱骨折、脱位需 3 人平托患者，始终保持平直位，严禁弯腰、扭腰。颈椎骨折需加一人牵引固定头部。

2. 胸腰椎骨折：

(1) 单纯压缩骨折：卧硬板床，骨折部位加厚枕，3 日后开始腰背肌锻炼；也可用双踝悬吊法过伸复位，复位后石膏背心固定 3 个月。

(2) 爆破型骨折：需手术治疗。

3. 颈椎骨折：

(1) 稳定型骨折：牵引复位 + 石膏固定。① 颌枕带牵引；② 颅骨牵引。

(2) 爆破型骨折：手术治疗。

4. 脊髓损伤：及早稳定骨折，解除脊髓压迫，减轻脊髓水肿。

四、主要护理诊断及合作性问题与护理措施

脊柱骨折和脊髓损伤患者的主要护理诊断及合作性问题与护理措施见表 20-2。

表 20-2　脊柱骨折和脊髓损伤患者的主要护理诊断及合作性问题与护理措施

护理诊断/问题		主要护理措施
1. 皮肤完整性受损。		(1) 每 2～3 h 轴式翻身一次。 (2) 使用气垫或棉布圈等使骨突部位悬空，定时按摩。 (3) 保证足够的营养素摄入，提高机体抵抗力。
2. 潜在并发症：	气体交换受损	(1) 鼓励患者深呼吸、有效咳嗽、翻身拍背。 (2) 雾化吸入，必要时吸痰。 (3) 监管进行呼吸机辅助呼吸的患者。 (4) 加强气管切开的护理。
	尿潴留	(1) 早期留置尿管持续引流，2～3 周后定时开放，每 4～6 h 开放 1 次，训练自律性膀胱。 (2) 鼓励患者多饮水。

五、健康教育

1. 加强康复锻炼，预防肌萎缩和关节僵硬。

2. 指导患者正确坐起，使用轮椅。

3. 指导患者进行排尿、排便训练。

4. 教会患者及家属皮肤护理的方法。

【课前预习】

一、基础复习

1. 运动系统的组成、各关节功能位。
2. 外伤愈合过程和急救程序。
3. 盆腔和脊柱解剖生理、脊髓神经传导通路。

二、预习目标

1. 骨折指骨的______________及___________中断。
2. 骨折的病因分为______________、______________、_____________、______________和____________。
3. 按骨折后的时间长短分为___________骨折和_____________骨折。
4. 骨折专有体征有________________、___________________、______________________。
5. 骨折的治疗原则是______________、________________、________________。
6. 骨折卧床期间多饮水预防泌尿系__________________形成。
7. 老年人骨盆骨折最常见的原因是___________，最具特征性的阳性体征是_______阳性。
8. 脊柱骨折多数由________暴力引起，其严重并发症是______损伤，多发生于______段。

【课后巩固】

一、名词解释

反常活动　纵向叩击痛　骨筋膜室综合征　缺血性肌挛缩
肘后三点关系　骨盆挤压分离试验　截瘫指数

二、填空题

1. 诊断骨折最可靠的是__________检查，可明确诊断并明确骨折类型及移位情况。脊椎骨折并发脊髓损伤的患者要用_____________检查，以明确骨折类型和脊髓损伤的程度。

2. 骨折愈合过程分为三个期：①____________期，需______周。②_____________期，即临床愈合期，需______周。③____________期，即骨性愈合期，需______年。

3. 骨折临床愈合标准：解除外固定后，上肢向前平举______kg 重物持续______min，下肢不扶拐可______min 内在平地连续行走____步以上；连续观察____周骨折处不变形。

4. 骨科下肢骨牵引时应将床脚抬高______cm，利用人体体重对抗牵引力量；肢体______与牵引力线平行，牵引重物勿着地；牵引针孔滴____________每日 2 次，防止感染；每日测量肢体长度，防止牵引____________或____________。

5. 石膏绷带由肢体______________开始向肢体_____________包扎，松紧适度；肢端外露，以便观察；石膏型内的伤口需要观察和换药，必须_____________________________。

6. 石膏干固前搬运患者用_______________平托肢体，严禁手指托扶和压迫；如有疼痛、苍白、冰冷、发绀、麻木时，应及时通知医师，防止发生_______________________________。

7. 躯干部石膏固定的患者，应注意观察有无呼吸困难、腹胀、恶心、呕吐等，防止_____________的发生。

8. 骨筋膜室综合征是外固定包扎过紧或内出血较多导致骨筋膜室内压力过大引起，多见于__________骨折和__________骨折，主要表现是局部剧烈疼痛、肿胀、肢体主动、被动活动出现疼痛，远端动脉搏动减弱。

9. 小夹板固定松紧合适，外绑带能上下移动______cm 为宜；__________患肢，利于静脉回流，减轻水肿；门诊患者____天每日来院复查一次，调整固定的松紧；定期____________，了解骨折有无移位。

10. 缺血性骨坏死最常见于__________；患肢长期固定缺少锻炼易导致__________。

11. 肱骨髁上骨折以儿童多见，分为__________骨折和__________骨折。__________较常见，易并发__________神经损伤，表现为手的感觉、运动功能障碍；并发__________动脉损伤，出现前臂剧痛、手部皮肤苍白、发凉。

12. 桡骨远端伸直型骨折（Colles 骨折）以老年人多见，跌倒时，手掌着地。其典型表现是侧面观__________畸形，正面观__________畸形。伤后用吊带或三角巾将患肢__________，避免患肢下垂引起的静脉回流障碍；伤后____周进行腕关节和桡侧偏斜练习，同时进行前臂旋转运动。

13. 股骨颈骨折多发生于______女性，易发生股骨头______或骨折不愈合。以______型发生最多见。

14. 股骨颈骨折无明显移位、较稳定性骨折持续行皮牵引__________周，保持患肢固定于__________位，防止髋关节外旋；复查 X 线无异常可去牵引后在床上坐起；______个月后，可扶双拐下地；_______个月后复查 X 线片显示骨折愈合牢固后，可完全负重行走。

15. 脊椎骨折、脱位的严重并发症是______________________。

16. 颈椎轻度压缩骨折采用__________复位，牵引重量____kg，后头颈胸石膏固定______个月。颈椎压缩明显或双侧椎间关节脱位采用持续______________复位，牵引重量______kg，复位后再牵引______周，石膏固定 3 个月。

【综合练习】

A1 型题

1. **下列哪项属于稳定性骨折**
   A. 斜形骨折　　B. 螺旋形骨折
   C. 粉碎性骨折　　D. 骨骺分离
   E. 青枝骨折

2. **骨折的专有体征是**
   A. 疼痛、肿胀、功能障碍
   B. 疼痛、肿胀、瘀斑
   C. 畸形、肿胀、反常活动
   D. 畸形、反常活动、骨擦音或骨擦感
   E. 压痛、瘀斑、骨擦感

3. **骨折表现最有诊断意义的是**
   A. 局部剧痛
   B. 局部肿胀
   C. 局部皮下淤血
   D. 肢体活动障碍
   E. 假关节活动

4. **疲劳性骨折的好发部位是**
   A. 胫骨下 1/3 处　　B. 跟骨
   C. 髌骨　　D. 第 2、3 跖骨
   E. 尺骨

5. **下列最有可能发生骨筋膜室综合征的骨折是**
   A. 胫腓骨干骨折　　B. 股骨颈骨折
   C. 股骨干骨折　　D. Colles 骨折
   E. 骨盆骨折

6. **骨折诊断中必不可少的检查方法是**
   A. 血液检查　　B. 局部穿刺检查

C．MRI 检查　D．X 线检查
E．CT 检查

7. **以下石膏绷带固定前的准备哪项不妥**
A．测量患肢长度
B．局部伤口换药
C．常规用止痛剂
D．包裹棉垫
E．维持患肢功能位或需要的固定体位

8. **关于预防盆骨骨折患者发生便秘的护理措施，错误的是**
A．嘱多进食新鲜水果蔬菜
B．鼓励多喝水
C．给予腹部按摩
D．每日灌肠通便
E．有便意时及时排便

A2 型题

1. **患者，男性，24 岁，疑有股骨外科颈骨折，下列哪项检查是最可靠的诊断依据**
A．局部畸形　B．局部剧烈疼痛
C．骨擦音　D．X 线摄片
E．活动障碍

2. **患者，女，跌伤肱骨骨折后，出现“爪形手”，以其为典型表现的骨折并发症是**
A．关节僵硬　B．骨化性肌炎
C．畸形愈合　D．缺血性肌挛缩
E．创伤性关节炎

3. **患者，女性，28 岁。小腿行石膏绷带包扎后 1 h，出现脚趾剧痛，苍白发凉，足背动脉搏动减弱，应首先采取的措施是**
A．注意保暖
B．抬高患肢
C．给予止痛药
D．做下肢被动活动
E．适当松解石膏绷带

4. **男，65 岁，因有股骨颈骨折，后给予持续性皮牵引。该患者最易发生的并发症是**
A．关节僵硬　B．骨化性肌炎
C．愈合障碍　D．缺血性肌挛缩
E．缺血性骨坏死

5. **男性，51 岁，车祸中致左股骨中断开放性骨折，局部畸形，骨折端外露，伤口有活动性出血。不妥的急救措施是**
A．将外露骨折端现场整复
B．用清洁布类加压包扎伤口
C．就地取材固定患肢
D．检查有无其他合并伤
E．迅速送往医院

6. **患者，男性，28 岁。车祸中致股骨开放性骨折伴有大出血，面色苍白、脉细速。现场急救首先采取的措施是**
A．夹板固定　B．输液
C．止血　D．止痛
E．立即转送

7. **男，18 岁，因胫骨干骨折行跟骨持续性骨牵引。针对该患者的护理措施，错误的是**
A．保持有效牵引
B．定时测量肢体长度
C．抬高床头 15～30 cm
D．每天用乙醇滴牵引针孔
E．指导患者进行功能锻炼

8. **患者，男性，28 岁，因车祸后致左下肢胫腓骨开放性骨折。入院后给予切开复位内固定术并行下肢托型石膏固定。针对该患者的护理措施，正确的是**
A．在石膏干固后开窗，便于伤口换药
B．患肢疼痛时可自行服用止痛药
C．严密观察肢端血运
D．石膏松动时可向石膏腔内填塞棉花
E．石膏内肢体有痒感时，可伸入抓痒

9. **患者，男性，68 岁。原发性支气管肺癌骨转移。今晨起床时，左小腿疼痛，肿胀，不能行走。X 线显示左侧胫腓骨干双骨折。导致该患者骨折最可能的原因是**
A．疲劳性骨折　B．间接暴力

C．肌肉牵拉　　D．直接暴力
E．病理性骨折

10. 男，36岁，因脊柱骨折行石膏背心固定。固定后患者出现持续性恶心，反复呕吐、腹胀及腹痛，呼吸费力，应考虑为
A．脂肪栓塞　　B．脊神经损伤
C．骨筋膜室综合征　　D．石膏综合征
E．急性腹膜炎

11. 患儿，女性，5岁。右肘关节半屈位跌倒，手掌着地，出现左肘关节明显肿胀、畸形，肘后三角正常，最可能的诊断是
A．孟氏骨折
B．肘关节脱位
C．肱骨下段骨折
D．伸直型肱骨髁上骨折
E．屈曲型肱骨髁上骨折

12. 患儿，男，8岁。右肘关节外伤，当地拍X线片诊断为肱骨髁上骨折，经两次手法复位未成功，来院时为伤后48 h，查体右肘关节半屈位，肿胀较重，压痛明显，手指活动障碍，桡动脉搏动弱，手指凉，麻木，应考虑为肱骨髁上骨折并发
A．广泛软组织挫伤
B．主要静脉损伤
C．肱动脉损伤
D．肌肉断裂伤
E．正中尺、桡神经损伤

13. 患者，女性，65岁。外伤后致桡骨远端伸直型（Colles）骨折，骨折对位对线良好，并有嵌插，该患者应选择
A．牵引治疗　　B．对症治疗
C．手术治疗　　D．消肿治疗
E．夹板固定

14. 患者，女性，59岁。跌倒时手掌撑地，局部疼痛、肿胀明显，侧面观“餐叉样”畸形。最可能的诊断是
A．锁骨骨折
B．肱骨髁上骨折
C．肘关节后脱位
D．Colles 骨折
E．Smith 骨折

15. 患者，女性，65岁。被自行车撞倒后，右髋痛，但仍能扶拐行走，次日疼痛加重，检查，右下肢外旋位，轻度短缩，最可能的诊断是
A．软组织挫伤　　B．髋关节扭伤
C．股骨大粗隆骨折　　D．股骨颈骨折
E．髂骨骨折

16. 患者，男性，37岁。右小腿被汽车压伤24 h就诊，查体：右小腿严重肿胀畸形，足趾苍白、发凉，足背动脉搏动摸不清，被动活动足趾感觉剧痛，X线片示右胫腓骨中段粉碎性骨折，最适当的处理是
A．急诊手术完全内固定
B．手法复位，石膏固定
C．立即切开深筋膜减压
D．抬高患肢，配合高压氧治疗
E．抬高患肢加跟骨牵引

17. 患儿，男，5岁。摔倒后左肘关节着地送来急诊。分诊护士判断该患儿是否发生骨折的最重要依据是
A．左上臂疼痛　　B．局部肿胀
C．左上臂畸形　　D．局部压痛
E．肘关节活动减少

18. 患者，男，35岁，外伤致左肱骨骨折行内固定术后2周拆线出院。对该患者的出院宣教，错误的是
A．锻炼需贯穿骨折愈合全过程
B．活动范围应由小到大
C．活动强度由弱到强
D．活动量应固定，始终一致
E．主动或被动活动相结合

19. 男性，25岁，外伤后出现肘部关节肿胀，可以帮助鉴别肱骨髁上骨折和肘关节后脱位的表现是
A．手臂功能障碍
B．肘部剧烈疼痛
C．是否可摸到尺骨鹰嘴
D．肘后三点失去正常关系
E．跌倒后因手掌撑地而受伤

20. **女性，65 岁，因股骨颈骨折行皮牵引，应采取的体位是**
A. 内收中立位 B. 外展中立位
C. 外展外旋位 D. 内收内旋位
E. 双腿并拢功能位

21. **患者，女性，30 岁，汽车撞伤左侧大腿，致股骨中段闭合性骨折，行骨牵引复位固定。牵引术后，能防止牵引过度的护理是**
A. 将床尾抬高 15 ~ 30 cm
B. 每天用 70% 乙醇滴入牵引针孔
C. 定时测定肢体长度
D. 保持有效的牵引作用
E. 鼓励功能锻炼

22. **患者，男性，37 岁。因车祸而致右下肢开放性骨折，大量出血，被送来医院急诊。在医生未来到之前，接诊护士应立即**
A. 详细询问车祸发生的原因
B. 向医院有关部门报告
C. 给患者注射镇静剂
D. 给患者使用止血药
E. 给患者止血，测血压，建立静脉通道

23. **患儿，男，8 岁，右肱骨髁上伸直型骨折，手法复位后屈肘位石膏托固定第一天，患儿主诉右手疼痛，见手指苍白发凉。X 线检查骨折整复良好，现应采取的主要措施是**
A. 安慰和关怀
B. 给予止痛剂
C. 抬高患肢，活动手指
D. 减小右肘屈曲度，另行固定
E. 立即术前准备，手术探查肱动脉

24. **患者，男性，58 岁，右小腿陈旧性骨折，长期不愈，拟行内固定术。开始皮肤准备应在术前**
A. 3 日 B. 5 日
C. 7 日 D. 8 日
E. 9 日

25. **患者，男性，21 岁，从单杠上跌下致左股部肿痛，卧地不起。局部呈角畸形，有假关节活动。首先应做的是**
A. 反复安慰
B. 立即打电话呼叫急救中心
C. 患肢临时固定
D. 立即背起患者去找医院
E. 立即用木板抬走患者

26. **某患者外伤性截瘫，疑为脊髓损伤，此时最可靠的确诊方法是**
A. X 片检查 B. CT 检查
C. MRI 检查 D. 椎管造影
E. DSA 检查

27. **男性，34 岁，塌方事故中骨盆、左股骨及胫腓骨多处骨折，最可能发生的并发症是**
A. 休克
B. 脂肪栓塞
C. 骨筋膜室综合征
D. 骨折部位感染
E. 缺血性肌痉挛

28. **女性，20 岁，外伤致骨盆骨折。查生命体征平稳，X 线摄片示耻骨联合分离，最合适的处理是**
A. 骨盆兜悬吊
B. 切开复位内固定
C. 手法复位外固定
D. 卧石膏床
E. 骨外固定器固定

29. **患者，女，24 岁，颈椎骨折脱位，合并颈髓横断伤，早期可能出现**
A. 呼吸衰竭
B. 心动过速
C. 瘫痪的肢体肌肉萎缩
D. 下肢关节畸形
E. 下肢静脉血栓

30. **患者，男性，40 岁，颈 5 ~ 颈 6 骨折并发四肢瘫痪，无感染灶，出现高热，下列措施中哪项不适宜**
A. 冰水灌肠 B. 冰水擦浴
C. 通风 D. 药物降温
E. 调节室温

A3/A4 型题

（1～2 题共用题干）

患者，男性，18 岁，因车祸致左前臂骨折后行石膏管型固定。4 h 后左侧手指苍白、发凉，桡动脉搏动减弱。

1. 该患者可能出现了
   A．压疮　B．失用性骨质疏松
   C．化脓性皮炎　D．骨筋膜室综合征
   E．石膏综合征
2. 针对上述情况，应采取的措施是
   A．热敷　B．迅速减压
   C．给予止痛剂　D．抬高患肢
   E．功能锻炼

（3～5 题共用题干）

患者，女性，55 岁，在浴室摔倒后出现右髋部疼痛，不能站起行走。查体：右髋部压痛、肿胀、右髋关节活动障碍、右大粗隆上移、右下肢呈外旋位。拟采用非手术治疗。

3. 该患者应考虑为
   A．股骨干骨折　B．尾骨骨折
   C．股骨颈骨折　D．骨盆骨折
   E．股骨头脱位
4. 该患者牵引固定时患肢应采取的体位是
   A．外展内旋位　B．外展中立位
   C．内收外旋位　D．外展外旋位
   E．内收内旋位
5. 该患者 12 周后髋部疼痛没有缓解，下肢活动受限，不能站立和行走。首要考虑该患者出现了
   A．关节脱位
   B．关节感染
   C．股骨头缺血性坏死
   D．骨折断端神经损伤
   E．骨折畸形愈合

（6～9 题共用题干）

患儿，男，7 岁，1 h 前从高凳上摔下，右手掌撑地，被送往医院急诊科。查体：右肘部肿胀及疼痛，护士给予临时固定时偶可触及骨擦感。

6. 该患儿可能发生了
   A．肘关节后脱位
   B．肘关节前脱位
   C．肘关节侧方脱位
   D．肱骨髁上伸直型骨折
   E．肱骨髁上屈曲型骨折
7. 在护理过程中应特别注意观察是否伤及
   A．肱二头肌　B．肱三头肌
   C．头静脉　D．贵要静脉
   E．肱动脉
8. 该患儿患肢屈肘位石膏托固定。最重要的健康教育要点是
   A．饮食教育
   B．患侧抬高，注意血液循环
   C．随时进行肘关节活动
   D．随时进行肩关节活动
   E．不需要换石膏
9. 固定术后第 1 天主诉右手疼痛，手指苍白、冰凉。应注意
   A．给予安慰，做好心理护理
   B．给予止痛剂
   C．抬高患肢，活动手指
   D．通知医生，另行固定
   E．立即做好术前准备

（10～12 题共用题干）

患者，男性，22 岁，被撞倒后右肘部着地，出现上臂剧烈疼痛就诊。检查发现伤侧上臂肿胀、畸形和假关节活动。右上肢长度比左上肢缩短 2 cm。

10. 请问该患者可能出现的诊断是
    A．肱骨干骨折　B．锁骨骨折
    C．桡神经损伤　D．肱动脉损伤
    E．尺骨鹰嘴骨折
11. 应该采取下列哪项检查
    A．B 超　B．X 线摄片
    C．CT　D．MRI
    E．骨扫描
12. 若患者出现垂腕、各手指掌指关节不能背伸、拇指不能伸、前臂旋后障碍、手背桡侧

皮肤感觉减弱或消失等表现，可能发生了

A．骨折畸形愈合
B．骨筋膜室综合征
C．桡神经损伤
D．慢性骨髓炎
E．骨质疏松

（13～17 题共用题干）

患者，男性，20 岁，高处坠落后出现严重呼吸困难、四肢不能活动。查体：颈部压痛，四肢瘫痪、高热，有较重痰鸣音。X 线摄片提示：颈 4～颈 5 骨折，并发脱位。

13. 目前对该患者应首先采取的措施是

A．手术复位固定
B．使用呼吸兴奋剂
C．气管切开
D．吸氧
E．吸痰

14. 若行颅骨牵引，采取的护理措施是

A．针眼或牵引部位涂抗生素药膏
B．观察牵引针眼或牵引弓部位有无皮肤破溃
C．每日用生理盐水清洁消毒针眼或牵引部位 2 次
D．静脉输入大量抗生素
E．局部再次手术治疗

15. 搬运患者的正确方法是

A．一人背起患者搬运
B．一人抱起患者搬运
C．二人搬运，其中一人抬头，一人抬腿
D．三人将患者平托到木板上搬运
E．四人搬运，一人固定头部，三人将患者平托到木板上搬运

16. 为减轻脊髓水肿和继发性损伤，可采取

A．地塞米松 10～20 mg 口服
B．20% 甘露醇 250 ml 静脉滴注，每日 2 次，连续 5～7 天
C．输液或输血，维持动脉血压在 90 mmhg 以上
D．卧硬板床，头颈部制动
E．枕颌吊带卧位牵引

17. 为了防止该患者因气道分泌物阻塞并发坠积性肺炎及肺不张，其护理措施不包括

A．翻身拍背　　B．辅助咳嗽排痰
C．吸痰　　D．人工机械通气
E．雾化吸入

（18～19 题共用题干）

患者，男性，43 岁，车祸后被送至医院就诊。体检：四肢瘫痪，呼吸困难，对自己的病情非常担心。X 线摄片提示：胸 3～4 骨折。

18. 导致其呼吸困难的主要原因是

A．腹胀引起膈肌上移
B．肺栓塞
C．呼吸机麻痹
D．痰液堵塞气道
E．血肿压迫气道

19. 在与患者的沟通中，会对患者的心理产生不良影响的是

A．向患者介绍脊髓损伤的手术并发症
B．指导患者进行功能锻炼
C．安排康复较好的患者与其沟通
D．建议患者听柔和的音乐放松心情
E．与患者共同探讨缓解症状的护理方案

第二节　关节脱位患者的护理

【知识要点】

一、概述

关节脱位是指组成关节的各骨面失去正常的对合关系，多见于青壮年、儿童。以 2 周为界限分为新鲜脱位和陈旧性脱位。按病因分为四类：① 创伤性脱位，是脱位的常见原因；② 先天性脱位；③ 病理性脱位；④ 习惯性脱位，多见于肩关节脱位。

二、护理评估

1. 健康史：外伤史。

2. 身体状况：

(1) 一般症状：疼痛、肿胀、压痛及关节功能障碍。

(2) 特有体征：畸形、弹性固定、关节盂空虚。

3. 辅助检查：X 线检查可确定脱位、有无并发骨折等。

三、治疗要点

治疗原则：复位、固定、功能锻炼。

1. 复位：以手法复位为主，伴有关节内骨折及软组织嵌入、陈旧性脱位手法复位失败者采用手术复位。

2. 固定：复位后将关节固定于适当位置 2～3 周。

3. 功能锻炼：目的是防止肌肉萎缩、关节僵硬。

四、常见关节脱位

1. 肩关节脱位：

(1) 健康史：间接暴力，以前脱位最多见。

(2) 身体状况：肩部疼痛、肿胀，弹性固定，呈“方肩”畸形，原关节盂处空虚，关节盂外可触及肱骨头；杜加试验阳性。X 线可明确。

(3) 治疗要点：常用足蹬复位法，长臂石膏托固定伤肢内收、内旋位，屈肘 90°，三角巾悬吊上肢于胸前 3 周。

2. 肘关节脱位：

(1) 健康史：间接暴力，多见于青少年，其中以后脱位多见。

(2) 身体状况：肘部疼痛肿胀、活动障碍，肘部弹性固定在半屈位，肘后三角关系失常。

(3) 治疗要点：尽早手法复位，用长臂石膏托固定于屈肘 90°位，再胸前悬吊 2～3 周。复位失败者可行切开复位。

3. 髋关节脱位：

(1) 健康史：强大暴力和特殊姿势所致，后脱位最多见。

(2) 身体状况：患髋关节疼痛、功能障碍，患侧下肢出现典型的屈曲、内收、内旋、短缩畸形，臀部可触及股骨头。

(3) 治疗要点：24 h 内在麻醉下行提拉法手法复位。复位后置患肢于外展中立位，皮牵引或穿丁字鞋固定 2～3 周，3 周后开始关节活动，4 周后扶拐下地，切忌伤后 3 个月之内患肢负重。

五、主要护理诊断及合作性问题与护理措施

关节脱位患者的主要护理诊断及合作性问题与护理措施见表 20-3。

表 20-3　关节脱位患者的主要护理诊断及合作性问题与护理措施

护理诊断/问题	主要护理措施
1. 疼痛。	(1) 尽早复位，妥善固定，24 h 内冷敷，之后热敷促进吸收； (2) 患肢抬高，以利静脉回流，减轻肿胀； (3) 给予止痛剂。
2. 躯体移动障碍。	(1) 固定期间，进行关节周围肌肉舒缩运动和未固定关节主动活动。 (2) 解除固定后，逐渐加大关节活动范围，同时配合热敷、理疗、中药烫洗。

六、健康教育

1. 告知患者要尽早就诊，及时进行复位，避免发展成陈旧性脱位。
2. 告知患者及家属充分认识患肢固定的要求及意义，预防习惯性脱位。
3. 指导患者进行功能锻炼。

【课前预习】

一、基础复习

关节的构成、关节功能位。

二、预习目标

1. 关节脱位根据病因分为________脱位、________脱位、________脱位、________脱位，其中最常见的是________脱位。按脱位后时间以______周为界线分为新鲜性脱位和陈旧性脱位。

2. 关节脱位的治疗原则是________、________、________。手法复位后固定关节于________位置，保持______周。

3. 固定期间功能锻炼以病变关节周围________为主，解除固定后逐渐以病变关节为重点的________功能练习。

【课后巩固】

一、名词解释

习惯性脱位　弹性固定　杜加试验

二、填空题

1. 关节脱位特征表现为________、________、________。________检查以明确脱位及其类型，了解有无并发______等。

2. 肩关节脱位患者肩部疼痛、肿胀、不能活动，三角肌塌陷，呈______畸形，原关节盂处空虚，______阳性，治疗常采用________法复位，固定于内收、内旋位，屈肘______，三角巾悬吊固定于胸前约______周。

3. 肘关节脱位，肘部明显畸形，________于半屈位，________关系失常，一般手法复位，以________固定肘关节于屈曲 90° 位，三角巾悬吊约______周。

4. 髋关节脱位以________最多，患肢出现典型的________、________、________、________畸形。

5. 髋关节脱位，尽早复位后，置患肢于________位，皮牵引或穿丁字鞋固定______周，______周后扶拐下地，切忌伤后______个月之内患肢负重。

【综合练习】

A1 型题

1. 骨折与脱位都会出现的体征是

A．畸形

B．弹性固定

C．异常活动

D．骨擦音

E．关节部位空虚

2. 下列不是肘关节脱位临床特征的是
   A. 肘部明显畸形，前臂缩短，肘关节周径增粗
   B. 肘后三角关系正常
   C. 肘关节弹性固定于半伸位
   D. 肘关节前方可摸到肱骨远端，肘后方可摸到尺骨鹰嘴
   E. 肘后可扪及关节空虚

A2 型题

1. 患者，男性，在上臂外展外旋时肩部受外力作用，当即患肢不能活动，疼痛，呈“方肩”畸形，杜加征阳性。应考虑为
   A. 肱骨头骨折　B. 肱骨颈骨折
   C. 肱骨干骨折　D. 锁骨骨折
   E. 肩关节脱位
2. 患者，女性，57 岁。跌倒，手掌撑地，出现肩痛，肿胀，活动受限，查体：杜加征阳性。诊断为肩关节脱位。该患者肩部的畸形是
   A. 屈曲外展，外旋
   B. 屈曲内收，内旋
   C. 肩过度后伸
   D. 肩过度膨隆
   E. 方肩
3. 男性，26 岁，跌倒时手掌着地，自觉肘部疼痛难忍，活动受限，立即去医院诊治。医生检查所见：肘关节处于半伸位，肘可扪及肱骨下端，肘后三点关系失常，肘后空虚，肘关节活动障碍。考虑为
   A. 肱骨髁上骨折
   B. 桡骨上端骨折
   C. 尺骨上端骨折
   D. 肘关节脱位
   E. 肘部软组织挫伤
4. 男，22 岁，摔伤左肩后到医院就诊。左侧方肩畸形，肩关节空虚，弹性固定，诊断为肩关节脱位。复位后用三角巾悬吊。护士对患者的健康教育不正确的是
   A. 三角巾胸前悬吊 3 周
   B. 固定期间活动手和腕
   C. 解除固定后活动肩关节
   D. 锻炼需循序渐进
   E. 解除固定后被动活动为主，主动活动为辅
5. 9 岁少年，1 年来在一般活动中反复发生右肩关节前脱位 4 次。其主要原因是
   A. 缺少自我保护意识
   B. 年龄较小
   C. 体质较差
   D. 右侧肩关节习惯性脱位
   E. 初次脱位未行固定

A3/A4 型题

（1～5 题共用题干）

患者，男性，22 岁。踢球时向后跌倒，摔伤右肩部来院就诊。检查见右肩部方肩畸形，肩关节空虚，弹性固定，Dugas 征阳性。

1. 患者目前可能的诊断是
   A. 肘关节脱位　B. 肩关节脱位
   C. 锁骨骨折　D. 肩峰骨折
   E. 肱骨外科颈骨折
2. 首选的处理方法是
   A. 手法复位外固定
   B. 切开复位内固定
   C. 骨牵引复位
   D. 悬吊牵引复位
   E. 皮牵引复位
3. 复位后正确的固定方法是
   A. 小夹板固定　B. 外展支架固定
   C. 三角巾悬吊　D. 石膏夹板固定
   E. 皮牵引固定
4. 该患者过早去除外固定，容易出现的后遗症是
   A. 粘连性肩关节炎

B．方肩畸形
C．股骨头滑出
D．患肢变长
E．习惯性脱位

（5～7 题共用题干）

患者，男性，36 岁，坐车时右腿搁在左腿上，突然刹车时右膝受撞击致右髋疼痛不能活动，3 h 后送来医院就诊，查体见患肢缩短，右髋屈曲，内收，内旋畸形，臀部异常隆起。

5. 首先考虑的诊断是
A．右髋关节脱位并右膝损伤
B．左髋关节脱位
C．右股骨颈骨折
D．右髋关节脱位
E．骨盆骨折

6. 对该患者手法复位后，牵引固定时患肢应采取的体位是
A．外展内旋位　B．外展外旋位
C．内收外旋位　D．外展中立位
E．内收内旋位

7. 患者复位固定 4 周后，扶拐下地活动，患肢需多长时间才能完全承重
A．1 周后　B．2 周后
C．3 个月后　D．4 个月后
E．5 个月后

第三节　骨关节感染患者的护理

【知识要点】

骨关节化脓性感染

一、概述

1. 骨关节化脓性感染是指骨膜、骨质、骨髓以及关节的化脓菌感染引起的炎症。
2. 骨髓炎包括血源性、创伤性、外来性；以血源性骨髓炎多见。
3. 致病菌最多见的是金黄色葡萄球菌。临床上多见于的 10 岁以下的儿童，好发于长骨干垢端。
4. 慢性骨髓炎病因多数是由急性骨髓炎迁延而来。
5. 关节化脓性感染好发于髋关节和膝关节。

二、护理评估

1. 健康史：外伤、感染或营养不良病史。
2. 身体状况：

(1) 急性血源性骨髓炎：全身感染中毒症状重，患处持续性疼痛，活动受限。脓肿进入骨膜下或软组织，局部有红、肿、热、痛或波动感。

(2) 慢性骨髓炎：慢性消耗表现，肢体增粗变形、短缩；急性发作时窦道口开放，流出大量脓液或死骨。

(3) 化脓性关节炎：起病急骤，寒战高热，体温可在 39 °C 以上。局部病变关节剧痛、红肿、功能障碍。浮髌试验阳性。关节常处于屈曲、外展、外旋位，常拒绝做关节检查。

3. 辅助检查：

(1) 急性血源性骨髓炎：早期 X 线检查无改变，最少 2 周后才有所表现。CT 检查、放射性核素骨显像可早期诊断。在寒战、高热时可采血做细菌培养药敏试验。

(2) 慢性骨髓炎：X 线检查平片显示骨骼增粗、变形、骨质硬化、骨质葱皮样增生（包壳）、骨髓腔可见密度增高的死骨。

(3) 化脓性关节炎：

① 影像学检查：早期 X 线片可见关节周围软组织肿胀、关节间隙增宽；后期关节间隙变窄或消失，关节面毛糙，可见骨质破坏或增生，甚至出现关节畸形或骨性强直。

② 关节腔穿刺：可抽出脓液，作细菌培养药敏试验。

三、治疗要点

1. 急性血源性骨髓炎：

(1) 非手术治疗：

① 抗生素治疗：早期联合、大剂量应用。体温下降后再连续应用至少 3 周。

② 支持疗法。

③ 局部制动：减轻疼痛，防止病理性骨折、关节脱位。

(2) 手术治疗：经抗生素治疗 48 ~ 72 h 无效时，分层穿刺抽得脓液即可手术。主要采用局部钻孔引流或开窗减压术，在骨腔内放置管 2 根引流管作持续闭式灌洗引流。

2. 慢性骨髓炎：以手术治疗为主，主要进行摘除死骨、消灭死腔的病灶清除术。

3. 化脓性关节炎：

(1) 非手术治疗：

① 全身治疗：合理使用抗菌药物；加强支持治疗。

② 关节腔内注射抗生素或灌洗。

(2) 手术治疗：关节切开引流、关节矫形术。

四、主要护理诊断及合作性问题与护理措施

骨关节化脓性感染患者的主要护理诊断及合作性问题与护理措施见表 20-4。

表 20-4　化脓性骨髓炎患者的主要护理诊断及合作性问题与护理措施

护理诊断/问题	主要护理措施
1. 疼痛。	(1) 保持引流通畅，有效抗感染。 (2) 患肢制动、抬高，以利静脉回流，减轻肿胀，常用皮牵引或石膏托等固定。 (3) 采取非药物措施或药物止痛。
2. 发热。	(1) 观察生命体征变化。 (2) 多饮水，补液，维持体液平衡。 (3) 骨髓炎患者应保持引流通畅，每天 24 h 不间断滴入抗生素溶液 1 500 ~ 2 000 ml；全身有效抗感染。 (4) 关节脓肿可关节穿刺抽脓，注入抗生素。
3. 躯体移动障碍。	(1) 有效止痛，抬高患肢。 (2) 患肢制动，防止挛缩、畸形和病理性骨折。 (3) 制动肢体可进行肌肉等长收缩，未制动部位进行功能锻炼。关节炎需待炎症消退后，关节未明显破坏者可进行关节伸屈功能锻炼。

五、健康教育

1. 加强营养，提高机体抵抗力，防止疾病复发。

2. 骨髓炎易反复，出院后应注意自我观察，定期复诊，病情变化，及时诊治。

3. 告知患者加强患肢功能锻炼，最大限度恢复患肢功能；使用辅助器材。

骨关节结核

一、概述

好发于儿童与青少年，约 90% 的患者继发于肺结核。以脊柱结核最多见，其次是膝关节、髋关节、肘关节和肩关节等部位。负重、活动多、易受伤的部位好发。

二、护理评估

1. 健康史：肺结核、营养不良病史。

2. 身体状况：

(1) 全身症状：全身慢性结核中毒症状，病变活动期表现较明显。

(2) 局部症状：关节疼痛、肿胀、畸形、功能障碍、寒性脓肿和窦道。

3. 辅助检查：

(1) 寒性脓肿穿刺抽脓，抗酸染色可查到结核菌。

(2) X 线摄片是骨与关节结核诊断检查的主要手段。2 个月可显示病变； CT、MRI 具有早期诊断的价值。

三、治疗要点

1. 加强支持疗法，提高机体抵抗力。局部适当休息或限制活动。

2. 抗结核治疗：合理地应用抗结核药物 2 年。

3. 手术治疗：行结核病灶清除术及关节融合术。术前应用抗结核药至少 2 周，术后继续用药最少 3 ~ 6 个月。

四、常见骨关节结核

1. 脊柱结核：

(1) 病理：最常见，多见于腰椎。

(2) 身体状况：① 疼痛；② 腰椎结核拾物试验阳性；③ 畸形；④ 寒性脓肿和窦道；⑤ 瘫痪是脊椎结核的严重并发症。

(3) 辅助检查：X 线检查可见椎骨中心或边缘骨质破坏。

(4) 治疗要点：全身抗结核治疗及局部制动、固定治疗。必要时手术治疗。

2. 髋关节结核：

(1) 病理：儿童多见。病理早期以滑膜结核多见。

(2) 身体状况：患侧髋部疼痛，活动加重，重者跛行。“4”字试验及托马斯征试验阳性。

(3) 辅助检查：多选 X 线检查。

(4) 治疗要点：单纯滑膜结核行关节腔穿刺注入抗结核药物，单纯骨结核及早病灶清除术。全关节结核早期行病灶清除术，晚期行病灶清除术同时关节融合。

3. 膝关节结核：

(1) 病理：儿童及青少年多见。

(2) 身体状况：“鹤膝”之称。关节内积液，浮髌试验阳性。

(3) 辅助检查：关节镜检查对早期滑膜结核有重要的诊断价值。

(4) 治疗要点：单纯滑膜结核行关节穿刺抽液，注入抗结核药物。单纯骨结核病灶清除术后植骨。全关节结核早期患者行病灶清除术。

五、健康教育

1. 指导患者和家属出院后功能锻炼。
2. 注意用药监护：告诉患者遵医嘱坚持用药，注意药物的毒副作用。

【课前预习】

一、基础复习

1. 骨关节的解剖特点。
2. 外科感染的特点及分类。
3. 结核感染的全身表现。

二、预习目标

1. 急性骨髓炎致病菌最多见是________________。按感染途径分为______骨髓炎、______骨髓炎和________________骨髓炎，以______________________________最常见；好发部位是________________________，常见人群是____________。

2. 急性血源性骨髓炎的血液中____________________明显增高；血细菌培养可为______性。______________抽得脓液可以确诊。

3. 慢性骨髓炎病因多数是由_____________迁延而来。

【课后巩固】

一、名词解释

干骺端　　拾物试验　　“4”字试验　　托马斯征　　鹤膝　　浮髌试验

二、填空题

1. 急性血源性骨髓炎早期 X 线检查不明显，发病 2 周后可见干垢端散在的____________骨破坏，骨密质破坏变薄。

2. 化脓性骨髓炎病理变化早期以_______________为主，晚期以_______________为主。

3. 急性血源性骨髓炎经抗生素治疗_________h 无效，局部分层穿刺抽得脓液或炎性液体，即应手术治疗，主要采用局部_______________引流或_______________减压引流，在骨髓腔内放置管 2 根引流管作___________引流。

4. 急性血源性骨髓炎手术后，每日抗生素溶液冲洗量是_______ml，_______h 内应快速滴入，滴入瓶高于床面_________cm，引流瓶低于患肢________cm，保证引流通畅有效。

5. 急性血源性骨髓炎手术后引流管一般放置______周，当体温正常、引流通畅，引流液连续______次细菌培养阴性可拔除_________管。

6. 慢性骨髓炎以_______________为主，主要进行清除死骨、炎性肉芽组织，消灭无效腔和切除窦道；急性发作期仅做_______________。

7. 化脓性骨髓炎患者应卧床休息，抬高患肢，并局部用皮肤牵引或石膏托固定，可预防______________的发生。

8. 化脓性骨髓炎患者选用敏感抗生素抗感染，待体温正常后，应继续使用抗生素_____周，防止复发。

【综合练习】

A1 型题

1. 急性化脓性骨髓炎的好发部位是

A. 胸骨　B. 脊椎骨　C. 短骨骨干　D. 长骨干骺端　E. 指骨和掌骨

2. 下列关于化脓性关节炎浆液性渗出期的病理变化，正确的是

A. 若治疗及时，关节功能可完全恢复
B. 渗出物内含大量纤维蛋白
C. 关节软骨破坏
D. 渗出物多且浑浊
E. 渗出物为脓性

3. 下列急性血源性骨髓炎的检查中，最有确诊价值的是

A. 局部分层穿刺抽到脓液
B. 白细胞升高
C. CT 异常
D. 血沉升高
E. X 线检查异常

4. 肾结核的原发病灶大多在

A. 骨　B. 肺　C. 肠　D. 肝　E. 脑

5. 骨结核患者中，最常见的发病部位是

A. 指骨　B. 股骨　C. 胫骨　D. 脊椎骨　E. 趾骨

A2 型题

1. 患儿，男性，7 岁。高热、寒战 5 h，左下肢活动受限。左胫骨上端剧痛，且有深压痛。血白细胞计数 21×10^9/L，中性粒细胞 93%。X 线检查未见异常。3 天前有左膝部碰伤史。该患儿可能是

A. 左膝化脓性关节炎
B. 急性血源性骨髓炎
C. 急性蜂窝织炎
D. 膝关节结核
E. 创伤性关节炎

2. 患儿，12 岁，髋关节结核，让患者双手抱紧健侧膝部，腰平直，则患侧下肢不能伸直，此时为

A. 浮髌试验阳性
B. 拾物试验阳性
C. 托马斯征阳性
D. "4" 字试验
E. 直腿抬高试验阳性

3. 男孩，11 岁，左大腿红肿疼痛 1 周，体温 39 °C 以上，联合使用抗菌药物 3 天病情无缓解，骨髓腔穿刺有脓，主要治疗是

A. 进一步调整抗菌药物使用
B. 开窗引流减压及固定患肢
C. 降温、补液、输血及补充营养等治疗
D. 配合理疗及局部外敷药物
E. 施行彻底病灶清除

4. 女孩，12 岁，患急性血源性骨髓炎，在 X 线检查上出现骨质破坏的最早时间为病后

A. 1 周　B. 2 周　C. 4 周　D. 6 周　E. 2 月

5. 男，10 岁，患化脓性骨髓炎，行闭式灌洗

引流，负压吸引管一般应

A. 保留 48～72 h
B. 拔管先停止吸引，然后停止冲洗
C. 拔管先停止冲洗，然后停止吸引
D. 高于床面 60～70 cm
E. 冲洗和吸引到细菌培养阴性为止

6. **患者，女性，16 岁，出现肘关节红、肿、热、痛 1 周，关节活动障碍，体温 39.1 °C，周围白细胞计数为 24×10^9/L，该患者可诊断为**
A. 肘关节骨性关节炎
B. 肱骨外上髁炎
C. 肘关节化脓性炎症
D. 肘关节结核
E. 肘关节类风湿性关节炎

7. **患儿，女，7 岁。瘦弱，常有夜啼，主诉左膝部疼痛，左侧腹股沟区有一肿物，穿刺抽出灰白色脓液。可考虑是**
A. 膝关节肿瘤
B. 膝关节结核
C. 膝部外伤
D. 髋关节结核
E. 化脓性骨髓炎

8. **患者，男性，29 岁。右髋关节结核，关节明显破坏，冷脓肿形成，治疗应选择**
A. 石膏固定加抗结核药物
B. 切口引流
C. 立即进行病灶清除术
D. 脓肿穿刺注入抗结核药物
E. 应用抗结核药物 2～4 周后行病灶清除术

A3/A4 型题

（1～3 题共用题干）

患儿，男，8 岁，3 天来突然高热，39.4 °C，右小腿上段剧痛，不能行走，患膝伸直位，小腿上部皮温高，局部红肿，有深压痛。化验，血白细胞计数 18×10^9/L，中性粒细胞增多。

1. **该患儿最可能的诊断是**
A. 急性蜂窝织炎
B. 急性化脓性膝关节炎
C. 风湿性关节炎活动期
D. 急性化脓性骨髓炎
E. 尤文氏瘤

2. **诊断最有力的依据是**
A. 高热、局部红肿
B. 局部分层穿刺有脓液
C. 高热、局部疼痛
D. 血白细胞计数增高，中性粒细胞增多
E. 全身情况差，食欲减退

3. **穿刺液镜检有大量脓细胞，最好的治疗是**
A. 支持疗法
B. 患肢制动
C. 关节穿刺，注入药物
D. 全身使用抗生素＋切开引流
E. 大剂量有效的抗生素

（4～7 题共用题干）

4 岁患儿，3 天前突发高热，体温 39.8 °C，伴寒战，诉右膝部疼痛，给予抗菌药治疗后效果不明显，发病后每天只进少量饮食。现患儿膝部皮肤发红发热，肿胀和疼痛越来越严重，膝关节呈半屈曲位，血白细胞计数 20.5×10^9/L，X 线检查示膝关节周围软组织肿胀，关节间隙增宽。

4. **该患儿目前最可能的诊断是**
A. 急性化脓性膝关节炎
B. 急性化脓性骨髓炎
C. 急性膝关节结核
D. 风湿性关节炎
E. 骨肉瘤

5. **最可能发现的阳性体征是**
A. 拾物试验阳性
B. 浮髌试验阳性
C. 托马斯征阳性
D. “4”字试验阳性
E. 脊柱过伸试验阳性

6. 对确诊有重要意义的检查是
A．X线检查
B．关节腔穿刺
C．血常规检查
D．血清癌胚抗原检查
E．血清类风湿因子检查

7. 确诊后患者若准备进行局部灌洗，护理措施中正确的是
A．引流瓶低于床面 20 cm
B．术后 12～24 h 内应慢速滴入
C．冲洗液为含抗菌药的生理盐水
D．引流管的滴入管应高于床面 1 m
E．正常情况下引流液的颜色逐渐加深

第四节 颈肩痛和腰腿痛患者的护理

【知识要点】

一、概述

1. 颈椎病多见于中年及以上人群，男多于女，单侧多见，好发于 C5～C6、C4～C5、C6～C7 颈椎。颈椎间盘退行性变是颈椎病的最基本原因；急性或慢性损伤可致症状加重。

2. 腰椎间盘突出症多见于 20～50 岁男性，好发于 L4～L5、L5～S1 椎间隙。腰椎间盘退变和损伤是腰椎间盘突出症的主要原因。

二、护理评估

1. 健康史：年龄、妊娠、颈部先天畸形、颈腰部的急慢性损伤。

2. 身体状况：

(1) 颈椎病：

① 神经根型颈椎病：最常见，主要表现为与脊神经根分布区相一致的感觉、运动及反射障碍。臂丛牵拉试验和压头试验阳性。

② 脊髓型颈椎病：最严重，因颈椎退行性变导致脊髓受压。表现为先有双下肢无力、发麻及行走困难，加重出现自下而上的上运动神经源性瘫痪。检查肢体有不同程度的瘫痪。

③ 交感神经型颈椎病：交感神经兴奋或抑制。

④ 椎动脉型颈椎病：眩晕是主要症状。

(2) 腰椎间盘突出症：

① 腰痛：最早症状，早期常为腰部慢性隐痛和外伤后急性剧痛。

② 坐骨神经痛：多表现为单侧，疼痛从下腰部向臀、大腿后外侧、小腿外侧至足跟或足背部。

③ 马尾综合征。

④ 腰椎检查：腰生理曲度变直或测凸，腰部活动受限、腰部压叩痛。

⑤ 直腿抬高试验及加强试验阳性。

⑥ 神经系统检查：下肢感觉减退、肌力下降及踝反射减弱或消失。

3. 辅助检查：

(1) X线检查可见颈、腰椎生理性前凸消失、椎间隙变窄、椎体前后缘骨质增生，椎间孔变窄及后纵韧带骨化等。

(2) CT和MRI可显示椎管形态、椎间盘突出的程度和突出的部位。

三、治疗要点

1. 颈椎病：

(1) 非手术治疗：颈部颌枕带牵引（脊髓型除外），一般牵引重量为2～6 kg，颈托和围领限制颈椎活动，推拿按摩、理疗、药物治疗。

(2) 手术治疗：非手术治疗无效、反复发作或脊髓型压迫症状进行性加重者。

2. 腰椎间盘突出症：

(1) 非手术治疗：

① 体位与休息，初次发作时，绝对卧硬板床3～4周，3个月内避免弯腰持物活动。

② 持续骨盆牵引（牵引重量为7～15 kg，抬高床脚作反牵引，共2周），局部理疗、推拿和按摩。

③ 以糖皮质激素硬膜外注射或髓核化学溶解。

④ 功能锻炼：进行腰背肌锻炼，增强脊柱稳定性。

(2) 手术治疗：腰椎间盘突出物摘除术、人工椎间盘置换术或经皮穿刺髓核切吸术。

四、主要护理诊断及合作性问题与护理措施

颈椎病、腰椎间盘突出症患者的主要护理诊断及合作性问题与护理措施见表20-5。

表20-5　颈椎病、腰椎间盘突出症患者的主要护理诊断及合作性问题与护理措施

护理诊断/问题	主要护理措施
1. 疼痛、麻木、眩晕（颈椎病）。	(1) 纠正不良睡眠和工作姿势。 (2) 颌枕带牵引或应用颈托、围领。 (3) 推拿按摩（脊髓型禁忌）。
2. 疼痛（腰椎间盘突出症）。	(1) 急性期绝对卧硬板床休息。 (2) 取仰卧位，床头抬高30°，屈膝，腘窝放小枕，翻身时避免脊柱弯曲。 (3) 保持有效骨盆牵引。 (4) 必要时应用镇痛药或非甾体类消炎止痛药。
3. 低效性呼吸形态。	(1) 严格彻底止血，避免不必要的手术刺激，减轻水肿。 (2) 术前推移气管和食管训练，以适应术中牵拉气管和食管。 (3) 术后注意观察呼吸情况，发现植骨滑脱，立即做好气管切开及再送手术室的准备。
4. 躯体移动障碍（颈椎病）。	(1) 纠正不良睡眠和工作姿势，颌枕带牵引。 (2) 指导患者进行颈部前屈、后伸、侧屈及侧转运动。 (3) 术后早期进行上下肢活动，防止肌肉萎缩。

续表

护理诊断/问题		主要护理措施
5. 躯体移动障碍（腰椎间盘突出症）。		(1) 有效止痛，热敷缓解肌肉痉挛。 (2) 术后保持患者处于手术伤口和缝线张力最小体位。 (3) 加强四肢肌肉、关节、腰背肌锻炼和直腿抬高、行走训练。术后第 7 日开始五点支撑法，1～2 周后改为三点支撑法。
6. 潜在并发症：	出血。 呼吸困难。	(1) 严格彻底止血，避免不必要的手术刺激，减轻水肿。 (2) 颈部制动、观察伤口出血、观察呼吸情况。 (3) 正确处理颈深部血肿，必要时进行气管切开准备。
	术后脑脊液漏。	(1) 密切观察，及时发现脑脊液漏和出血。 (2) 脑脊液漏者，停止引流，置患者于平卧位并抬高床尾，保持 7～10 天，直到脑脊膜愈合。

五、健康教育

1. 颈椎病患者选择高低适当的枕头；经常更换体位。枕头长度以超过肩宽 10～16 cm，高度以头颈部枕后 10 cm 高为宜。

2. 加强功能锻炼和颈部保护，注意循序渐进，防止颈部突然用力、大范围活动。

3. 腰椎间盘突出症患者应卧硬板床休息，避免脊柱屈曲；仰卧位时，应用小枕使膝屈曲 45°。

4. 指导患者正确的坐、卧、立、行和劳动姿势，减少急、慢性损伤发生。

5. 讲解腰围的佩戴方法、时间。

【课前预习】

一、基础复习

颈椎和腰椎解剖生理、脊神经传导通路、体表脊神经分布支配图。

二、预习目标

1. 颈椎病多见于____________人群，男多于女，______侧多见，好发部位依次在颈______、颈______、颈______节段。

2. 颈椎病发生和发展的最基本原因是___________________。

3. 腰椎间盘突出症指因腰椎间盘变性，纤维环破裂、髓核组织突出，刺激、压迫________或___________________而引起的一系列症状和体征的疾病。

4. 腰椎间盘突出症多见于 20～50 岁人群，男多于女，腰骶段多见，好发于__________和____________椎间隙。

【课后巩固】

一、名词解释

臂丛牵拉试验　　压头试验　　直腿抬高　　加强试验。

二、填空题

1. 颈椎病临床类型包括____________、____________、____________、____________四种。

2. 最常见的临床类型是________型，典型症状为________、前臂桡侧痛、手的桡侧三指痛。特征性检查是____________试验和________试验阳性。

3. 颈椎病最严重的类型是________________。椎动脉型最主要的症状是______________。

4. 颈椎病非手术治疗方案包括：颈部_______牵引，一般牵引重量______kg，颈托和围领限制___________过度活动、推拿按摩、理疗、药物治疗；___________型禁忌牵引和推拿按摩。

5. 腰椎间盘突出症按照病理变化和 CT、MRI 表现分为______型、______型、脱垂游离型、Schmorl 结节及经骨突出四种类型。

6. 腰椎间盘突出症患者的典型表现是_____________及______________，椎间盘突出症的重要表现是__________________。特殊检查____________试验及____________试验阳性。

7. 腰椎间盘突出症急性期要绝对卧硬板床休息______周，____个月内避免弯腰持物活动；急性期卧床________周后，可戴腰围下床活动，以防神经根粘连。循序渐进进行__________功能锻炼，增强脊柱稳定性。

8. 腰椎间盘突出症非手术治疗包括_______________休息，持续________，硬膜外封闭，理疗及推拿按摩。手术方法包括____________术、椎间盘切除术和______________术。

9. 腰椎间盘突出症进行持续骨盆牵引时，牵引重量可选_______kg，并抬高床足做反向牵引，共____周。

【综合练习】

A1 型题

1. 腰椎间盘突出最易发生的部位是

A. 胸 12～腰 1　　B. 腰 1～腰 2
C. 腰 2～腰 3　　D. 腰 3～腰 4
E. 腰 4～腰 5

2. 护士指导腰椎间盘突出症患者在手术后早期即进行直腿抬高练习，其目的是为了预防

A. 神经根粘连　　B. 血肿形成
C. 骨质疏松　　D. 伤口感染
E. 肌肉萎缩

3. 颈椎病的基本原因是

A. 先天性椎管狭窄
B. 颈椎间盘退行性变
C. 颈部急、慢性损伤
D. 颈椎骨折或脱位
E. 颈椎间盘突出

4. 下列哪两种类型的颈椎病均可出现头痛、眩晕、视物障碍等表现

A. 椎动脉型、交感神经型
B. 脊髓型、椎动脉型
C. 神经根型、椎动脉型
D. 神经根型、脊髓型
E. 神经根型、交感神经型

A2 型题

1. 患者，女性，68 岁，诊断为脊髓型颈椎病。下列陈述中不适当的是

A. 可引起截瘫
B. 可导致大小便失禁
C. 早期可行按摩、牵引治疗
D. 早期应积极手术治疗
E. MRI 可见脊髓受压

2. 患者，男性，57 岁，诊断为脊髓型颈椎病，入院第二天行颈椎前路手术，手术后患者出现呼吸困难的原因不包括

A. 伤口出血　　B. 喉头水肿
C. 术中损伤脊髓　　D. 引流液过多

E．植骨块脱落

3. **患者，男性，65 岁，近两个月来出现下肢麻木，行走困难，患者最可能患了下列哪型颈椎病**

A．神经根型颈椎病
B．脊髓型颈椎病
C．椎动脉型颈椎病
D．交感神经型颈椎病
E．复合型颈椎病

4. **护士指导腰椎间盘突出患者在术后早期即进行直腿抬高练习，其目的是为了预防**

A．神经根粘连　B．肌肉萎缩
C．骨质疏松　D．伤口感染
E．血肿形成

5. **患者，男性，60 岁。因颈椎病入院手术治疗。术前锻炼的项目不包括**

A．颈部前屈　B．颈部后伸
C．颈部侧屈　D．颈部侧转
E．头上加压

6. **男性，51 岁，右颈肩痛 1 年，伴右手麻木 3 个月，诊断为颈椎病。最可靠的依据是**

A．颈肩部疼痛
B．X 线摄片显示有骨刺
C．霍夫曼征 (+)
D．手指麻木
E．颈部活动受限

7. **患者，女性，48 岁，首次急性发作的腰椎间盘突出症的治疗方法，应首选**

A．绝对卧床休息，同时牵引
B．卧床休息，但进食及大小便时可坐起站立
C．镇静及止痛药物，必要时局部封闭
D．行椎间盘突出物摘除术
E．行经穿刺髓核摘除术

8. **患者，女性，47 岁。今晨在转头中突然出现眩晕、头昏、恶心，既往在拾物中曾发生猝倒 1 次，首先考虑诊断是**

A．椎动脉型颈椎病
B．颈椎骨折脱位
C．经根型颈椎病
D．美尼尔氏综合征
E．脊髓型颈椎病

9. **男性患者，53 岁。颈部不适 16 个月，反射性地出现肩、背、头部症状，用力咳嗽及颈部活动时疼痛加剧，上肢肌力下降，压头试验(+)，上肢牵拉试验(+)。最可能的诊断是**

A．神经根型颈椎病
B．脊髓型颈椎病
C．椎动脉型颈椎病
D．交感型颈椎病
E．混合型颈椎病

A3/A4 型题

（1～2 题共用题干）

患者，女性，44 岁。患腰椎间盘突出症 5 年，经卧硬板床和骨盆牵引等保守治疗无效。现症状逐渐加重，行走 100～200 米即出现下肢疼痛，须休息或下蹲数分钟才能缓解，入院准备接受手术治疗。

1. **腰椎间盘突出最易发生的部位是**

A．胸 12～腰 1　B．腰 1～2
C．腰 2～3　D．腰 3～4
E．腰 4～5

2. **该患者术后第一天可进行的功能锻炼是**

A．三点式支撑法
B．四点式支撑法
C．五点式支撑法
D．直腿抬高
E．头、上肢及背部后伸

（3～5 题共用题干）

女，35 岁，腰痛伴左下肢放射痛三个月，脊柱侧凸，左小腿肌肉萎缩，足背感觉下降，

左直腿抬高试验(+)，X 线平片示 L5 ~ S1 椎间隙稍狭窄。

3. **最可能的诊断是**
   A. 腰椎管狭窄症
   B. 腰椎间盘突出症
   C. 慢性腰肌劳损
   D. 马尾肿瘤
   E. 腰椎肿瘤

4. **其局部注射药物治疗的目的不包括**
   A. 镇痛　B. 消肿
   C. 减轻粘连　D. 预防感染
   E. 减轻肌痉挛

5. **对该患者健康教育指导不正确的是**
   A. 保持正确的姿势
   B. 适宜的腰背肌锻炼
   C. 避免重体力工作
   D. 腰部强度过大时，佩戴腰围
   E. 定期复查

（6 ~ 9 题共用题干）

女性，58 岁，颈肩痛伴左手麻木 1 年，咳嗽时加重，疼痛向左上肢放射，左手握力减退，用筷子夹菜、扣扣子等精细动作困难。检查：颈部活动受限，左拇指及前臂桡侧感觉减退。

6. **该患者可能的诊断为**
   A. 肩周炎　B. 颈髓损伤
   C. 颈肌筋膜炎　D. 脊髓型颈椎病
   E. 神经根型颈椎病

7. **患者还可能出现的表现有**
   A. 踏棉感
   B. 胸部束带感
   C. 压头试验阳性
   D. 膝腱反射亢进
   E. 直腿抬高试验阳性

8. **若患者接受了颈椎前路手术，术后病情观察中最重要的是**
   A. 脉搏　B. 体温
   C. 呼吸　D. 血压
   E. 意识

9. **为预防并发症，术后患者床旁必须放**
   A. 止血带　B. 体温计
   C. 血压计　D. 手电筒
   E. 气管切开包

第五节　骨肿瘤患者的护理

【知识要点】

一、概述

1. 骨肿瘤是指发生在骨内或起源于各种骨组织成分的肿瘤。
2. 好发于长管骨干骺端，股骨远端、胫骨和肱骨近端是常见发病部位。
3. 良性肿瘤以骨软骨瘤多见；恶性肿瘤以骨肉瘤多见。

二、护理评估

1. 健康史：年龄、性别、免疫力。
2. 身体状况：

(1) 肿块：良性骨肿瘤最常见的症状。
(2) 疼痛：恶性肿瘤最常见、最主要的症状。
(3) 浸润、压迫症状。压迫血管、神经和其他器官。

3. 辅助检查：

(1) X 线：

① 良性骨肿瘤边界清楚、密度均匀，无骨膜反应。

② 恶性骨肿瘤病灶多不规则，呈虫蚀状，密度不均，溶骨现象明显，原发性骨肿瘤常出现骨膜反应，如 Codman 三角或日光射线状，多见于骨肉瘤；“葱皮样”改变常见于尤文肉瘤。

(2) 实验室检查：注意检查血钙、血磷、酸性磷酸酶和碱性磷酸酶。

(3) 病理检查：可肿瘤定性。切开活检；穿刺活检。

三、治疗要点

良性骨肿瘤手术切除。恶性骨肿瘤采取手术为主的综合治疗。

四、主要护理诊断及合作性问题与护理措施

骨肿瘤患者的主要护理诊断及合作性问题与护理措施见表 20-6。

表 20-6 骨肿瘤患者的主要护理诊断及合作性问题与护理措施

护理诊断/问题	主要护理措施
1. 疼痛。	(1) 解释疼痛原因，指导患者选择舒适体位。 (2) 应用放松疗法等心理治疗手段逐渐消除幻肢感。 (3) 应用镇痛药物或镇痛泵止痛。
2. 躯体移动障碍。	(1) 术后两周伤口愈合后开始功能锻炼。 (2) 鼓励患者拆线后尽早使用临时义肢。
3. 自我形象紊乱。	(1) 促进患者对自我形象认可，有脱发建议患者戴假发或帽子修饰。 (2) 对于截肢者，可向其介绍各类助行器或义肢。

六、健康教育

1. 应坚持按计划接受综合治疗，尽快适应新的行走方式。

2. 制定康复锻炼计划，调节肢体适应能力。

【课前预习】

一、基础复习

肿瘤病因病理和诊断依据、肿瘤的综合治疗。

二、预习目标

1. 良性骨肿瘤以____________________多见；恶性骨肿瘤以____________________多见。

2. 良性骨肿瘤最常见的症状是__________________，恶性骨肿瘤最常见、最主要的症状是______________。早期疼痛较轻，呈____________，晚期疼痛加剧________，以夜间疼痛为重。

【课后巩固】

一、名词解释

Codman 三角　　日光射线　　“葱皮样”改变　　幻肢痛。

二、填空题

1. 骨肉瘤的骨膜反应的 X 线表现可见____________三角和____________影像。

2. 良性骨肿瘤治疗多以局部刮除、灭活、植骨或肿瘤切除为主；手术切除。恶性骨肿瘤采取手术为主的综合治疗，常用手术方法是________________或______________术。

3. 绝大多数截肢患者在术后相当长的一段时间感到已切除的肢体仍然有疼痛或其他异常的感觉，称为________，属于精神因素性疼痛，应用放松疗法等心理治疗手段逐渐消除________。

4. 截肢术后鼓励患者利用__________进行功能锻炼，早期下床活动，保持平衡，为安装__________做好准备。

【综合练习】

A1 型题

1. 最常见的恶性原发性骨肿瘤是

A．软骨肉瘤　B．骨肉瘤
C．纤维肉瘤　D．尤文肉瘤
E．骨髓瘤

2. 骨肿瘤患者最常见及最主要的症状是

A．局部肿胀
B．患肢功能障碍
C．进行性加重的疼痛
D．病理性骨折和脱位
E．转移病灶

3. 恶性骨肿瘤的 X 线表现主要为

A．边缘不清楚，骨质破坏，骨膜反应明显
B．边缘清楚，骨质破坏，骨膜反应明显
C．边缘不清楚，骨质破坏，无骨膜反应
D．边缘不清楚，骨质增生，无骨膜反应
E．边缘清楚，骨质增生，无骨膜反应

A2 型题

1. 女，16 岁，疑患左股骨肉瘤，诊断依据是

A．身体状况　B．X 线片
C．血管造影　D．CT 检查
E．活组织检查

2. 患者，男性，20 岁。因“骨肉瘤”入院行化疗，为确保化疗药物剂量准确，护士应在什么时候为其称体重

A．每疗程用药前和用药中
B．每疗程用药中
C．每疗程用药后
D．每疗程用药前
E．每疗程用药前、用药中和用药后

3. 女性，21 岁，因骨肉瘤行右大腿截肢术，术后出现幻肢痛，护理人员向患者的解释中不正确的是

A．可对患肢进行热敷
B．残肢制动以避免疼痛
C．疼痛时可轻轻拍打患肢
D．长期顽固性疼痛者可行神经阻断手术
E．幻肢痛是患者感觉已切除的肢体仍有疼痛或有其他异常感觉

4. 男，19 岁，右股骨下端疼痛 3 月，夜间尤甚。查体：右股骨下端偏内侧局限性隆起，皮温略高，皮肤浅静脉怒张，明显压痛，膝关节运动受限。X 片，股骨下端溶骨性骨破坏，可见 Codman 三角。诊断为

A．软骨肉瘤　B．纤维肉瘤
C．骨肉瘤　D．骨巨细胞瘤

E．尤文肉瘤

5. **16岁男患者，洗浴时无意中触及右大腿下端内侧硬性突起，无疼痛，膝关节运动良好。最可能的诊断是**

A．软骨瘤　B．骨软骨瘤
C．骨巨细胞瘤　D．骨囊肿
E．骨化性肌炎

6. **女性，18岁，左大腿下端肿大2月余，表面静脉怒张，皮温略高，X线平片示右股骨下端有边缘不清的骨质破坏区，呈放射状阴影，诊断为骨肉瘤，其疾病特点不正确的是**

A．好发于青少年
B．疼痛为主要症状
C．介于良性与恶性之间
D．局部肿块、皮温升高
E．手术治疗加化学治疗

7. **9岁男孩，右胫骨上端疼痛，肿胀，压痛，关节活动受限。X片：右胫骨上端偏右骨密度增高，边界不清，有骨膜反应。治疗选择**

A．大量抗生素　B．非甾体类抗炎剂
C．截肢术　D．理疗
E．牵引制动

A3/A4 型题

（1～4题共用题干）

11岁女孩，左小腿上段肿胀疼痛半年，近1个月来肿胀明显，夜间痛明显。查体：左胫骨上端肿胀严重，压痛明显，浅静脉怒张，扪及一6 cm×7 cm硬性肿块，固定，边界不清。X线片示左胫骨上段呈虫蚀状溶骨性破坏，可见Codman三角。

1. **最可能的诊断是**

A．左胫骨慢性骨髓炎
B．左胫骨软骨肉瘤
C．左胫骨骨巨细胞瘤恶变
D．左胫骨骨肉瘤
E．左胫骨骨软骨瘤恶变

2. **X线片中的Codman三角是指**

A．三角形骨质破坏
B．三角形骨膜反应阴影
C．膝部软组织肿胀成倒三角
D．肿瘤血管长入呈三角形分布
E．新生骨向骨外生长，基底广，尖部小

3. **此时要告诉患儿及家长**

A．用中药外敷肿胀部位
B．局部热敷和理疗
C．患处涂药油和刺激性药膏
D．疼痛时可用力按摩肿胀部位
E．减少患肢负重，避免剧烈运动

4. **最佳治疗方案是**

A．单纯化疗
B．单纯放疗
C．截肢术，术前后化疗
D．刮除植骨术，术前后化疗
E．刮除骨水泥充填术，术前后化疗

（5～7题共用题干）

男性患者，27岁。1个月前偶然发现右髋关节内侧深部有一鸡蛋大小硬性肿块，无压痛，不活动，边界清楚，右髋关节活动轻度受限。

5. **最可能的诊断是**

A．骨瘤　B．骨软骨瘤
C．骨巨细胞瘤　D．骨肉瘤
E．骨内生软骨瘤

6. **该肿瘤属于下列哪一类**

A．良性肿瘤　B．恶性肿瘤
C．骨瘤样病损　D．先天性畸形
E．骨质增生

7. **下列哪项处理最适当**

A．肿块切除术
B．病灶刮除+植骨术
C．截肢术
D．不需治疗，观察
E．广泛切除

（编者：张文君）

第二篇

急救护理技术

第一章　绪　论

【知识要点】

一、概述

急救护理学是一门以现代医学和护理专业理论为基础，专门研究各类急性病、急性损伤、慢性病急性发作以及危重患者的抢救与护理的综合性应用技术学科。

1. 急救护理学的形成和发展：19 世纪南丁格尔时代。

(1) 国际急救护理学的起源与发展：

① 20 世纪 50 年代至 60 年代初，欧美国家建立了重症监护治疗病房。

② 1968 年，美国麻省理工学院建立急诊医疗服务体系。

③ 1975 年 5 月，国际红十字会急救医疗会议提出了急救事业国际化、国际互助和标准化方针。

④ 1979 年急救医学被确立为一门独立的医学学科。

(2) 我国急救事业的发展：

① 始于抗日战争和解放战争。

② 20 世纪 50 年代，我国开始在大中城市建立急救站。

③ 70 年代开始建立重症监护病房。

④ 1986 年 11 月，设立全国统一呼叫号码为“120”。

2. 急救护理学的研究范畴：

(1) 院前急救：呼救、现场急救、途中监护。

(2) 急诊科救护：分诊、集中抢救、监护、分流。

(3) 重症监护病房救护。

(4) 灾害救护。

(5) 急救护理人才培养和科研工作。

3. 急救护理人员的素质要求：

(1) 具备良好的职业道德。

(2) 掌握全面的专业理论与知识。

(3) 掌握常用急救技术。

(4) 具备良好的沟通协调与管理能力。

(5) 拥有健康的身体素质和稳定的心理素质。

二、急救医疗服务体系

1. 概述：

(1) 急救医疗服务体系的构成：急救医疗服务体系（EMSS）是由院前急救、院内急诊科救护、重症监护病房救护和各专科的“生命绿色通道”救治为一体的急救网络。其中，院前急救负责现场急救和途中救护，急诊科和 ICU 负责院内抢救与监护，各专科实施进一步救治。

(2) 急救医疗服务体系的功能定位：急救医疗服务体系既适合平时的急诊急救工作，也适合大型灾害和重大意外事故的急诊急救需要。主要用于应对地震、水灾、火灾、重大交通事故、公共不安全事件等自然灾害和人为事故造成的群体伤员的紧急医疗救治。

(3) 急救医疗服务体系的起源与发展：

① 国际：1973 年，美国颁布了急诊医疗体系法案，开启了全球急救医疗服务体系建设的先河。20 世纪 90 年代，急救医疗服务体系在国内外得到了迅猛发展。

② 中国：20 世纪 50 年代，我国大中城市开始设立救护站，作为院前救治的专业机构。1987 年 5 月，急诊医学正式成为一门独立的临床学科。目前，我国二级以上的医院均设有急诊科，地市级城市均有急救中心或急救站，综合性大医院都建立了重症监护病房，全国统一的急救电话“120”已经深入人心。

2. 急救医疗服务体系的管理：

(1) 建立高效的三级医疗急救网络。

(2) 建立通畅的急救通信网络系统。

(3) 健全完善的急救医疗法规和服务规范。

(4) 规范救护运输工具的配置与管理。

(5) 加强急救专业人员的选拔与培训。

(6) 普及全民参与急救的意识与技能。

【课前预习】

一、基础复习

1. 护理学的概念。 2. 国际急救“生命之星”。 3. 120 的含义。

二、预习目标

1. 现代急救护理学起源于____________________。

2. 急救医疗服务体系是由________________、院内______________、______________和各专科的“____________”救治为一体的急救网络。其中，________负责现场急救和途中救护，______________和___________负责院内抢救与监护，各专科实施进一步救治。

【课后巩固】

一、名词解释

急救护理学　　急救医疗服务体系

二、填空题

1. 院前急救是指急危重症患者进入医院前的救护，包括______________、____________和________________三大任务。

2. 我国卫生行政部门在县级地区建立了“三级急救医疗网”，包括：_________________、______________________、____________________。

【综合练习】

A1/A2 型题

1. 急救护理的目的是
   A．挽救患者的生命
   B．促进患者康复
   C．提高抢救成功率
   D．减少伤残率，提高生命质量
   E．以上都正确
2. 急救护理学的研究范畴是
   A．院外急救
   B．急诊科救护
   C．ICU 救护
   D．急救医疗服务体系建设
   E．以上都正确
3. 急救护理学始于
   A．20 世纪 50 年代
   B．20 世纪 60 年代
   C．20 世纪 70 年代
   D．19 世纪南丁格尔时代
   E．18 世纪南丁格尔时代
4. 我国 1986 年 11 月通过了《中华人民共和国急救医疗法》，设立的全国统一急救号码是
   A．119　　B．120
   C．110　　D．114
   E．911
5. 能让伤病患者在最短时间内得到有效救治的保证是
   A．畅通的通信系统
   B．ICU
   C．高素质医疗救护人员
   D．装备良好的急救车
   E．急救医疗服务体系的有效运行
6. 以下哪一项不属于三级医疗急救网络
   A．医院急诊科
   B．社区卫生服务中心
   C．急救中心站
   D．农村卫生服务站
   E．个体诊所
7. 下列哪项不是急救医疗服务体系的内容
   A．进入医院前的救护
   B．患者转运途中的监护
   C．达到医院急诊科后的救护
   D．进入医院普通病房的护理
   E．重症病房的监护治疗
8. 下列哪一项疾病的救护不需要启动 EMSS
   A．糖尿病
   B．上消化道大出血
   C．窒息
   D．急性有机磷农药中毒
   E．急性心肌梗死
9. 以下哪项是急救护理人员必须具备的基本素质
   A．良好的职业道德和管理协调沟通能力
   B．熟练的急救护理技术
   C．健康的身体素质和良好的心理素质
   D．牢固的理论知识
   E．以上都是
10. 国际上正式承认急诊医学为一门独立的学科是在
    A．1972 年　　B．1982 年
    C．1979 年　　D．1988 年
    E．1990 年
11. 我国城区急救半径应在
    A．≤3 km　　B．≤4 km
    C．≤5 km　　D．≤6 km
    E．≤7 km
12. 以下哪个国家最早组建 EMSS
    A．美国　　B．德国
    C．法国　　D．日本
    E．中国
13. 一个有效的院前急救组织必须具备以下标准，哪项除外
    A．用最短的反应时间快速到达患者身边，根据具体病情转送到合适医院
    B．给患者最大可能的院前医疗救护
    C．平时能满足该地区院前急救需求，灾害发生时应急能力强
    D．开展高水平的院前急救教学科研
    E．合理配备和有效使用急救资源，获取最佳的社会、经济效益

（编者：陈小琴）

第二章 院前急救及管理

【知识要点】

一、概述

院前急救是指各种急危重症患者在到达医院之前的医疗救护，包括现场急救、途中监护和安全转运至医院三部分。广义的院前急救是指由医护人员或现场目击者实施的现场救护，狭义的院前急救是指专门从事急诊急救的医护人员到达现场实施的救护。

1. 院前急救的重要性与工作特点：

(1) 重要性：院前急救是急诊医疗服务体系的首要环节，是社会保障体系的重要组成部分。及时有效的院前急救，为维持伤病员生命、减轻痛苦、防止再损伤、降低伤残率和死亡率、赢得院内救治时间打下了坚实的基础。

(2) 工作特点：① 随机性强；② 时间紧迫；③ 流动性大；④ 环境复杂、变化快；⑤ 病种复杂多样；⑥ 风险性高。

2. 院前急救的工作任务与救治原则：

(1) 工作任务：① 区域内日常急救；② 灾害紧急医学救援；③ 特殊任务的医疗救援；④ 普及公众基本急救常识。

(2) 救治原则：① 先排险后施救；② 先救命后治病；③ 急救与呼救并重；④ 争分夺秒、就地取材；⑤ 搬运与医护的一致性。

3. 院前急救的组织形式与工作模式：

(1) 组织形式：院前急救主要体现“急”和“救”两大救援功能，需要通过现代化的通信工具、运输工具以及先进的急救技术来实现。“120”指挥中心与区域内急救中心或各医院急诊科建立了信息网络平台，形成了“指挥中心—现场急救—急诊科”三点一线的抢救呼叫网络。

(2) 工作模式：

① 英-美模式：主要突出“急”字，强调“以转运为主”，主张对伤员进行院前快速转运。

② 法-德模式：主要突出“救”字，强调“以救治为主”，主张在最短的时间内把“医院”送到伤病员身边。

③ 中国模式：中国模式介于英-美和法-德模式之间，强调以医院为中心，兼具现场快速救治和运至医院救治相结合的特点。我国院前急救的模式大致分为以下五种：独立院前-院内结合型；单纯院前型；依托医院型；单纯调度指挥型；联动型（120、110、122、119）。

二、院前急救护理工作程序

主要包括：现场评估、现场救护、转运与途中监护。

1. 现场评估：

(1) 环境安全评估：现场救护工作应在确保伤员及医护人员自身安全的前提下实施救治。

(2) 病情评估：

① 判断意识：用大声呼唤或轻拍伤病员肩部的方法（婴儿用拍打足跟法来判断）。

② 判断脉搏：常规触摸桡动脉。

③ 判断气道是否通畅：速检查伤病员呼吸道是否有梗阻并开放气道。

④ 判断呼吸："一看、二听、三感觉"。

⑤ 其他身体评估：顺序为：头部、颈部、胸部、腹部、脊柱、骨盆、四肢，尤其对头、颈、胸、腹和脊柱等部位应重点检查。

2. 现场救护：

(1) 紧急呼救。

(2) 安置体位：根据病情采取相应的体位。

① 无意识、无呼吸、无心跳者：安置在硬板床或地板上、取仰卧位（即复苏体位）。

② 意识不清、有呼吸、有心跳者：平卧位头偏向一侧。

③ 特殊体位要求：如急性左心衰取半坐位或端坐位，咯血伤病员取患侧卧位等。

(3) 安全松解或去除伤病员衣物：

① 脱除头盔法：头盔的边缘向外侧扳开，再将头盔向后上方托起。

② 脱上衣法：应先脱健侧再脱患侧。

③ 脱长裤法：不可随意抬高或屈曲髋部，始终保持下肢平直，将长裤平拉向下脱出。

④ 脱鞋袜法：托起并固定踝部，解开鞋带，向下再向前、顺脚型方向脱下鞋袜。

(4) 检伤与分类：通常由经验丰富、组织能力强的医护人员来担任和统筹安排，遵循"边检伤、边抢救"的原则。

(5) 现场救护：维持呼吸、循环功能、紧急对症处理。

3. 转运与途中监护：

(1) 转运前的准备工作：

① 评估转运风险。

② 准备转运物资，包括急救药品、物品和监护器材等准备，以及转运工具的选择。

③ 选择转运工具：根据伤病员的人数及伤情、现场医疗资源及救治条件等情况选择。

④ 准备通信工具。

⑤ 加强院前与院内衔接。

(2) 转运途中的监护：

① 危重伤病员转运体位的安置：

- 昏迷伤病员：仰卧、头偏向一侧或侧卧位
- 休克伤病员：中凹卧位
- 颅脑损伤：平卧位、头偏向一侧，若并发颈椎损伤，用颈托固定颈部，保持头、颈、躯干在同一轴线上。
- 脊髓、脊柱、骨盆损伤：搬运时 3 ~ 4 人同时用力平抬起伤病员放置在硬担架上，并将身体固体在担架上，不可扭动躯体，切忌拖、拉、推。
- 胸部外伤：有开放性气（血）胸者，先包扎、固定后，在病情许可情况下取坐位或半坐位。
- 腹部外伤：仰卧位或平卧位，下肢屈曲。
- 四肢骨折、关节损伤等：先用夹板等器材固定伤病员的伤肢后再行搬运。

② 不同工具的转运要求：

· 徒手搬运。
· 担架转运：脊柱损伤伤病员应选择硬质担架。
· 汽车转运：伤病员头部朝向车体后部。
· 轮船、汽艇：应尽量避免巨大风浪带来的颠簸。
· 飞机转运：伤病员横放在飞机上，休克者头部应朝向机尾。

③ 途中持续救护。

④ 记录：全程做好抢救、观察、监护及护理等相关医疗护理文书记录。

⑤ 做好伤病员的交接。

三、灾害现场救护

1. 概述：

(1) 灾害事件的分类及特点：

灾害护理的定义：系统灵活地应用护理学独特的知识和技能，同时与其他专业领域合作，为减轻灾害对人类的生命或健康所构成的危害而开展的活动。

① 灾害的分类：

· 按发生原因：自然灾害和人为灾害。
· 按发生的过错、性质和机制：自然灾害、事故灾害、公共卫生事件、社会安全事件。
· 从流行病学角度：突发性公共卫生事件、突发卫生事件和公共卫生突发事件。

② 灾害事件的特点：事件的高度不确定性；事件罹及的群体性；对社会、经济危害的严重性；事件处理的综合性；决策的时效性。

(2) 灾害救护的基本原则：

① 救援总体原则：坚持公益性无偿救护原则；兼顾局部与全局原则；主动适应特殊环境原则；强化服从与协调原则；兼顾灾情与社会问题的处理。

② 现场救护原则：先排险、后施救；先检伤分类、后分级救护；救护与转运并重；后送与前接相结合。

(3) 灾害救护的组织管理：灾害组织管理分为 4 个阶段。

(4) 灾害救护人员的角色定位及能力要求：

① 灾害救护人员的角色定位：9 个方面。

② 灾害护理人员的能力要求：精湛的专业能力；全面的综合素养；强健的身体和心理素质。

2. 灾害现场救护工作的程序：

(1) 紧急呼救和组织指挥救援。

(2) 检伤分类：

① 检伤分类标记：

· 红色（第一优先救治）：代表有生命危险但有救治希望的危重伤员，需要立即救治。
· 黄色（第二优先救治）：代表有潜在严重损伤但目前病情相对稳定的重症伤病员，可暂缓救治。
· 绿色（第三优先救治）：代表伤（病）情较轻可暂缓救治或实行自救互救的轻症伤病员。
· 黑色（第四优先救治）：代表已死亡或开放气道后仍不能维持呼吸的濒死者，暂不需要处理或最后处理。

② 检伤分类体系：

· 快速检伤分类简便操作法：救援者到达现场后，大声呼喊并判断：

——能自行移动的人，请到指定的安全地点去：轻伤。

——不能移动的、能听到我声音的人请举手/回答：中度伤。

——未移动、未举手/回答、仍有生命迹象者：重伤。

——无生命迹象者：死亡。

· 简明分类快速治疗（START）体系：运用最广泛。

第一步：评估行动能力。

第二步：评估呼吸。

第三步：评估血液循环。

第四步：评估意识状态。

(3) 现场紧急救护：

常用救护技术包括：心肺复苏术、通气、止血、包扎、固定、搬运与后送、输液、吸氧、吸痰等（具体内容见本章第二节和第五章）。

(4) 成批伤病员的转运。

【课前预习】

一、基础复习

1. 身体评估的方法。　2. 各种体位。　3. 院前急救的原则。

二、预习目标

1. ____________________是急诊医疗服务体系的首要环节。

2. 院前急救主要体现_________________和_______________两大救援功能。

3. 检伤分类工作遵循___________________的原则。

4. 灾害事件按发生的原因分为：________________和_________________。

5. 检伤分类体系中，简明分类快速治疗体系需要收集三方面的信息，包括____________、____________________、__________________。

【课后巩固】

一、名词解释

院前急救　第一目击者　灾害护理　START体系

二、填空题

1. 伤病员在发病或受伤之初，最好能由_________________快速实施最初的现场救护。

2. 院前急救包括_____________、_____________和____________三部分。

3. 院前急救的救治原则包括：_______________、_______________、_________________、_________________、____________________。

4. 院前急救的护理工作程序主要包括：__________、__________、________与__________。

5. 现场病情评估的内容包括：_______、_______、_______、________以及____________。

6. 急救现场身体评估的重点部位有：________、________、________、________和________。

7. 有颈椎骨折或疑似颈椎骨折的伤员开放气道应选择________________________。

8. 现场急救安置体位应根据伤病员病情采取不同的体位，无意识、无呼吸、无心跳应取__________；休克者取__________或__________；意识障碍者取________________；急性左心衰取__________或__________；咯血伤病员取____________。

9. 急救现场，伤病员如有一侧上肢受伤，脱衣时应先脱__________侧再脱________侧。

10. 转运过程中，对于脊柱损伤伤员应选择____________担架；飞机转运，一般将伤员____________放在飞机上，休克者头部应朝向__________。

11. 灾害按发生的过错、性质和机制分为________、________、__________、__________。

12. 灾害救护检伤分类标记，以不同的颜色代表病情的轻重并给予不同的救治顺序，第一优先救治为____色，第二优先救治为____色，第三优先救治为____色，第四优先救治为____色。

【综合练习】

A1/A2 型题

1. 院前急救应遵循的原则是
A．先排险后施救
B．先救命后治病
C．急救与呼救并重
D．先转运再救治
E．争分夺秒

2. 院前急救原则中关于先救命后治病，下列哪项做法不妥
A．先复苏后固定
B．先重伤后轻伤
C．先抢救后运送
D．先止血后包扎
E．离断肢体和器官已严重污染者不再保存

3. 伤病员在发病或受伤之初，最好能由谁来进行现场救护
A．医疗机构救护人员赶赴现场
B．家属
C．红十字会急救员赶赴现场
D．第一目击者
E．交通警察

4. 急救医疗服务体系的首要环节是
A．院前急救　B．专业学科救治
C．院内急救　D．危重症急救
E．转运

5. 灾害事件按灾害发生的过错、性质和机制可分为
A．自然灾害　B．社会安全事件
C．公共卫生事　D．事故灾难
E．以上都是

6. 英–美模式的运行特点是
A．将患者带回医院
B．把医院带给患者
C．急救人员至少 3 人
D．有医师参与
E．现场救治到达时间长

7. 目前我国城市急救中心的模式包括
A．独立型
B．依附医院型
C．单纯调度指挥型
D．联合型
E．以上均是

8. 胸部外伤患者采用的体位搬运是
A．平卧位　B．侧卧位
C．坐位或半坐位　D．头低脚高位
E．头高脚低位

9. 关于担架转运伤员描述正确的是
A．担架转运简单灵活，平稳舒适，但易受地形、道路条件的影响

B．担架在行进中，伤员下肢在后，头部在前
C．防止压疮的发生，每隔 3～4 h 应翻身或调整体位一次
D．为防伤员摔伤，担架上的保险带应注意勒紧
E．以上均不对

10. **关于松解或去除患者的衣裤，描述不正确的是**
A．脱上衣应先患侧后健侧
B．脱长裤时，保持双下肢平直，不可随意抬高或屈曲
C．脱鞋袜应托起并固定住踝部，向下再向前顺足型方向脱下鞋袜
D．脱除头盔应用力将头盔的边向外侧扳开，再将头盔向后上方托起
E．情况紧急时，可直接用剪刀剪开衣袖

11. **灾难现场面对大批伤员时，第一步关键的救援措施就是**
A．快速转运伤员
B．快速检伤分类
C．确定救治场所
D．确定救治措施
E．等待支援

12. **关于成批急症患者的第一优先分类颜色代码是**
A．红色　B．黄色
C．绿色　D．黑色
E．以上都不是

13. **应用 START 程序对灾难伤员进行检伤的评估步骤是**
A．呼吸情况→意识状态→血液循环情况→行动能力
B．意识状态→行动能力→呼吸情况→血液循环情况
C．行动能力→呼吸情况→血液循环情况→意识状态
D．血液循环情况→意识状态→呼吸情况→行动能力
E．血液循环情况→呼吸情况→意识状态→行动能力

14. **请指出在检伤分类时,下列伤情需佩戴绿色标志的是**
A．昏迷　B．休克
C．死亡　D．扭伤
E．严重挤压伤

15. **大批伤员中，对于大出血的患者应用何种颜色标记**
A．红色　B．黄色
C．绿色　D．黑色
E．棕色

16. **下面对院前急救的描述错误的是**
A．先排险后施救
B．先救命后治病
C．先急救后呼救
D．争分夺秒、就地取材
E．搬运与医护一致性

17. **以下伤员可以立即转送的是**
A．开放性伤口未止血
B．休克患者
C．大腿骨折未固定
D．急性左心衰
E．肠管膨出行腹部包扎

18. **患者，男，62 岁，在晨练中突发肢体麻木、头痛剧烈、不能言语，呼叫 120 指挥中心派你所在的医院出诊，你到达现场应进行病情评估，以下哪项不属于病情评估内容**
A．判断意识
B．判断气道是否通畅
C．判断输液的部位
D．判断呼吸
E．判断脉搏

19. **某市发生一起公交车爆炸案，120 呼叫你所在的医院出诊，到达现场后实施紧急救援，灾害救护现场救援应遵循的原则是**
A．先排险后施救
B．救护与转运并重
C．后送与前接相结合
D．先检伤分类后分级救护

E．以上都是

20. 患者，男，30 岁，在高速路上自驾大货车超车时与同向行驶的一辆小轿车发生碰撞，货车司机右胸部创伤，极度呼吸困难，救护人员到达现场实施救援，首先需做什么处置，以下说法正确的是

A．快速给予吸氧

B．建立静脉通道

C．胸腔穿刺排气

D．评估现场环境是否安全

E．气管插管

21. 在一交通事故中，一男子疑似脊柱损伤，医护人员到达现场后需要立即将患者搬运至救护车，下面哪种方法最适宜

A．用帆布担架抬

B．两人搬运

C．硬质担架搬运

D．让一位力气较大的男士背

E．扶持患者自行上车

22. 一位危重患者，因病情需要转院继续治疗，转运需用到飞机，下列做法不正确的是

A．将患者横放在飞机上

B．高空时将气管导管气囊内的气体抽出一部分

C．持续胃肠减压

D．有脑脊液鼻漏时，用无菌棉球予以堵塞鼻腔

E．保证液体和药物的持续输入

A3/A4 型题

（1～2 题共用题干）

某地区一商场发生爆炸，现场多人受伤，120 救护人员到达现场。

1. 在救护过程中不正确的做法是

A．先判断环境安全的前提下再施行救护

B．先检伤分类后分级救护

C．对于哭喊最厉害的患者先行救治

D．边救护，边转运，转运过程中持续实施救护

E．无大动脉搏动的患者立即进行心肺复苏

2. 对患者进行快速验伤使用不同颜色的分类卡片标记后，救治的顺序为

A．红黄蓝绿

B．黄红蓝绿

C．红黄绿蓝

D．蓝红绿黑

E．黑红绿蓝

（编者：陈小琴）

第三章　医院急诊科救护与管理

【知识要点】

一、概述

急诊科是医院救治急危重症患者的重要部门，是急诊医疗服务体系的第二个站点，实行 24 h 开放。

1. 急诊科的工作任务与特点：

(1) 主要工作任务：医、教、研。

(2) 主要工作特点：急、忙、杂、险、多。

2. 急诊科的布局与设置：

(1) 布局的总体原则是：符合急诊科救治流程、方便患者就诊与抢救。

① 外部标识：应醒目，便于引导患者就诊寻找。

② 内部功能区：

- 医疗区：预检分诊处（台）、抢救室、就诊室、清创缝合室、治疗室与处置室、观察室（原则上留观不应超过 72 h）、急诊手术室、急诊重症监护室、急诊病房和创伤病房。
- 支持区：急诊医技部门、急诊辅助部门。

(2) 急诊科的设置：

① 人员设置：

- 急诊医护人员：急诊医生应具备 3 年以上临床工作经验，具备处理常见急症的基本能力，熟练掌握基本急救技能。急诊护士应具备 3 年以上临床护理工作经验，经过规范化培训合格。
- 急诊护理管理人员。

② 急救药品及器材配置：急救车及抢救药品、急救器材。

③ 通信及信息设备。

二、急诊科护理工作管理

1. 急诊科护理人员的素质要求：① 思想素质；② 业务技术；③ 身体及心理素质。

2. 急诊科抢救器材及药品的管理要求：

(1) 急救仪器设备管理：

① 实行“四定”管理（定数量、定位放置、定专人管理、定期检查维修保养），确保急救器材设备完好率为 100%。

② 建立急救器材设备操作使用流程图和故障排除应急预案。

(2) 抢救药品及器材管理：

① 抢救基数药、毒麻药及高危特殊药品，专柜保管、分类定位存放、每日清点。若药品发生沉淀、变色、药品标签模糊或有涂改、标签与盒内药品不符等，均不可使用。

② 抢救车内的抢救药品及器材，应分类放置在指定的专用抽屉内，并按顺序使用。抢救结

束后，及时清点补充登记。

③ 抢救车及其药品、器材，在非抢救情况下，一律不得擅自取用和外借。

④ 急救药品及器材做到“四无”管理，即无过期、无失效、无混装、无责任性损坏。

3. 急救绿色生命通道的管理：简称急救绿色通道，是指对急危重症患者一律实行“优先抢救、优先检查和优先住院”的原则、医疗相关手续酌情补办的急救诊疗模式。

(1) 适用范围：原则上所有生命体征不稳定、预见可能发生生命危险的各类急危重症患者，均应纳入急救绿色通道的救治范畴。

① 各种急危重症患者。

② 批量患者。

③ 需急诊紧急处理但无家属陪同的患者。

④ 因公负伤的公安民警、武警官兵和解放军指战员等。

(2) 运作流程：确认开放→进入通道→多方配合。

(3) 管理要求：6 个方面。

4. 急诊科工作质量管理：急诊科护理质量管理是急诊科护理管理的核心，是提高急诊护理服务水平、为患者提供高效、安全、优质的急诊护理服务的重要保证。

(1) 健全组织机构：急诊科护理管理实行医疗（护理）副院长—护理部主任—急诊科科护士长—护士长—护士的多层级管理体系。

(2) 基本原则：

① 建立健全规章制度。

② 实行“三区、四级”管理模式：

· 患者病情分为四级：一级濒危患者，二级急重症患者，三级急症患者，四级非急症患者。

· 三区：红区（一、二级患者诊疗区）、黄区（三级患者诊疗区）、绿区（四级患者诊疗区）。

③ 优化急诊工作流程：三方面优化：救治流程、抢救流程和转归流程。

④ 定期评价与反馈。

(3) 具体管理目标及措施：① 稳定急诊护理专业队伍；② 提高分诊准确率；③ 提高危重患者的抢救成功率；④ 加强急诊留观患者的管理（留观对象：暂时不能确诊，等待诊断性检查结果者；病情有潜在进展危险；需要等候住院者）；⑤ 规范文书书写（因抢救急危患者，未能及时记录时，应当在抢救结束后 6 h 内据实补记并加以说明）；⑥ 落实医院感染控制措施；⑦ 加强护患沟通。

三、急诊护理工作程序

急诊护理工作程序分为：急诊接诊、急诊分诊和急救处理三个部分。

1. 急诊接诊：积极、热情。

2. 急诊分诊：

(1) 含义：急诊分诊又称分流，是指对意外事故现场的伤病员或到达急诊科就诊的患者，按照其病情种类及严重程度进行简单、快速评估与分类，以确定就诊处置的优先秩序，使患者在恰当的时间、恰当的治疗区域、获得恰当的医疗救护的过程。

(2) 分诊程序：急诊分诊应及时、简洁，一般要求在 3 ~ 5 min 内完成。分诊程序主要包括：问诊、测量生命体征、分诊分流、分类护理及分诊记录。

① 问诊：

· 询问及快速目测法。

· 公式问诊法。常用公式：SAMPLE（用于询问病史）；OLDCART（用于评估症状）；PQRST（用于评估疼痛）。

② 测量生命体征。

③ 患者分类、分流：

· Ⅰ类：危急症患者。患者生命体征极不稳定，需紧急送往抢救室抢救。

· Ⅱ类：急重症患者。患者有潜在的生命危险，病情可能发生急剧变化，需送往抢救室。

· Ⅲ类：亚紧急患者。患者生命体征尚稳定，无严重的并发症，应分流至候诊室等候就诊。

· Ⅳ类：非紧急患者。可等候就诊，也可到门诊就诊。

④ 分诊记录：要求记录清晰、准确、及时。

3. 急救处理：

(1) 患者分类处置：

① 危急重症患者（Ⅰ类、Ⅱ类患者）的抢救处置：立即开通“急救绿色通道”，送入抢救室进行紧急抢救。

② 一般患者（Ⅲ类、Ⅳ类患者）：安排至相应的专科候诊处置。

③ 成批伤病员：立即汇报，同时进行快速检伤分类和分流。

④ 传染病患者：应进行隔离候诊，待病情明确后送至专科病房或转入传染病医院救治。

⑤ 特殊患者：及时通知相关部门。

(2) 患者转运处置。

(3) 抢救护理文件书写。

(4) 心理护理。

【课前预习】

一、基础复习

1. EMSS。
2. 急救护理人员的素质要求。
3. 抢救制度、查对制度。

二、预习目标

1. 急诊科的特点主要有__________、__________、__________、__________、__________。
2. 急诊科布局的总体原则是：________________、________________。
3. 急诊护理工作程序分为：______________、______________和______________三个部分。

【课后巩固】

一、名词解释

急救绿色生命通道　　急诊分诊

二、填空题

1. 急诊科是急诊医疗服务体系的第________个站点。
2. 急诊患者在留观时间原则上不应超过________h。
3. 急救仪器设备管理实行“四定”：______________、______________、______________、________________。
4. 急救药品及器材做到“四无”管理，即______________、______________、______________、______________。

5. 急诊科实行“三区、四级”管理模式。三区：__________、__________、__________；四级：一级__________，二级__________，三级__________，四级__________。

【综合练习】

A1/A2 型题

1. 关于急诊科的布局，下列哪项不正确
   A．有专门的出入口通道
   B．预检分诊处(台)设在急诊科入口最醒目的位置
   C．清创室应紧靠外科诊疗室或与诊疗室成套间
   D．抢救室应邻近急诊分诊处
   E．为方便管理尽量设置一个出口
2. 急诊患者留观时间原则上不应超过
   A．24 h　B．48 h
   C．72 h　D．36 h
   E．12 h
3. 关于抢救药品及设备的管理，以下哪项错误
   A．定专人管理
   B．定数量
   C．定期检查维修
   D．定位放置
   E．外借时一定要登记
4. 急救药品应确保
   A．无过期　B．无失效
   C．无混装　D．无责任性损坏
   E．以上都是
5. 下列关于急救绿色通道的描述中，错误的是
   A．应实行首诊负责制
   B．应在急诊大厅设立明显标志
   C．患者进行检查时应有医护人员陪同
   D．抢救患者用药时应先付费后用药
   E．保证相关工作人员 24 h 在岗随时开展救护
6. 分诊程序应及时而简洁,一般要求在多长时间内完成
   A．1～2 min　B．3～5 min
   C．5～8 min　D．8～10 min
   E．10～15 min
7. 病情等级在分诊时属于Ⅱ级的是
   A．心搏骤停　B．急性腹痛
   C．感冒　D．呕吐
   E．中度发热
8. 分诊问诊的目的是为了
   A．测量生命体征
   B．收取挂号费
   C．初步确定患者诊断
   D．判断病情的严重程度
   E．了解患者的主诉
9. 对患者进行评估时，问诊要尊重患者的
   A．隐私和秘密　B.选择科室的权利
   C．情绪　D．家属反应
   E．提问
10. 分诊工作的原则不包括
    A．急危患者先救治后办理手续
    B．病情复杂时可按首诊负责制原则分诊
    C．安排患者就诊一定按先后次序
    D．重要情况要向领导汇报
    E．做好就诊患者的信息登记
11. 昏迷患者的危急征象不包括
    A．瞳孔散大
    B．颈动脉搏动消失
    C．低体温
    D．病理性呼吸
    E．定向障碍
12. 吸气性呼吸困难可见于
    A．严重缺氧　B．哮喘发作
    B．慢支炎　D．呼吸道异物
    E．心力衰竭
13. 问诊时同时测量生命体征，如果发现生命体征不稳定或不正常，应立即

A．呼叫医生来分诊处
B．将患者送往 MICU
C．将患者送往 CCU
D．将患者送往抢救室
E．给予心电监护

14．一日一辆公交车行驶至某大桥时突然发生爆炸事件，其中 29 位伤员被送至急诊科，值班护士第一步该做什么
A．立即准备外伤固定的器材
B．为休克患者开放静脉通道
C．将患者安置至抢救室
D．分诊分区就诊
E．报告护士长或总值班，启动灾难批量伤(病)员的应急预案

15．患者，女性，24 岁，高热一天，最高体温 39.2 °C，到急诊科就诊。查体：神志清，胸前、耳后出现散在水痘，无鼻塞、咳嗽症状。分诊护士正确的处理是
A．按高热患者分诊
B．按急重症患者分诊
C．安排到隔离室就诊
D．按正常轻症患者分诊
E．安排到皮肤科就诊

16．一工厂突发火灾，数十名伤员转运到急诊科，此时分诊护士的首要任务是
A．迅速验伤，按病情危重程度分类
B．做好常规来诊患者的解释工作
C．发现危重患者立即投入抢救中
D．配合治疗区护士共同参与抢救
E．准备与来诊家属沟通

17．患者饱餐后发生中上腹持续性疼痛，向左腰背部放射，伴恶心呕吐，心率较快。体检：上腹部压痛，肌紧张，尿淀粉酶升高。该患者可能患什么疾病
A．食物中毒　　B．急性胆囊炎
C．急性胰腺炎　　D．急性胃炎
E．酮症酸中毒

18．近期手术者突然发生胸痛、呼吸困难、咯血，最可能患者发生了
A．血气胸　　B．心肌梗死
C．肺栓塞　　D．胸膜炎
E．急性心包炎

19．患者，男，60 岁，常于夜间入睡不久前发生哮喘，被迫坐起，频繁咳嗽，咳出泡沫痰，有时痰中带血，双肺底可闻及湿啰音，时有哮鸣音，到急诊分诊台就诊，你认为该患者最有可能的医疗诊断是
A. 支气管哮喘
B. 喘息性支气管炎
D. 肺炎
C. 心源性哮喘
E. 心力衰竭

20．某男,交通事故后送往急诊室，意识丧失，左闭合性下肢骨折，呼吸 20 次/min，心率 62 次/min，血压 96/62 mmHg，身上无任何证件，护士处理不正确的是
A．协助医生处理骨折
B．处置同时通知保卫科
C．等待家属办理手续后再处理
D．先处理后再等家属办理手续
E．处置同时通知医务部

A3/A4 型题

（1～3 题共用题干）

患者，男性，52 岁，脑出血术后 15 天，因高热由家属送至急诊科。患者神志不清，护士在对患者进行气道及颈椎评估时，患者突然面色发绀。

1．如果你是该护士，立即要做的是
A．立即将患者送入抢救室
B．给予人工呼吸
C．呼叫医生
D．尽快结束评估
E．马上测量血氧饱和度

2．医生检查后判断该患者为气道部分阻塞，

昏迷患者最常见的气道阻塞的原因是

A．口腔内异物 B．呕吐物

C．血凝块 D．喉头水肿

E．舌后坠

3．该患者需要解决的首要问题是

A．体温过高

B．神志不清

C．潜在压疮发生的可能

D．立即开放气道

E．复查头部 CT

（4～5 题共用题干）

患者，男性 40 岁，剧烈胸痛伴胸闷 30 min，大汗伴濒死感，既往有冠心病史，由 120 送入急诊，血压 120/55 mmHg。

4．若对该患者病情进行分类，应属于

A．Ⅰ类：危急症患者

B．Ⅱ类：急重症患者

C．Ⅲ类：家紧急患者

D．Ⅳ类：非紧急患者

E．Ⅴ类：可不需要就医

5．该患者的就诊候诊时间，你认为最合理的是

A．立即进行抢救治疗

B．立即送到抢救区，在 15 min 内给予紧急处理与严密观察

C．可暂时等候就诊，时间不超过 30 min

D．可等待就诊，必要时给予治疗，等待时间不超过 2 h

E．安排患者在等待区候诊，等候时间没有要求

（编者：陈小琴）

第四章 重症监护病房救护与管理

【知识要点】

一、概述

重症监护病房（ICU），又称加强医疗病房或重症医学科，是由经过专业培训的医护人员应用现代医学理论技术和先进的医疗仪器设备，对危急重症患者进行全面监护和强化治疗的重要场所，是急救医疗服务体系的第三个重要组成部分，也是医院专业发展现代化的重要标志。

1. ICU 的收治范围和模式：

(1) ICU 的收治范围：

① ICU 的收治对象：4 个方面。（慢性消耗性疾病及肿瘤的终末状态、不可逆性疾病和不能从加强监测治疗中获得益处的患者，一般不是重症医学科的收治范围。）

② ICU 的转出指征：

· 急性器官或系统功能衰竭已基本纠正，需要其他专科进一步诊断治疗。

· 病情转入慢性状态。

· 患者不能从继续加强监护治疗中获益。

(2) ICU 的模式：① 专科 ICU；② 综合 ICU；③ 部分综合 ICU。

2. ICU 的功能要求与设置：

(1) ICU 的功能要求：加强治疗与监护两大基本功能。

(2) ICU 的设置：

① ICU 的规模设置：中型及中型以下医院，全院设置一个综合 ICU。三级医院，可设立相应的专科 ICU。

② ICU 的床位数设置：为全院总床位数的 2% ~ 8% 较为适宜。

3. ICU 的布局与设施：

(1) 病室布局。总体原则：通道宽敞，电梯便利，分区明确，环境相对安静，室内空间大，采光、通风良好。

① 中心监护站：设置在 ICU 病室的中央区域。

② 病床单元设置：ICU 病床单元又称为“ICU 生命岛”，每床使用面积不少于 15 m^2，床间距应大于 1 米；配置氧气接口、压缩空气接口、负压吸引接口各 2 ~ 3 个以上；配置电源插座至少 20 个以上。

③ 出入通道，包括：工作人员及物资出入通道、患者进出通道和家属探视通道。

④ 病室温度及噪声控制：温度维持在 (24 ± 1.5) °C 左右，噪声白天不超过 45 dB、傍晚不超过 40 dB、夜晚不超过 20 dB。

(2) 仪器设备配置：① 监护与检测设备；② 治疗与护理设备。

4. ICU 病房的日常管理：

(1) ICU 人员配备及素质要求：

① ICU 人员配备：医生与床位比为 (0.8 ~ 1):1，护理人员与床位比为(2.5 ~ 3):1。

② ICU 护理人员的素质要求：身心素质；专业素质（ICU 护士应接受专业培训并获得从业资格）；学习能力。

(2) ICU 的护理管理制度：① 日常管理制度；② 护理岗位工作流程。

(3) ICU 仪器设备及药品管理：

① ICU 抢救设备及药品管理（同急诊科）。

② ICU 监护、治疗设备管理：

· 每班交接和记录仪器设备的数量、在用状态及性能。

· ICU 仪器设备应处于“完好、备用”状态，管理应做到“五定”（定品种数量、定点安置、定人保管、定期消毒灭菌和定期检查维修）、“五防”（防潮、防热、防震、防尘、防腐蚀）。

· ICU 仪器设备应由专人负责定期检查与维修。

二、ICU 医院感染的管理

1. ICU 医院感染的类型及发生原因：

(1) ICU 医院感染的类型：

① 内源性感染（自身感染）：是指感染的病原体来自于患者本身。

② 外源性感染（交叉感染）：是指病原体来自于患者体外。

(2) ICU 感染发生的原因：① 易感人群密集；② 机体解剖屏障破坏、抵抗力减弱；③ 侵入性操作多；④ 抗生素和激素应用的“双刃剑效应”；⑤ 病原体经医源途径传播。

2. ICU 医院感染的管理措施：

(1) 病室环境管理：① 环境布局应合理、分区明确；② 增加工作区域内的洗手设备。

(2) 仪器设备及物资管理：① 仪器设备日常保管及用后处置；② 一次性医疗物资保管及用后处置。

(3) 工作人员操作行为管理：

① 探视与出入管理：ICU 内空气污染最严重的区域为出入口及通道。

② 严格执行消毒隔离制度：

· 医务人员进出 ICU 应按要求着装。

· 接触患者黏膜及非完整皮肤或处置其血液、体液、分泌物及排泄物时，应正确穿脱防护服或防护围裙、防护口罩和清洁手套等。

· 操作者手部有伤口时、密切接触特殊及高危感染患时，应戴双层手套、N95 口罩及护目镜等防护设备。

③ 严格实施手卫生操作规范。包括：接触患者前后；进行清洁或侵入性操作前；接触患者体液或分泌物后；接触患者使用过的物品后；医护操作在同一患者的污染部位向清洁部位移动前；操作者手上有血迹或分泌物等污染物时。

④ 严格执行无菌技术操作原则。

⑤ 妥善处置医疗废弃物和患者排泄物。

(4) 患者管理：

① 根据病种、病情合理安排床位。

② 尽量减少和及早终止对患者的有创监测和治疗手段。

③ 加强对患者常见部位的感染预防控制。ICU 患者常见感染部位包括：下呼吸道、泌尿系、血液、消化道、疾病伤口及侵入性治疗与监护手段带来的伤口。

④ 增强患者免疫力和抗病能力。

(5) 定期进行 ICU 微生物学监测与分析。ICU 致病微生物检测数应达到：空气中≤150 cfu/m^3、物体表面≤5 cfu/cm^3、医务人员手表面≤10 cfu/cm^3。

三、ICU 护理工作程序

1. 接诊程序：

(1) 接收前的准备：床单元、抢救仪器设备、多参数监护仪、治疗护理用品、记录单。

(2) 交接。

(3) 接诊：① 妥善安置患者；② 连接多参数监护仪并测量生命体征；③ 吸氧、保持呼吸道通畅；④ 执行医嘱、检查、治疗计划和护理措施；⑤ 建立并完善护理记录单；⑥ 及时与患者家属沟通。

2. 入室评估与监测分级：

(1) ICU 患者入室评估：主要包括病情及预后和安全风险评估两部分。

① 病情评估及预后：目前 ICU 广泛采用 APACHE Ⅱ 评分系统（包括：急性生理学指标评分、慢性健康状况评分、年龄评分）。

② 安全风险评估：跌倒风险评估常用 Morse 跌倒危险因素评估量表；压疮风险评估常用 Braden 压疮评分表。

(2) 患者分级监测类型：常采用三级监测法。

三级监测：无器官衰竭、无生命危险。

二级监测：1 个器官功能衰竭者。

一级监测：2 个及以上器官功能衰竭者。

3. 外出及转出程序：

(1) 外出检查转运程序：① 转运前评估与告知；② 转运前准备（提前沟通协调相关部门；准备抢救药物及设备；离开 ICU 前再次核对、检查）；③ 转运途中监护。

(2) 转出 ICU 程序：① 检查治疗管道情况，清点患者物资；② 记录离开 ICU 前的生命体征；③ 途中密切观察，及时处理异常；④ 与专科病房护士全面交接；⑤ 床单元终末处理。

四、危重患者系统功能监测

1. 循环系统功能监测：

(1) 周围循环情况观察：

① 意识和表情：反映中枢神经系统血流灌注的直接指标。

② 皮肤温度和色泽：反映周围循环系统灌注的重要指标。

③ 尿量：反映全身血容量及肾血流量灌注的重要指标。

(2) 心电监护：

① 监护指标及临床意义：

- 心率：正常值（成人）60 ~ 100 次/min。监测意义包括判断心输出量、求算休克指数、估计心肌耗氧。
- 心律。

② 监测方法：床旁心电监护仪监测（三导联、五导联）；全导联心电图检查。

(3) 无创动脉血压（NBP）：

① 血压正常值及临床意义：收缩压（SBP）：正常值 90 ~ 130 mmHg。舒张压（DBP）：正常值 60 ~ 90 mmHg。平均动脉压（MAP）：正常值 60 ~ 100 mmHg。

② 测压原理。

③ 监测方法。

④ 注意事项：据病情选择间隔测压时间；据患者体型选择测压袖带；测压中避免引起袖带抖动。

(4) 有创动脉血压（IBP）：

① 血压正常值及临床意义：同无创动脉血压。

② 测压原理。

③ 操作步骤：

用物准备→选择动脉（首选桡动脉）→穿刺置管、连接装置→测压→测压后护理

④ 注意事项：

· 每次测压前均需对管道系统进行调零。

· 动脉置管严禁用于注射、加药等。

· 加强穿刺置管与管道留置期间的护理与配合。

· 管道留置时间一般为 3 天，不宜超过 7 天。

(5) 中心静脉压（CVP）：是指胸腔内上、下腔静脉的压力，可间接反映右心功能。

① 血压正常值及临床意义：正常值为 5 ~ 12 cmH_2O。CVP < 2 ~ 5 cmH_2O 表示右心充盈不良或血容量不足；CVP > 15 ~ 20 cmH_2O 表示右心功能不良。

② 测压原理。

③ 操作步骤：用物准备→选择静脉（首选右颈内静脉）→穿刺置管、连接装置→测压→测压后护理

④ 注意事项：

· 每次测压前均需对管道系统进行调零。

· 保持测压管道通畅。

· 防止空气进入测压管道。

· 防止并发症。

· 拔管后压迫 5 ~ 10 min。

(6) 其他系统循环功能监测。

2. 呼吸系统功能监测：

(1) 周围组织缺氧状况观察：① 皮肤黏膜（面部皮肤、口唇黏膜、甲床色泽）；② 意识状态；③ 其他。

(2) 呼吸运动观察：

① 呼吸频率：呼吸功能损害最早和突出的表现是呼吸频率的变化。正常成人静息状态下 RR 为 10 ~ 18 次/min。

② 呼吸形态：包括呼吸节律、幅度及周期性吸呼比率变化。危重患者八种异常呼吸形态：蝉鸣样呼吸、哮喘样呼吸、紧促式呼吸、深浅不规则呼吸、叹息式呼吸、鼾音呼吸、潮式呼吸、点头样呼吸。

(3) 呼吸容量及呼吸力学监测。

(4) 脉搏血氧饱和度（SPO_2）监测：SPO_2 被称为 ICU“第五生命体征”。

① 正常值及临床意义：正常值 96% ~ 100%。

② 监测原理。

③ 监测方法：常选择动脉搏动最明显的指(趾)端。

④ 注意事项：引起 SPO_2 读数偏高的因素；引起 SPO_2 读数偏低的因素。

(5) 呼气末二氧化碳分压（$PETO_2$）监测：

① 正常值及临床意义：正常值为 30 ~ 35 mmHg。判断通气功能；反映循环功能；判断人工气道的位置与畅通情况。

② 监测原理。

③ 监测方法。

④ 注意事项：两个方面。

(6) 动脉血气分析监测：

① 指标分类及临床意义：包括氧合指标和酸碱平衡。

② 标本的采集：可选动脉血或动静脉混合血，常用的穿刺部位桡动脉、足背动脉、肱动脉、股动脉等。

③ 注意事项：造成结果误差的因素包括：采血量及肝素液浓度、采血部位及进针角度、标本内有气泡、采血时机、标本送检时间、患者紧张及烦躁情绪等。

3. 神经系统功能监测：

(1) 神经系统体征评估：① 意识障碍（嗜睡、昏睡、浅昏迷和深昏迷 4 个级别）；② 瞳孔（大小、形状、对称性及对光反射）；③ 眼球运动；④ 角膜反射；⑤ 肌张力与肌力；⑥ 神经反射；⑦ 感觉系统。

(2) 颅内压（ICP）监测：颅内压是颅腔内容物（脑组织、脑脊液、血液）对颅壁产生的压力。

① 颅内压分级：平卧位时，成人 5 ~ 15 mmHg（7 ~ 20 cmH_2O）、儿童 3.8 ~ 7.5 mmHg（5 ~ 10 cmH_2O）。

ICP 轻度增高：15 ~ 20 mmHg。ICP 中度增高：20 ~ 40 mmHg。ICP 重度增高：> 40 mmHg。

② 监测方法。

③ 注意事项：

· 监测的体位：置管后去枕平卧；生命体征稳定后，床头抬高 30°。

· 密切观察影响因素。

(3) 脑氧供需平衡监测。

4. 肾脏功能监测：

(1) 尿液监测：

① 尿量：是反映肾功能改变最直接的指标，也是反映机体重要脏器血液灌注情况的敏感指标之一。正常成人每小时尿量为 0.5 ~ 1 ml/kg、24 h 尿量在 1 000 ~ 2 000 ml 左右。

多尿：> 4 000 ~ 5 000 ml/d。少尿：< 400 ml/d（或 17 ml/h）。无尿：< 100 ml/d（或 12 h 无尿）。

② 尿比重：反映肾脏浓缩功能，尿比重 < 1.010 称为低比重尿。

③ 蛋白尿。

④ 尿糖。

(2) 血生化检测：血尿素氮、血肌酐、血内生肌酐清除率、尿/血渗透压比值等。

5. 消化系统功能监测：

(1) 胃肠功能监测：

① 胃肠黏膜内 pH 监测。

② 胃潴留观察与测量胃潴留：餐后 4 h 仍有 300 ml 液体储存于胃内；口服硫酸钡 4 h 仍有 60% 以上的胃内潴留；禁食过夜后仍有 200 ml 以上胃内容物残留者，应考虑有胃潴留可能。

③ 腹腔内压力监测。

(2) 肝功能监测：6 个方面。

6. 水电解质和酸碱平衡监测（详见《外科护理学》）。

【课前预习】

一、基础复习

1. 多尿、少尿、无尿。 2. 医院感染。 3. 生命体征。

4. 中心静脉压。 5. 意识障碍分级。 6. 水、电解质酸碱平衡紊乱。

二、预习目标

1. ICU 的模式分为：______________、______________、______________。

2. ICU 仪器设备管理做到“五定”：____________、__________、____________、__________和__________；“五防”：__________、__________、__________、______________、______________。

3. 有创动脉血压监测首选动脉为______________。

4. 吸气三凹征是______________、______________、______________。

【课后巩固】

一、名词解释

ICU　ICU 生命岛　中心静脉压　三凹征　颅内压

二、填空题

1. ICU 的床位数设置应为全院总床位数的__________% 较为适宜。每床使用面积不少于______m^2，床间距应大于______米，配置氧气接口、压缩空气接口、负压吸引接口各______个以上；配置电源插座至少____个以上。病室温度维持在____°C 左右，噪声白天不超过_____dB、傍晚不超过______dB、夜晚不超过______dB。

2. ICU 医生与床位比为__________，护理人员与床位比为__________。

3. ICU 患者常见感染部位包括：__________、________、________、________以及______。

4. ICU 内致病微生物检测数应达到：空气中____________、物体表面____________、医务人员手表面____________。

5. 动脉置管管道留置时间一般为______天，不宜超过_____天，拔管后应压迫穿刺部位至少______min。

6. 中心静脉压是指胸腔内__________静脉、__________静脉的压力，穿刺置管首选__________静脉。正常值为__________。CVP__________表示右心充盈不良或血容量不足，CVP____________表示右心功能不良。

7. 动脉穿刺置管和中心静脉穿刺置管测压时均需“调零”，即压力转换器的位置高度同患者________处于同一水平（患者平卧时平腋中线第____肋间、半卧位时平腋中线第____肋间）。

8. 被称为 ICU 的第五生命体征是__________，其正常值为__________。

9. 餐后____h 仍有__________液体储存于胃内；口服硫酸钡 4 h 仍有_____%以上的胃内潴留；禁食过夜后仍有__________以上胃内容物残留者，应考虑有胃潴留可能。

10. 反映肾功能改变最直接的指标是______________，其也是反映机体重要脏器血液灌注情况的敏感指标之一。

【综合练习】

A1/A2 型题

1. **我国 ICU 病房护士人数和床位数之比为**
   A．0.4∶1　B．1∶1
   C．2∶1　D．3∶1 以上
   E．5∶1 以上
2. **下列不属于 ICU 收治范围的是**
   A．MODS
   B．不稳定心绞痛
   C．器官移植术后
   D．重症胰腺炎
   E．恶性肿瘤晚期
3. **ICU 的布局要求，下面说法错误的是**
   A．ICU 每床使用面积不少于 15 m^2，床间距应 > 1 m
   B．ICU 的出入通道设置应分开
   C．ICU 病室温度应维持在(24 ± 1.5) °C，湿度在 70%～80% 左右
   D．每张 ICU 监护病床应配备负压吸引接口 2～3 个以上，电源插座至少 20 个以上
   E．三级医院的 ICU 每张病床至少配备呼吸机 1 台
4. **ICU 仪器设备管理要做到"五防"，包括**
   A．防潮、防热、防震、防尘、防腐蚀
   B．防水、防热、防震、防尘、防腐蚀
   C．防水、防热、防震、防尘、防丢失
   D．防潮、防火、防震、防尘、防腐蚀
   E．防潮、防热、防震、防尘、防混装
5. **下面哪项不是 ICU 感染发生的原因**
   A．抗生素和激素的应用
   B．患者病情重，抵抗力差
   C．不同病种的危重症患者相对集中
   D．侵入性操作多
   E．消毒过于频繁
6. **下面哪种情况不需要洗手**
   A．操作者手上有明显的血迹或分泌物
   B．接触患者体液或分泌物后
   C．医护操作在同一患者的清洁部位向污染部位移动前
   D．接触患者前后
   E．进行清洁或侵入性操作前
7. **ICU 患者常见的感染部位不包括**
   A．下呼吸道　B．泌尿系统
   C．消化道　D．口腔
   E．伤口
8. **作为 ICU 护士，接诊患者后的下列处置程序正确的是**
   A．安置患者→连接监护仪→吸氧→执行医嘱→完善记录单→与患者家属沟通
   B．安置患者→吸氧→执行医嘱→连接监护仪→完善记录单→与患者家属沟通
   C．与患者家属沟通→安置患者→吸氧→执行医嘱→连接监护仪→完善记录单
   D．安置患者→吸氧→执行医嘱→连接监护仪→完善记录单→与患者家属沟通
   E．吸氧→安置患者→执行医嘱→连接监护仪→完善记录单→与患者家属沟通
9. **下列心血管系统功能监测项目中属于有创监测的是**
   A．心电图监测
   B．自动间断测压
   C．中心静脉压监测
   D．多普勒心排出量监测
   E．自动连续测压
10. **喉部以下有阻塞者可出现的异常呼吸类型是**
    A．叹息式呼吸　B．鼾音呼吸
    C．点头样呼吸　D．哮喘样呼吸
    E．潮式呼吸
11. **下列关于动脉血氧分压的描述错误的是**
    A．正常值为 80～100 mmHg

B．用于衡量有无缺氧及缺氧的程度
C．作为诊断呼吸衰竭的重要指标
D．40～60 mmHg 提示重度缺氧
E．与组织供氧有直接关系，是诊断酸碱失衡的间接指标

12. 急救物品做到“五定”是指
A．定时更换、定点安置、定人保管、定期消毒灭菌和定期检查维修
B．定数量品种、定点安置、定人保管、定期消毒灭菌和定期检查维修
C．定数量品种、定人保管、定期消毒灭菌、定期检查、定期维修
D．定数量品种、定点安置、定人保管、定期检查、定期维修
E．以上都正确

13. ICU 病室的温度应控制在
A．(18 ± 1.5) °C　B．(20 ± 1.5) °C
D．(24 ± 1.5) °C　C．(22 ± 1.5) °C
E．(26 ± 1.5) °C

14. ICU 进出通道的设置要求，下列哪项正确
A．人员流动通道与物流通道分开
B．所有物流使用同一通道
C．所有人员使用同一通道
D．人员流动通道与物流通道可共同使用
E．设置单一通道供人员进出入

15. 每个 ICU 病床应配备
A．氧气接口 2 个，负压 2 个，电源插座 15 个
B．氧气接口 2 个，负压 2 个，电源插座 10 个
C．氧气接口 1 个，负压 1 个，电源插座 2 个
D．氧气接口 1 个，负压 1 个，电源插座 6 个
E．氧气接口 2 个以上，负压 2 个以上，电源插座 20 个以上

16. 下列哪项不是 ICU 的特点
A．是将危重症患者集中管理的病室
B．配备有专业医护人员
C．对患者生命功能进行持续、定量、动向监测
D．配备有许多先进的麻醉机
E．配备有许多先进的呼吸机

17. ICU 外源性感染的控制，对人员管理的要求不包括
A．限制探视人数
B．增加 ICU 内工作人员数量
C．患有感染性疾病的人员不得进入 ICU
D．接触患者前后洗手
E．凡是进入 ICU 的人员须戴帽子和口罩，穿隔离衣、换鞋、洗手

18. 下列对 ICU 设备管理中错误的是
A．专人负责仪器的清洁、消毒、定期检查和维修
B．搬动机器时应先关机
C．仪器、设备保持随时即用状态，有备用标志
D．ICU 设备可短时外借或挪用
E．ICU 抢救器械和药品应做到专人负责、定位置、定数量、定品种

19. 有关医院感染的预防与控制，说法错误的是
A．部分医院感染是可以预防的
B．洗手是预防医院感染的重要措施
C．医院感染一定是因消毒隔离措施不到位所致
D．内源性感染是医院感染的重要原因
E．滥用抗菌药物可致二重感染

20. 中心静脉压正常值为
A．8～16cmH_2O　B．8～16mmHg
C．5～12cmH_2O　D．5～12mmHg
E. 15～20mmHg

21. 动脉血氧饱和度正常值为
A．90%～100%　B．85%～90%
C．90%～95%　D．96%～100%
E．80%～100%

22. 关于格拉斯哥昏迷指数(GCS)的判断标准，下列错误的是
A．13～15 分为轻度意识障碍
B．9～12 分为中度意识障碍

C．3～8 分为重度意识障碍
D．8 分以下为昏迷
E．评分越低，说明病情越重、预后越差

23. 呼吸机湿化液应为
A．生理盐水　B．无菌蒸馏水
C．5%GNS　D．0.45%NS
E．10%GS

24. 患者，男，60 岁，在 ICU 住院期间发生腹泻，送检大便标本结果为：大肠埃希菌感染，引起该患者发生医院感染的可能因素，下列哪项不是
A．患者机体抵抗力下降
B．ICU 患者密集、病情重、病种多
C．医护人员接触患者前后未认真洗手
D．患者饮食污染
E．病室空气消毒过于频繁

25. 患者，女性，45 岁，因烧伤被收入院。查体：BP 85/45 mmHg，CVP 值为 3 cm H_2O，该患者存在
A．血容量绝对不足
B．血容量相对不足
C．心功能不全
D．容量血管过度收缩
E．容量血管过度扩张

A3/A4 型题

（1～3 题共用题干）

患者，男性，55 岁，肝硬化病史 11 年，因反复上消化道出血而行门-奇静脉断流术。术后患者出现烦躁、幻视，进而昏迷。

1. 该患者出现意识障碍最可能的原因是
A．脑供血不足
B．肝性脑病
C．麻醉意外
D．中枢神经系统感染
E．脑卒中

2. 该患者最主要的监测内容应为
A．心脏功能　B．脑功能
C．呼吸功能　D．肝功能
E．肾功能

3. 针对该患者血液检测的最主要项目是
A．血钾　B．血氨
C．血尿素氮　D．血肌酐
E．血碳酸氢根离子

（4～5 题共用题干）

患者，男性，25 岁，因地震后被埋入废墟 5 天，左下肢挤压伤而收入院。

4. 如患者出现血尿最可能的原因是
A．肾功能不全
B．肾脏损伤
C．肾小球肾炎
D．挤压综合征
E．肾病

5. 针对该患者的情况，电解质监测最重要的监测指标为
A．钾离子　B．钠离子
C．氯离子　D．镁离子
E．钙离子

（6～8 题共用题干）

某医院床位总数 1 000 张，由于三级医院评审需要设置 ICU 病房。

6. 按照我国 ICU 设置规模，该医院的 ICU 床位数至少需要建多少张
A．5 张　B．10 张
C．20 张　D．40 张
E．200 张

7. 该医院 ICU 配置护士最少为多少人
A．21 人　B．60 人
C．41 人　D．80 人
E．100 人

8. 该 ICU 至少需配置多少台呼吸机
A．10 台　B．15 台
C．20 台　D．25 台
E．30 台

（编者：陈小琴）

第五章 常用急救技术

第一节 气道异物紧急救护技术——Heimlich 手法

【知识要点】

一、概述

1. Heimlich 手法（海姆立克急救法）：由美国医生亨利·海姆立克发明，是主要针对异物卡喉的急救方法。

2. 适应证（气道异物梗阻征象）与禁忌证。

二、操作方法

1. 急救法：

(1) 立位腹部冲击法：适用于神志清楚的成人。

(2) 卧位腹部冲击法：适用于意识不清或因施救者身体矮小不能环抱患者腰部时。

(3) 胸部冲击法：适用于妊娠晚期的孕妇或过度肥胖者。

(4) 倒提拍背法和胸部手指冲击法：适用于婴幼儿。

2. 自救法：

(1) 腹部手拳冲击自救法：适用于神志清醒的成人或 8 岁以上儿童。

(2) 上腹部倾压椅背自救法：适用于神志清醒的成人或 8 岁以上儿童。

三、注意事项

3 个方面。

【课前预习】

一、基础复习

气道解剖

二、预习目标

有气道异物梗阻征象表现为：在进食过程中突然出现________、________、________、________，或出现________等________、手掐咽部呈________形手势等。

【课后巩固】

一、名词解释

Heimlich 手法

二、填空题

1. Heimlich 手法原理是通过拳头用力冲击__________或__________，使__________增加、____________上抬，致使______________瞬间增高，从而迫使肺内空气气流快速排出，形成__________________,最终达到驱动气道内异物向__________和________方向上移和排出的目的。

2. 立位腹部冲击法：适用于________________，具体操作如下：患者取__________________、_______________、_____________位；施救者站于患者__________，以双臂环绕患者__________，一只手握拳用拇指背侧置于患者____________________上，另一只手紧握该拳，突然用力向__________、向_____________连续冲击__________次左右，以排出异物。

3. 倒提拍背法和胸部手指冲击法适用于：____________。操作步骤：施救者用___________将患儿支撑于自己的________上，使其面部________、躯干骑跨在施救者_____________（头部应____________）;施救者一只手固定患儿_________,另一只手以掌跟用力拍击患儿_____________与____________的背部_______次。若无效，可将患儿翻转过来___________朝上，施救者一只手臂托住患儿________（头部_________），患儿躯干应放于_________上，用另一只手的___________置于患儿的_____________（相当于_____________）向下、向前用力冲击______次，以排出异物。

【综合练习】

A1/A2 型题

1. 海姆立克征象的表现不包括

A. 进食过程中出现剧烈呛咳
B. 呼吸困难
C. 发绀
D. 表情惊恐，手掐咽部
E. 有哮鸣音

2. 海姆立克手法的操作方法，不正确的是

A. 有立位腹部冲击法
B. 卧位腹部冲击法
C. 可以反复冲击 12～20 次
D. 孕妇气道异物可以用胸部冲击法
E. 婴幼儿用倒提拍背法

A3/A4 型题

（1～3 题共用题干）

一中年男子在进食过程中，突然出现手掐脖子，呼吸困难，面色发绀。

1. 此时现场可采用何种急救措施

A. Heimlich 手法
B. 口咽管放置术
C. 经鼻腔气管插管术
D. 经口腔气管插管术
E. 气管切开术

2. 在急救过程中异物未排出，患者病情加重，为解除呼吸困难应立即

A. 环甲膜穿刺术
B. 口咽管放置术
C. 经鼻腔气管插管术
D. 经口腔气管插管术
E. 气管切开术

3. 为患者进行环甲膜穿刺术时，下列哪项除外

A. 环甲膜穿刺术不能作为确定性处理，在危急情况好转后，应改做气管切开或立即做消除病因的处理
B. 进针不宜过深，避免损伤气管后黏膜
C. 穿刺部位若有明显出血应及时止血，以免血液反流入气管内
D. 作为一种应急措施，穿刺针留置时间不宜超过 24 h
E. 有出血倾向，该患者也可采用该手术

第二节 人工气道的建立

【知识要点】

一、口咽通气管置入术

1. 适应证与禁忌证。

2. 操作方法：① 直接置入法；② 反向插入法。

3. 注意事项：

(1) 防止舌或唇缺血、坏死等。

(2) 置入口咽通气管后，需及时检查患者的自主呼吸情况。

(3) 若患者吞咽反射较强，固定口咽通气管时不可将出口堵住，以免影响通气。

(4) 加强口腔护理。

二、鼻咽通气管置管

1. 适应证与禁忌证。

2. 操作方法：① 仰卧位，清洁、润滑鼻腔；② 置入鼻咽通气管；③ 检查是否通畅；④ 妥善固定。

3. 注意事项：

(1) 置管动作应轻柔，置入后应立即检查患者自主呼吸情况。

(2) 术后加强鼻腔及口腔护理，注意定时气道湿化、适时吸痰。

三、喉罩置入术

1. 适应证与禁忌证。

2. 操作方法：

(1) 取仰卧位、使其头及颈部轻度后仰。

(2) 清除口腔内分泌物。

(3) 置入喉罩：临床上常采取盲探插入法（常规法和逆转法）。

(4) 气囊充气封闭。

3. 注意事项：

(1) 插管前嘱患者禁食，插管过程中应密切观察有无呼吸道梗阻征象。

(2) 插管后应注意观察呼吸情况，有无呼吸道梗阻、反流或误吸、喉罩周围漏气、气囊压 力过高引起神经损伤等并发症发生。

四、气管食管联合导管置入术

五、环甲膜穿刺置管术

1. 适应证与禁忌证。

2. 操作方法：

(1) 去枕仰卧位，肩部垫高，使头部尽量后仰。

(2) 穿刺定位：穿刺点位于环状软骨与甲状软骨之间的软组织。

(3) 消毒、麻醉。

(4) 穿刺。

(5) 固定。

3. 注意事项：

(1) 应争分夺秒，在尽可能短的时间内完成。

(2) 进针不可过深，以免损伤喉后壁黏膜；有明显出血倾向时，应及时止血，以防血液流入气管内。

(3) 穿刺完毕后，需回抽空气以确认针尖在喉腔内，方可进行其他操作。

(4) 穿刺针留置时间不宜过长，一般不超过 24 h。待病情好转或有条件时，应尽早拔管或改行气管切开。

六、气管插管术

1. 适应证与禁忌证。

2. 操作方法：包括经口明视插管（临床应用最为广泛）和盲探插管法。

(1) 患者准备：为患者取仰卧位、头部垫高约 10 cm。

(2) 置入喉镜。

(3) 显露会厌。

(4) 显露声门。

(5) 插入导管。

(6) 确认导管插入的位置：

· 经口插管的深度（距门齿）为：12 +（年龄 ÷ 2）。成年女性插管长度通常为 20 ~ 22 cm，成年男性插入长度通常为 22 ~ 24 cm。

· 经鼻插管插入长度（距外鼻孔）通常比经口插管长 2 ~ 3 cm。

(7) 固定导管。

3. 注意事项：

(1) 插管动作应轻柔、迅速，以避免患者过长时间缺氧。

(2) 气管插管后需行机械通气者，应向其导管的气囊内注入适量气体以防人工气道漏气，影响通气效果。

(3) 妥善固定好导管，每班交接并记录导管的外露长度，注意气囊的充气与放气，保持气道的畅通。

(4) 气管插管留置时间一般不超过 72 h。若 72 h 患者病情无改善，或预计可能需在较长时期内行有创机械通气治疗时，可改行气管切开置管术。

七、气管切开术

1. 适应证与禁忌证。

2. 操作方法：包括常规气管切开术、经皮气管切开术两种方法。

(1) 常规气管切开术：① 体位（仰卧位，肩部垫高，头部尽量后仰，下颌对准胸骨上切迹，保持正中位，充分暴露颈部）；② 手术野准备；③ 局部麻醉；④ 切开皮肤；⑤ 分离组织；⑥ 切开气管；⑦ 插入气管套管；⑧ 创口处理（系带松紧以放入一指为宜）。

(2) 经皮扩张气管切开术：简捷、安全、微创。

3. 注意事项：

(1) 床边备急救药品及用物、同型气管套管，以防脱管或堵塞时急用。

(2) 术中应保持患者头部始终处于正中位。

(3) 术后病室温度应保持在 22～24 °C、湿度在 60%～70%；保持颈部切口部位的清洁；适时吸痰，保持气道湿化，每日定时清洗内导管；妥善固定导管，观察气囊充气状态，防止导管脱出。一旦导管脱出，应立即更换导管重新置入。

【课前预习】

一、基础复习

1. 环甲膜位置。
2. 甲状软骨、环状软骨。

二、预习目标

环甲膜穿刺定位：穿刺点位于__________与__________之间的软组织。此处仅为一层__________，与__________相通。

【课后巩固】

1. 气管插管留置时间一般不超过____h。若患者__________，或预计可能需在较长时期内行__________治疗时，可改行__________置管术。

2. 成年女性插管长度通常为________cm，成年男性插入长度通常为__________cm，经鼻插管插入长度（距外鼻孔）通常比经口插管长__________。

3. 气管切开时，确认气管暴露良好后，一般于第__________气管环处、用尖刀片自下向上挑开________个气管环。

4. 气管切开术后病室温度应保持在__________°C、湿度在__________左右；保持颈部切口部位的__________；适时__________，保持__________，每日定时清洗__________；妥善固定_______，观察________状态，防止导管_______。一旦导管脱出，应立即________重新置入。

【综合练习】

A1/A2 型题

1. 以下哪种属于人工气道
   A．口咽、鼻咽通气管
   B．气管插管
   C．气管切开
   D．喉罩及环甲膜穿刺
   E．以上均是

2. 环甲膜穿刺术不适合
   A．上呼吸道完全或不完全阻塞
   B．牙关紧闭经鼻插管失败
   C．喉头水肿
   D．颈部或面颌部外伤需通气急救
   E．下呼吸道梗阻

3. 以下哪项是气管插管禁忌证
   A．喉头水肿

B．颈椎骨折、脱位
C．肿瘤、异物
D．具有严重出血倾向
E．以上均是

4. **气管内插管气囊压力过高，充气时间过长易导致**
A．气管插管滑落
B．气道漏气
C．气道黏膜溃疡、坏死
D．气道阻塞
E．咳嗽反射

5. **解除舌根后坠堵塞气道的简便方法是**
A．环甲膜穿刺术
B．口咽管放置术
C．经鼻腔气管插管术
D．经口腔气管插管术
E．气管切开术

6. **需较长时间人工通气时可通过以下何种方法建立人工气道**
A．环甲膜穿刺术
B．口咽管放置术
C．经鼻腔气管插管术
D．经口腔气管插管术
E．气管切开术

7. **一5岁急性喉炎的患儿，在去医院就诊的过程中突然出现窒息，现场应采取何种急救措施**
A．环甲膜穿刺　B．气管插管
C．气管造口　D．气管切开
E．人工呼吸

8. **经口气管插管应用的时间一般不超过**
A．24 h　B．72 h
C．1周　D．1个月
E．12 h

9. **环甲膜正确位置是**
A．位于甲状软骨下缘与环状软骨上缘之间
B．第1、2气管软骨环之间
C．第2、3气管软骨环之间
D．第3、4气管软骨环之间
E．第4、5气管软骨环之间

10. **目前临床应用最广泛的一种气管插管是**
A．经口明视插管法
B．经口鼻明视插管法
C．经口盲视插管法
D．经鼻盲视插管法
E．以上都不是

A3/A4 型题

（1～3题共用题干）

男性患者，突发头痛、意识障碍1 h，以脑出血收入某院。

1. **患者舌根后坠出现鼾声呼吸，此时解除舌根后坠堵塞呼吸道的简便方法是**
A．环甲膜穿刺术
B．口咽管放置术
C．喉罩置入术
D．经口腔气管插管术
E．气管切开术

2. **患者在治疗过程中，出现心搏骤停，紧急行气管插管术，其主要目的是**
A．清除呼吸道分泌物，解除上呼吸道阻塞
B．减少气道阻力及死腔
C．进行有效人工呼吸，增加肺泡有效通气量
D．为气道雾化或湿化提供条件
E．为防止舌根后坠

3. **患者行气管插管术后上呼吸机，因治疗需要转往ICU继续治疗，患者在转运途中需行**
A．血气分析检查
B．常规气管切开术
C．经皮气管切开术
D．球囊辅助通气
E．环甲膜穿刺术

第三节　机械通气技术

【知识要点】

一、概述

1. 机械通气技术是通过人工的方法或呼吸机等机械装置来代替、控制或辅助患者的呼吸，以达到改善通气和换气功能、纠正急性呼吸性酸碱失衡、改善和维持动脉氧合、降低呼吸功耗、缓解呼吸肌疲劳，最终达到维持和改善患者呼吸功能的一种治疗方法。

2. 分类：机械通气技术分为无创通气和有创通气两大类。呼吸机分为无创呼吸机和有创呼吸机。

3. 机械通气适应证与禁忌证。

二、呼吸机的基本构造与工作原理

1. 呼吸机的基本构造。

2. 工作原理：建立气道、口与肺泡间的压力差。

三、机械通气的工作模式

1. 基本模式：

(1) 定容型（预设容量）和定压型（预设压力）通气模式。

(2) 控制通气和辅助通气。

2. 临床常用的通气模式：

(1) 辅助控制通气（ACV）：是控制通气（CV）和辅助通气（AV）两种功能模式的结合。

(2) 同步间歇指令通气（SIMV）：该模式常用于撤机前的患者，作为长期带机患者撤机前的过渡使用。

(3) 压力支持通气（PSV）。

(4) 持续气道正压通气（CPAP）。

(5) 双水平气道正压通气（BiPAP）。

四、机械通气常用参数设置

1. 潮气量（VT）：5 ~ 12 ml/kg。

2. 呼吸频率（f或RR）：成人12 ~ 16次/min、儿童20次/min、婴幼儿30次/min、新生儿40次/min。

3. 吸/呼时间比（I∶E）：1∶(1.5 ~ 2)。

4. 吸气压力：成人15 ~ 20 cm H_2O、小儿12 ~ 15 cm H_2O。

5. 吸入氧浓度（FiO_2）：30% ~ 40%（< 60%）。

6. 触发灵敏度：压力触发通常设置为 −1.5 ~ −0.5 cmH_2O，流速触发通常设置为 2 ~ 5 L/min。

7. 呼气末正压通气（PEEP）：一般用于严重缺氧、FiO_2 > 60% 而 PaO_2 仍然小于 60 mmHg 时（如ARDS患者）。

8. 常用报警参数包括：VT、MV报警、压力报警（高压或低压）、FiO_2报警、PEEP或CPAP水平报警等，通常依据患者的病情及所用呼吸机的类型来设置上下界限，一般设置为高于或低于实际参数的10% ~ 30%。

五、机械通气的护理

1. 人工气道的管理：

(1) 固定：

① 妥善固定（导管松紧能放入一指为宜）、防止移位。

② 避免口、鼻、面部皮肤损伤。

(2) 气囊的管理：

① 气囊注气：软硬度为鼻尖硬度（成人 5 ~ 8 ml）。

② 压力监测：定时监测。长时间压迫导致气道黏膜溃烂、坏死。

③ 定期清除气囊滞留物。

(3) 人工气道湿化与温化：通过湿化装置使吸入气体温度达到 37 °C，湿度达到 100%。

(4) 保持人工气道畅通：气道内吸引、密闭式吸痰（吸引前预充氧 2 ~ 3 min，吸引过程观察患者情况）。

六、常见报警原因

电源、气源、气道内压力、通气量不足、吸氧浓度报警。

七、常规护理

1. 体位：半卧位（床头抬高 30° ~ 40°），根据病情调整。
2. 眼睛护理：滴眼药水或凡士林纱布覆盖，防止眼球干燥和角膜溃烂。
3. 口腔护理：每日 1 ~ 2 次。
4. 皮肤护理：保持皮肤清洁干燥。
5. 加强营养摄入。
6. 有效沟通。

【课前预习】

机械通气禁忌证包括：________________；________________；________________；________________；________________。

【课后巩固】

1. 机械通气技术是通过________的方法或__________等机械装置来______________、____________或____________患者的呼吸，以达到______________、纠正______________、______________、____________、______________，最终达到维持和改善患者__________的一种治疗方法。

2. 潮气量（VT）通常根据患者__________设置为____________，以保证足够的气体交换及患者的舒适度。

3. 呼吸频率（f 或 RR）通常根据患者分钟通气量及 $PaCO_2$ 目标值来设定，通常设定为：成人______________、儿童__________、婴幼儿__________、新生儿__________。

4. 吸/呼时间比（I∶E）是指一个呼吸周期中________与__________的比例，通常设定值为__________，或设定吸气时间为 0.8 ~ 1.2 s 后呼吸机自动计算出 I:E 的比值。

5. 在机械通气初始阶段或严重缺氧时，短时间内可予________吸氧（甚至 FiO_2 可调至__________），但需长时间通气时 FiO_2 不可超过__________。

6. 气管切开导管系带的松紧度以能放入__________为宜，_______后应随时更换。

7. 气管导管软硬度达至______硬度即可，成人导管气囊注气一般为____________左右，小儿根据导管型号酌减。

8. 理想的气道温化与湿化是使呼吸机环路内吸入气体达到_____°C、相对湿度达到_____。

【综合练习】

A1/A2 型题

1. 机械通气患者适宜的体位是

A．平卧位　B．侧卧位

C．中凹位　D．半卧位

E．俯卧位

2. 以下情况不能进行机械通气的是

A．COPD 急性发作，呼吸衰竭

B．重症肺炎

C．张力性气胸未处理

D．开放性肺结核

E．严重高碳酸血症

3. 机械通气潮气量设置主要根据

A．年龄　B．身高

C．胖瘦　D．性别

E．体重

第四节　动、静脉穿刺置管术

【知识要点】

一、动脉穿刺置管

1. 适应证与禁忌证。
2. 操作方法：动脉穿刺的常用部位是桡动脉、肱动脉、股动脉。
3. 注意事项：

(1) 严格消毒、遵守无菌技术原则。

(2) 置管原则上不超过 96 h，以防导管源性感染。

(3) 肝素钠持续冲洗，保证通畅，防止栓塞。

二、深静脉穿刺置管

1. 适应证与禁忌证。
2. 操作方法：深静脉穿刺常用部位是锁骨下静脉、颈内静脉、股静脉。
3. 注意事项：

(1) 穿刺时严防空气进入，形成气栓。

(2) 严格无菌技术。

(3) 观察有无并发症：出血、血气胸、血栓、血管损伤。

【课前预习】

一、基础复习

1. 桡动脉、肱动脉、股动脉。
2. 锁骨下静脉、颈内静脉、股静脉。

二、预习目标

1. 动脉穿刺置管适应证：需行______________监测；需___________________者。

2. 动脉穿刺留置导管需用__________________溶液持续冲洗，以保证管路通畅、防止局部______________和________________。

【课后巩固】

1. 深静脉穿刺置管的适应证是_______________或______________者；需行____________监测、___________或___________治疗者，如________________、_____________、_______________等。

2. 深静脉导管放置期间，需密切观察有无_____________、______________、______________、__________________等并发症发生。

【综合练习】

A1 型题

1. 动脉穿刺置管术首选穿刺部位是

A．桡动脉　B．肱动脉
C．股动脉　D．颈外动脉
E．颈内动脉

2. 下列哪项不是深静脉穿刺置管的适应证

A．长期输液治疗
B．大量、快速扩容
C．血液透析
D．心功能不全
E．需要输注化疗药物

第五节　外伤急救基本技术

【知识要点】

一、止血

1. 出血的分类：

(1) 按血管分：动脉、静脉、毛细血管。

(2) 按出血部位分：内出血、外出血、皮下出血。

2. 止血法：

(1) 加压包扎法（最常用）：适用于外伤出血伤口。方法：急救敷料加压包扎。

(2) 指压止血法（紧急临时止血）：适用于中、大动脉出血。方法：用手指、手掌或拳头压迫伤口近心端。

(3) 止血带止血法：适用于四肢较大动脉出血。方法：橡皮止血带止血、充气止血带止血。

3. 注意事项：9 个方面。

二、包扎

目的是保护伤口、减少污染、固定敷料、帮助止血和减轻疼痛。

1. 绷带卷包扎法（用途最广、最方便）：

(1) 常用方法：环形、蛇形、螺旋形、螺旋反折、8 字形、回反形。

(2) 注意事项：8 个方面。

2. 三角巾包扎法：适用于各个部位的包扎。操作简便，但不便加压，也不够牢固。

(1) 常用方法：风帽式、面具式、蝴蝶式、燕尾式、双巾式等。

(2) 注意事项：4 个方面。

3. 多头带包扎法：腹带、胸带、四头带、丁字带。

三、现场固定技术

对骨折、关节损伤和大面积软组织损伤等能起到很好的固定作用，可以减轻痛苦，减少并发症，有利于伤员后送。

1. 材料：最理想的是夹板。

2. 方法：锁骨、肱骨、前臂、大腿、小腿、脊柱。

3. 注意事项：6 个方面

四、搬运

目的是使伤病员迅速脱离危险地带，纠正影响伤员的病态体征，减少痛苦，减少再受伤害，安全迅速地送往医院治疗以免造成伤员残废。

1. 常用的搬运法：

(1) 徒手搬运法：适用于伤势比较轻和转运路程又较近的伤员。包括单人搬运、双人搬运、平抬法、三人搬运、多人搬运法。

(2) 特殊患者的担架搬运：① 腹部内脏脱出患者；② 昏迷或有呕吐窒息危险的患者；③ 骨盆损伤的患者；④ 脊柱损伤的患者；⑤ 体内带有刺入物的患者。

(3) 批量患者的搬运。

2. 搬运注意事项：3 个方面。

【课前预习】

一、基础复习

解剖知识回顾：血管的定位及走向。

二、预习目标

1. 扎止血带部位要准确，扎在伤口__________端。止血带下需加______________，以免止血带勒伤皮肤；忌用______________、_____________或_____________止血。

2. 止血带压力要适当，以______________、远端_______________为好。扎止血带时间尽量缩短，以_________为宜，不超过___________，上止血带每_______h，应放松止血带_____次，每次_______min，再在该部位上方或下方绑扎，禁止在同一部位反复绑扎，以免远端肢体缺血、缺氧、坏死。

【课后巩固】

1. 止血带应有______________，注明_____________、_____________、______________，方便后续人员继续处理。

2. 扎止血带期间严密观察患者患肢情况，如止血带是否_____________________________，患肢有无__________、___________、__________，说明止血带绑扎_________，应及时调整。

3. 动脉出血的特点：颜色_________，随心脏搏动向外呈__________状，出血发生在血管断端________端，需__________才能止血。

4. 头顶部出血：找准伤侧__________关节处__________动脉搏动点，用拇指将动脉压向__________止血。

5. 颜面部出血：找准伤侧__________下缘、__________面动脉搏动点，用拇指将动脉压向________止血。

6. 头颈部出血：找准伤侧__________肌前缘中点________强搏动点，用拇指或其他 4 指将__________压向颈椎体上止血。禁止同时压迫__________，以免造成__________；压迫时间__________，以免引起颈部__________反应危及生命。

7. 头后部出血：找准伤侧耳后乳突下稍后方______________搏动点，将枕动脉压向____________止血。

8. 肩部、腋部出血：找准伤侧，用拇指压迫锁骨上窝中部锁骨下动脉搏动点，将锁骨下动脉压向______________止血。

9. 上臂出血：找准伤侧腋窝中点____________搏动点，将腋动脉压向________止血。

10. 前臂出血：找准伤侧上臂__________内侧沟__________的____________搏动点，将肱动脉向外压向____________止血。

11. 手出血：找准伤侧手腕横纹稍上方内外侧的______________搏动点，将动脉分别压向____________止血。

12. 大腿出血：找准伤侧____________中点稍下方的____________搏动点，用拳头或双手交叠拇指将动脉压向_____________上支止血。

13. 小腿出血：找准伤侧____________中部______________搏动点，压迫止血。

14. 足部出血：找准伤侧______________中部近____________处的__________、内踝与跟腱之间的______________，压道止血。

15. 环形包扎法适用于绷带包扎的______________、____________、____________、____________________、______________部位的小伤口。

16. 蛇形包扎法适用于________________、______________等部位。

17. 螺旋形包扎法适用于__________________的____________等部位。

18. 螺旋反折形包扎法适用于______________的_____________、____________等部位的伤口，注意勿在__________、__________处反折。

19. “8”字形包扎法适用于__________部位的伤口。

20. 回反形包扎法适用于____________、__________或__________部位的伤口包扎。

21. 肢体注意保持在__________位；包扎时应__________，用力__________，包扎妥帖，______________；普通绷带包扎一般由______端开始向______端走行，如病情允许尽可能暴露肢端便于观察。

22. 三角巾包扎时，先__________伤口并覆盖__________后，再包裹______________；包扎压力适度，以能__________及____________为宜。

23. 三角巾包扎方向遵从__________、____________、______________包扎的原则；结打在__________部位。

24. 腹带包扎：切口在上腹部时，由________包扎，切口在下腹部时，________包扎，最后用两根横带打结固定。

25. 固定可__________、________________，从而__________，防止__________，

便于______。

26. 如有休克、出血、伤口、骨折，应先______、______、______，再行______。

27. 开放性骨折如有骨端外露，不可______，以免发生______。

28. 夹板长须超过骨折的______关节；绷带或三角巾固定的松紧度以可______，或捆绑带可______为宜。

29. 夹板与皮肤间、骨隆突处需加______，使各部位受压均匀且易固定。

30. 肢体骨折固定时，若伤情允许，须将______外露，方便观察______情况，如发现血运不良应______或联系医生。

31. ______是最常用的现场搬运方法，适用于______、______较长的伤员。______适用于______、______、伤员______的状况。

32. 脊柱损伤者严禁______和______搬运。由______人______侧托起患者的______、______、______部及______，平置于______担架或______上，腰部垫一______。

33. 颈椎损伤应由专人牵引伤员______，保持______成一直线，在______担架上伤员头部两侧用______固定。

34. 腹部内脏脱出的伤员双腿______，腹肌______，______于担架上，防止脏器______；脏器已脱出者切忌______；用______纱布覆盖______，再用清洁的______扣住脱出脏器，三角巾在外包扎固定；包扎后伤员应保持______，下肢______，做好腹部______后搬运。

35. 昏迷或有呕吐窒息危险的伤员______，或______于担架上头______，保证呼吸道通畅。

36. 身体内带有刺入物的伤员先______，______刺入物，方可搬运。

【综合练习】

A1/A2 型题

1. 一般伤口出血简单而有效的止血方法是

A．指压止血法

B．压迫包扎止血法

C．填塞止血法

D．止血带止血法

E．钳夹止血法

2. 指压止血法适用于

A．中等或较大动脉

B．小动脉出血

C．大静脉出血

D．中、小静脉出血

E．毛细血管出血

3. 一个头部外伤的患者被送往急诊科，用指压止血法控制头顶部、额部出血时，需用拇指按压

A．面动脉　　B．颞浅动脉

C．颈总动脉　　D．锁骨下动脉

E．尺动脉

4. 患者外伤，出现恶心呕吐，在转运途中应取

A．平卧位　　B．侧卧位

C．头偏一侧　　D．半卧位

E．俯卧位

5. 地震中，急救员常用平抬或平抱搬运伤员，但此法不适用于

A．腹部脏器脱出的伤员
B．昏迷伤员
C．骨盆损伤的伤员
D．脊柱损伤者
E．大出血的伤员

6. **包扎的方向为**
A．从上到下
B．从左到右
C．从右到左
D．从近心端到远心端
E．从远心端到近心端

7. **前臂出血可压迫哪条动脉**
A．肱动脉　　B．颈动脉
C．面动脉　　D．尺动脉
E．锁骨下动脉

8. **患者，女，36 岁，在家做饭时不小心菜刀掉落后砍伤足背，血流如注，此时如果采取指压止血法，应压迫哪些血管**
A．足背动脉和胫后动脉
B．腘动脉
C．股动脉
D．髂动脉
E．拇指动脉

A3/A4 型题

（1～3 题共用题干）

男性，25 岁，因车祸造成脊柱损伤，小腿有开放性伤口。

1. **该患者小腿的伤口用下列哪种止血方法**
A．指压止血法
B．压迫包扎止血法
C．填塞止血法
D．止血带止血法
E．钳夹止血法

2. **该患者小腿的伤口用下列哪种包扎法**
A．环形　　B．螺旋形
C．螺旋反折法　　D．“8”字形
E．回反形

3. **对患者搬运时应选用下列何种方法**
A．抱持搬运法
B．背负搬运法
C．软质担架搬运法
D．硬质担架搬运法
E．拉车搬运法

（编者：罗萍）

第六章 心搏骤停与心肺脑复苏

【知识要点】

一、概述

心搏骤停是指正常或无重大病变的心脏，在严重致病因素的作用下突然停止跳动而不能排出足够的血液，引起全身缺血、缺氧的临床急症。

心脏停搏 4～6 min，脑组织将发生不可逆的损害。

1. 心搏骤停的常见原因：心源性和非心源性两种。

(1) 心源性心搏骤停：① 急性冠脉综合征，主要因冠心病引起，约占心血管疾病导致心搏骤停的 75%～80%；② 心肌病变；③ 主动脉病变；④ 瓣膜性心脏病等。

(2) 非心源性心搏骤停：① 各类意外事件；② 各种原因引起的严重休克；③ 各种急性药物中毒；④ 麻醉、手术及其他临床诊疗技术操作意外；⑤ 严重酸碱失衡及电解质紊乱。

2. 心搏骤停的病情评估：

(1) 常见临床征象：主要以循环系统和中枢神经系统的症状最为明显。① 意识丧失；② 大动脉搏动消失；③ 呼吸停止或叹息样呼吸；④ 瞳孔散大；⑤ 颜面、甲床等苍白或发绀。

意识丧失和大动脉搏动消失是心搏骤停最早且最可靠的临床征象。

(2) 常见心电图类型：

① 心室颤动：简称室颤，是心搏骤停最常见的类型。

② 心室停搏：又称心室静止。

③ 无脉性电活动：也称心-电机械分离。

二、心肺脑复苏

心肺脑复苏（CPCR）是指使心跳呼吸骤停的患者迅速恢复循环、呼吸和脑功能的一系列抢救措施。包括三个阶段：基础生命支持、高级心血管生命支持和心搏骤停后综合治疗。

1. 基础生命支持：

(1) 心肺复苏基本程序：

① 评估周围环境及患者情况、启动 EMSS：

· 判断环境安全。

· 判断患者反映：“轻拍重喊”，时间不超过 10 s。

· 启动 EMSS。

② 安置复苏体位。

③ 判断大动脉搏动、呼吸：成人首选颈动脉、儿童可选股动脉、1 岁以内婴儿选肱动脉。

④ 胸外心脏按压（C）：按压要求详见《急救护理技术》中的表 6-1。

⑤ 开放气道（A）：保持呼吸道通畅是心肺复苏的重要前提。

· 仰面举颏法：适用于无头、颈部创伤的患者。
· 托下颌法：适用于疑有头、颈部损伤者。
· 仰面抬颈法：有或疑似有颈椎骨折禁用。
⑥ 人工呼吸：
· 操作方法：
口对口人工呼吸：最简单、最常用。操作要点："捏吹放看"。
口对鼻或口对口鼻人工呼吸：适用于口周外伤或牙关紧闭、张口呼吸困难者。
口对口咽通气管通气。
球囊-面罩呼吸器通气。
· 注意事项：3 个方面。
⑦ 体外非同步电除颤：主要适用于室颤、心室扑动、无脉性室性心动过速。
注意要点：
· 除颤时机的把握：院外抢救 3 ~ 5 min 内尽快实施；院内不超过 3 min。
· 除颤能量的选择：首次除颤：单相波 360J，双相波 200J。后续除颤与前一次相同或更高。
· 除颤步骤操作：详见实训指导《紧急电除颤术操作流程及评分标准》。
(2) 心肺复苏效果评价及处置：
① 心肺复苏有效的征象：
· 大动脉搏动恢复（或收缩压在 60 mmHg 以上）。
· 自主呼吸恢复。
· 颜面、口唇及甲床发绀减轻。
· 散大的瞳孔缩小、对光反射存在。
· 神志恢复或意识障碍程度减轻，可有肢体活动等。
② 终止复苏的指征：
· 复苏成功。
· 特殊情况所致心脏骤停。
· 患者出现明确的"临床死亡"征象时。"临床死亡"征象包括：4 个方面。

2. 高级心血管生命支持：本阶段是指应用药物、医疗仪器设备及特殊技术，为患者建立更为有效的循环及通气功能支持，以改善心肺功能、治疗原发疾病的一系列救治措施。

(1) 循环支持：
① 循环功能监测。
② 持续人工循环支持。
③ 药物复苏：
· 给药途径：静脉给药（首选）、骨髓腔内给药、气管内给药。
· 常用抢救药物：肾上腺素（首选）、血管加压素、胺碘酮、利多卡因、碳酸氢钠。
(2) 呼吸支持：① 氧疗；② 建立高级人工气道；③ 机械通气。
(3) 明确病因。

3. 心搏骤停后的综合治疗：

(1) 治疗目标：初始目标、长期关键目标。

(2) 治疗措施。包括：继续维持有效的循环、呼吸和神经系统功能，加强脑复苏，维持机体内环境稳定。其中，脑复苏是重点。

① 脑复苏：维持适宜的血压；维持呼吸、纠正缺氧；低温治疗；药物治疗。

② 其他救护措施。

(3) 复苏后的监测与护理：按 ICU 危重患者一级监测执行。

【课前预习】

一、基础复习

1. 室颤、心室静止、无脉性心电活动心电图特点。
2. 颈部解剖。
3. 低温冬眠疗法。
4. ICU 监护级别。

二、预习目标

1. 心源性心搏骤停的常见原因有：________、________、________、________等。
2. 完整的 CPCR 包括三个阶段：________、________和________。
3. 判断大动脉搏动：成人首选________、儿童可选________、1 岁以内婴儿选________。
4. 电击除颤能量的选择：首次除颤单相波________J，双相波________J。后续除颤与前一次________或________。

【课后巩固】

一、名词解释

心搏骤停　　CPCR　　CPR

二、填空题

1. 心脏停搏________min，脑组织将发生不可逆的损害。
2. 心源性心搏骤停的常见原因为：________。
3. 心搏骤停最早且最可靠的临床征象包括：________和________。
4. 心搏骤停常见的心电图类型有：________、________、________，其中________是心搏骤停时最常见的类型。
5. 成人胸外心脏按压深度为________，按压频率为________次/min，按压：人工呼吸的比例为________。按压过程中应尽量减少中断，中断时间不超过____s，若有其他人员参与抢救，可每隔____个循环换人（换人操作时间不超过____s）。
6. CPR 三大步骤包括：________、________、________。
7. 保持呼吸道通畅是心肺复苏的重要前提，常用的开放气道的方法有：________、________、________。其中，________适用于无头、颈部创伤的患者；________适用于疑有头、颈部损伤者；________对于有或疑似有颈椎骨折禁用。
8. 最简便、最常用的人工呼吸方法是：________。
9. 球囊-面罩呼吸通气时，固定面罩用“________”手法。球囊挤压频率为____次/min。
10. 体外非同步电除颤主要适用于心电图表现为：________、________、

＿＿＿＿＿＿的患者，而且尽可能早地进行除颤，一般要求院外抢救＿＿＿min 内尽快实施；院内不超过＿＿＿min。

11. 心肺复苏时，首选给药途径为＿＿＿＿＿＿给药，首选药物为＿＿＿＿＿＿＿＿。

【综合练习】

A1/A2 型题

1. 对缺氧最敏感的器官是
   A. 心　B. 肾
   C. 肺　D. 肝
   E. 脑
2. 脑组织因缺氧发生不可逆损害的时间是
   A. 1 ~ 2 min　B. 2 ~ 3 min
   C. 3 ~ 4 min　D. 4 ~ 6 min
   E. 5 ~ 7 min
3. 下列哪项不是心源性心搏骤停的原因
   A. 心肌病
   B. 病毒性心肌炎
   C. 主动脉瓣狭窄
   D. 冠心病
   E. 低钾血症
4. 判断心搏骤停最早、最可靠的临床征象是
   A. 无意识、无大动脉搏动
   B. 无呼吸
   C. 瞳孔散大
   D. 血压测不出
   E. 心电图显示为无脉性心电活动
5. 判断心脏骤停的主要指征是
   A. 面色苍白　B. 瞳孔放大
   C. 皮肤发绀　D. 尿量减少
   E. 大动脉搏动消失
6. 心肺复苏基本程序的首要步骤是
   A. 呼救
   B. 判断心脏是否停搏
   C. 开放气道
   D. 人工呼吸
   E. 胸外心脏按压
7. 心脏按压的主要目的是
   A. 保证心、脑血供
   B. 增加回心血量
   C. 促进新陈代谢
   D. 防止心律失常
   E. 并维持心肺功能
8. 成人男性胸外心脏按压的部位是
   A. 两乳头连线与胸骨交界处
   B. 胸骨上 1/3
   C. 胸骨中 1/3
   D. 胸骨下 1/3
   E. 两乳头连线与胸骨交界点下一横指
9. 1 岁以下的婴儿胸外心脏按压的部位是
   A. 乳头连线与胸骨交界处
   B. 胸骨上 1/3
   C. 胸骨中 1/3
   D. 胸骨下 1/3
   E. 两乳头连线与胸骨交界点下一横指
10. 成人胸外心脏按压的手法正确的是
   A. 双手掌根部交叉重叠
   B. 单手或双手掌根
   C. 双手拇指或单手中指、示指
   D. 单手按压
   E. 以上都不对
11. 1 岁以下婴儿胸外心脏按压的手法正确的是
   A. 手掌根部交叉重叠
   B. 手或双手掌根
   C. 双手拇指或单手中指、示指
   D. 单手按压
   E. 以上都不对
12. 成人胸外心脏按压的深度是
   A. 5 cm 以上　B. 5 cm
   C. 5 ~ 6 cm　D. 3 cm
   E. 2 cm

13. 成人胸外心脏按压的频率是
A. 80 次/min
B. 90 次/min
C. 至少 100 次/min
D. 100～120 次/min
E. 120 次/min

14. 成人患者心搏骤停双人复苏心脏按压和人工呼吸比例为
A. 5:1 B. 15:1
C. 15:2 D. 30:1
E. 30:2

15. 儿童患者心搏骤停单人复苏心脏按压和人工呼吸比例为
A. 5:1 B. 15:1
C. 15:2 D. 30:1
E. 30:2

16. 心肺复苏的重要前提是
A. 及时发现病情
B. 及时呼救
C. 保持呼吸道通畅
D. 安置正确的体位
E. 以上都不对

17. 心肺复苏时最常用的人工通气方法是
A. 口对口人工呼吸
B. 口对鼻人工呼吸
C. 口鼻人工呼吸
D. 球囊—面罩呼吸器通气
E. 口对口咽通气管通气

18. 心肺复苏时若疑有头、颈创伤，开放气道的方法是
A. 仰面举头法 B. 仰面举颈法
C. 仰面举颏法 D. 单手托下颌法
E. 双手托下颌法

19. 终止室颤最迅速、最有效的方法是
A. 球囊-面罩通气法
B. 气管插管
C. 除颤
D. 胸外心脏按压
E. 建立静脉通路给予抢救药物

20. 心肺复苏有效的征象不包括
A. 大动脉搏动恢复
B. 自主呼吸恢复
C. 发绀减轻
D. 瞳孔进一步散大
E. 有肢体活动

21. 心搏骤停患者在自主循环恢复后，治疗的重点是
A. 脑复苏
B. 维持有效循环血量
C. 纠正酸中毒
D. 防止多器官衰竭
E. 治疗原发疾病

22. 复苏时，低温疗法，脑组织温度最低可降至
A. 25 °C B. 28 °C
C. 30 °C D. 32 °C
E. 35 °C

23. 男性，57 岁，有冠心病史 12 年，在行走时突然摔倒，呼吸、心跳停止，颈动脉搏动消失。该患者心跳停止最可能的原因是
A. 脑栓塞 B. 脑出血
C. 冠心病急性发作 D. 脑血栓
E. 高血压脑病

24. 患者，女性，52 岁，以“急性心肌梗死”为诊断，送入急救室时突发室颤，在对患者进行心肺复苏后，恢复窦性心律 65 次/min，但仍需要通过气管插管，简易呼吸器进行支持，作为抢救配合护士，你应给予的人工呼吸频率是
A. 每 8～10 s 一次
B. 每 6～8 s 一次
C. 每 5～6 s 一次
D. 每 2～4 s 一次
E. 每 4～6 s 一次

25. 患者，男性，70 岁，心肺复苏过程中，医嘱给予肾上腺素静脉注射，其目的是
A. 增加冠状动脉血流量
B. 纠正心律失常
C. 降低应激反应
D. 改善通气量

E. 纠正酸碱失衡

26. 护士巡视时发现一冠心病患者突然出现抽搐、意识丧失，颈动脉触诊无搏动，此时首要的急救措施是

A. 心内注射肾上腺素
B. 吸氧
C. 通知医生
D. 进行心肺复苏术
E. 静脉推注利多卡因

27. 一老年男性，散步时突发呼吸心搏骤停，路人立即拨打 120 急救电话，同时予以心肺复苏，急救人员到达现场后即行经口气管插管，此时，通气的频率是

A. 4～6 次/min
B. 6～8 次/min
C. 8～10 次/min
D. 10～12 次/min
E. 12～14 次/min

A3/A4 型题

（1～4 题共用题干）

患者，男性，56 岁，因急性心肌梗死，在等待冠状动脉造影时突然出现意识障碍，血压测不出，心电图呈不规则波形，频率为 300 次/min，QRS 波群消失。

1. 请问此时心电图属于哪种心律失常波形

A. 室颤　　B. 无脉性室速
C. 无脉性电活动　　D. 停搏
E. 室上性心动过速

2. 作为值班护士，此时你应该

A. 立即建立静脉通道
B. 立即准备除颤
C. 立即抽血送检
D. 立即记录心电图
E. 更换电极片，再次评估心电图

3. 此时，最适宜静脉推注的是以下哪种药物

A. 胺碘酮　　B. 利多卡因
C. 肾上腺素　　D. 阿托品
E. 异丙肾上腺素

4. 经积极抢救，患者恢复窦性心律，予以呼吸机支持呼吸，该患者的后续治疗是

A. 识别并治疗急性冠状动脉综合征
B. 优化机械通气，尽量减少肺损伤
C. 降低多器官功能损伤风险，根据需要支持脏器功能
D. 客观评估预后恢复情况
E. 以上均是

（编者：陈小琴）

第七章　休克患者的救护（略）

第八章 急性器官功能障碍患者的救护

【知识要点】

一、概述

多器官功能障碍综合征又称为多系统器官功能衰竭，是指在严重感染、创伤或大手术等急性疾病过程中，同时或相继出现 2 个及以上的器官或系统的急性功能障碍或衰竭。

1. 病因：严重感染、严重创伤、休克、大量输血、输液及药物使用不当、心脏呼吸骤停、诊疗失误。严重感染是最重要的始动因素。

2. 发病机制：原因不明。肠道假说；炎症失控假说；二次打击学说；再灌注损伤。

二、护理评估

1. 健康史：严重创伤、感染、大手术史。

2. 身体状况：除原发病的表现外，一定的时间间隔后，出现其他脏器功能障碍的表现。MODS 发生率最高的是肺功能障碍；死亡率最高的是肾功能障碍。

(1) 急性呼吸衰竭。

(2) 急性心力衰竭。

(3) 急性肾衰竭。

(4) DIC。

三、诊断标准

1. 诱发因素。

2. 全身炎症反应综合征（SIRS）。诊断包括下列两项或两项以上体征：

(1) 体温 > 38 °C 或 < 36 °C。

(2) 心率 > 90 次/min。

(3) 呼吸 > 20 次/min 或 $PaCO_2 < 4.27$ kPa。

(4) 外周血白细胞 > 12×10^9/L，或 < 4×10^9/L 或未成熟粒细胞>10%。

3. 存在 2 个及以上器官功能障碍。

四、救治原则与护理措施

1. 救治原则：

(1) 病因治疗。

(2) 器官功能的支持（呼吸、循环、肾、肝、胃肠道、血液、中枢神经）。

(3) 抗生素的应用。

(4) 营养支持。

(5) 特异性治疗。

2. 救护措施：

(1) 一般护理：口腔护理、皮肤护理、饮食。

(2) 病情观察：生命体征、循环、呼吸、神志、腹部体征、血气分析。

(3) 输液管理。

(4) 导管护理。

3. 预后：功能障碍的器官数目越多，预后越差。

五、主要护理诊断及合作性问题与护理措施

急性器官功能障碍患者的主要护理诊断及合作性问题与护理措施见表 8-1。

表 8-1　急性器官功能障碍患者的主要护理诊断及合作性问题与护理措施

护理诊断/问题	主要护理措施
1. 低效性呼吸形态。	(1) 定时湿化气道，及时清除气道分泌物，保持通畅； (2) 合理氧疗，必要时气管插管、机械通气。
2. 有体温失调的危险。	(1) 正确使用药物，及时控制感染； (2) 合理补液，纠正休克，改善外周循环。
3. 活动无耐力。	(1) 去除病因，控制感染； (2) 增加能量的供给，保证营养的摄入； (3) 做好各项基础护理。

六、健康教育

1. 疾病发生的相关知识。

2. 调整饮食、加强营养，提高免疫力。

【课前预习】

一、预习目标

1. 多器官功能障碍综合征又称为________________________，是指在严重_________、_________或__________等急性疾病过程中，同时或相继出现_____个及以上的器官或系统的急性功能障碍或衰竭。

2. 引起多器官功能障碍的病因很多，其中______________是最重要、最常见的始动因素。

【课后巩固】

一、名词解释

MODS

二、填空题

1. 从 MODS 中各脏器发生的频度来看，一般最先受累是_________，其次为__________、__________、肝脏、心血管、中枢神经系统、免疫系统和凝血系统功能障碍。

2. MODS 的救治原则：消除引起 MODS 的________________，积极治疗______________；改善和维持组织充分_________，支持呼吸和心血管系统的功能，保护肝、肾等器官功能；合理应用_______________；充分的___________。

【综合练习】

A1/A2 型题

1. 关于 MODS，下列哪项叙述是正确的

A. 是一个独立疾病

B. 是单一脏器的功能障碍

C. 是一个涉及多个器官的复杂的综合征

D. 是许多脏器的功能衰竭

E. 器官功能障碍是不可逆的

2. MODS 常见及主要的发病因素有

A. 严重感染和败血症

B. 严重创伤

C. 各型休克

D. 烧伤、大手术

E. 以上都是

3. 多器官功能障碍最常见的是

A. 肾脏　B. 肺脏

C. 心脏　D. 肝脏

E. 凝血系统

A3/A4 型题

（1～2 题共用题干）

吴某，男，有糖尿病病史，4 天前患肺炎并感染性休克，昨天有心功能不全的表现，今天又出现了肾功能不全的征象。

1. 你考虑这位患者最可能出现了什么情况

A. 糖尿病加重

B. 金葡菌肺炎

C. 感染性休克

D. 心功能不全（心功能Ⅳ级）

E. MODS

2. 这位患者最可能出现什么样的心理反应

A. 紧张　B. 恐惧

C. 焦虑　D. 厌倦

E. 无所谓

（编者：罗萍）

第九章　严重创伤患者的救护（略）

第十章 急性中毒患者的救护

第一节 概 论

【知识要点】

一、概述

急性中毒是指有毒化学物质在短时间内或一次性超量进入机体时，造成组织、器官结构破坏或功能性损伤的过程。

1. 中毒原因：① 职业性中毒；② 生活性中毒。

2. 毒物在体内的代谢与排除：肝脏、肾脏。

3. 中毒机制。

二、护理评估

1. 健康史：职业史和中毒史。

2. 身体状况：

(1) 皮肤黏膜症状：皮肤及口腔黏膜灼伤，发绀，黄疸。

(2) 瞳孔：瞳孔扩大，瞳孔缩小，视力障碍。

(3) 神经系统症状：昏迷，谵妄，肌纤维颤动，惊厥，瘫痪，精神失常。

(4) 呼吸系统症状：呼吸气味（氰化物有苦杏仁味，有机磷有大蒜味等），呼吸加快，呼吸减慢，肺水肿。

(5) 循环系统症状：心律失常，心搏骤停，血压异常，心脏毒性反应。

(6) 消化系统：胃肠道症状，中毒性肝损害。

(7) 泌尿系统症状：肾缺血，肾小管阻塞，肾小管坏死。

(8) 血液系统症状：溶血性贫血，白细胞减少和再生障碍性贫血，出血，血液凝固障碍。

3. 辅助检查：毒物检测：尽快留取，及时送检。

三、治疗要点

1. 立即终止接触毒物：

(1) 吸入性中毒：立即使患者脱离现场，吸氧。

(2) 接触性中毒：立即除去污染衣物，用清水冲洗 30 min 以上（忌热水）；明确毒物后选用解毒剂冲洗。眼部立即用大量清水或等渗盐水冲洗 10 min 以上。

2. 清除尚未吸收的毒物：

(1) 催吐：适用于神志清楚且能合作者。

禁忌证：服用强酸、强碱等腐蚀性毒物，意识障碍，原有休克、高血压、冠心病、主动脉瘤、食道胃底静脉曲张、消化性溃疡出血等疾病，体弱及妊娠者。

(2) 洗胃法：服毒后 6 h 内均应洗胃。

① 禁忌证：服用强酸、强碱等腐蚀性毒物，原有食道胃底静脉曲张、严重的心脏病或主动脉瘤疾病、惊厥未控制、近期有上消化道出血或胃穿孔者。

② 洗胃原则：先出后入、快进快出、出入量基本平衡。

③ 洗胃液的选择。

(3) 导泻法：硫酸镁、硫酸钠。

(4) 灌肠：适用口服中毒超过 6 h、导泻无效者、抑制肠蠕动的毒物中毒。

3. 促进已吸收毒物的排出：① 利尿、碱化或酸化尿液；② 吸氧；③ 透析；(4) 血液或血浆置换。

4. 特殊解毒剂的应用。

5. 对症治疗。

【课前预习】

1. 排泄毒物及其代谢产物最有效、最重要的途径是________________。

2. 乙醇中毒者呼出气体或呕吐物有__________味；有机磷杀虫药中毒者有____________味；氰化物中毒者有________________味。

【课后巩固】

一、名词解释

急性中毒

二、填空题

1. 毒物主要经__________、__________、_________及_________、________等途径进入人体。

2. 发现中毒后应尽快采集剩余_______________、_______________、_______________及可疑含毒标本_________、___________、_________、_________、__________等送检，注意采集的标本不可放入______________。

3. 急性中毒的救治原则：__________________、____________________、_________________、______________________、______________________。

4. 吸入性中毒应立即将患者________________，转移至________________、________________的环境中；及时清除______________，维持_________________。

5. 皮肤接触毒物时应立即_____________，用___________、_____________、______________等将_________________、_________________、_________________等部位的可见毒物蘸吸干净，然后用大量清水反复冲洗______min 以上，忌用________________。

6. 眼部进入毒物时，立即用__________________或_______________冲洗________min 以上，注意不可__________、不可用________________溶液冲洗，以免发生角膜、结膜的化学性损伤。

7. 催吐用于__________、__________者，服用_______________、_______________等腐蚀性毒物，___________，原有_______________、________________、_______________、_______________、____________________、__________________等疾病，__________________及__________________禁用。

8. 服用_________、_________等腐蚀性毒物，原有_________________、严重的_________或

________疾病、__________、________________或__________禁忌洗胃。

9. 洗胃原则：____________、________________、________________。

10. 洗胃液的选择：毒物不明确时，通常选用________或________洗胃；毒物明确时，选用__________；腐蚀性毒物中毒早期，可用_______或______灌胃保护______。

11. 导泻目的是清除__________毒物，常用________或______溶于水由胃管灌入。

【综合练习】

A1/A2 型题

1. 对原因不明的急性中毒，应选用下列哪种洗胃液洗胃
   A. 冰水
   B. 1∶5 000 高锰酸钾
   C. 生理盐水
   D. 2% 碳酸氢钠溶液
   E. 2%～4% 鞣酸溶液
2. 服毒后洗胃的最佳时间是
   A. 2 h 内　B. 3 h 内
   C. 6 h 内　D. 8 h 内
   E. 24 h 内
3. 阿托品中毒可引起瞳孔
   A. 缩小　B. 散大
   C. 不变　D. 同圆
   E. 以上都不是
4. 洗胃时，每次灌洗量应控制在
   A. 200～300 ml
   B. 300～500 ml
   C. 500～700 ml
   D. 700～900 ml
   E. 900～1 000 ml
5. 体内毒物主要经哪个器官排出
   A. 皮肤　B. 唾液腺
   C. 肾脏　D. 乳腺
   E. 汗腺
6. 阿托品中毒的机制是
   A. 局部腐蚀刺激
   B. 麻醉作用
   C. 竞争受体
   D. 干扰细胞膜或细胞器的生理功能
   E. 缺氧
7. 毒物吸收后主要在哪个脏器通过氧化、还原、水解、结合等作用进行代谢
   A. 脾脏　B. 肾脏
   C. 肺　D. 肝脏
   E. 心脏

A3/A4 型题

（1～3 题共用题干）

某化工厂工人有毒气体中毒。

1. 应首先采取的救治措施是
   A. 洗胃　B. 迅速脱离有毒环境
   C. 清洁皮肤　D. 利尿
   E. 输液
2. 患者被送往救护车时发生了心搏骤停，应首先采取的救治措施是
   A. 脱水　B. 特效解毒剂
   C. 洗胃　D. 导尿
   E. 心肺复苏
3. 患者经抢救后心跳恢复，仍昏迷，应采取的护理措施不包括
   A. 保持呼吸道通畅
   B. 根据病情吸氧
   C. 洗胃
   D. 观察病情
   E. 保暖、防坠落

第二节　常见急性中毒患者的救护

急性有机磷农药中毒

【知识要点】

一、概述

有机磷农药中毒是指有机磷农药短时间内进入人体，抑制胆碱酯酶的活性，引起乙酰胆碱蓄积，使胆碱能神经受到持续冲动，导致先兴奋后衰竭的毒蕈碱样、烟碱样和中枢神经系统等症状，严重患者可因昏迷和呼吸衰竭而死亡。

1. 病因：① 职业性中毒：生产及使用过程的不当所致。

　　② 生活性中毒：误服、饮食摄入、自服。

2. 发病机制：抑制体内胆碱酯酶的活性。

二、护理评估

1. 中毒史。

2. 身体状况：

(1) 毒蕈碱样症状（M 样症状）：

① 平滑肌痉挛：恶心、呕吐、腹痛、腹泻、尿频、大小便失禁、瞳孔缩小（严重时呈针尖样）、心动过缓、血压下降。

② 腺体分泌增加：多汗、流泪、流涎、流涕、气道分泌物增多、咳嗽、气促、严重者可出现肺水肿。

(2) 烟碱样症状（N 样症状）：肌纤维颤动，强直性痉挛，后期肌力减退、瘫痪。

(3) 中枢神经系统症状：头晕、头痛、疲乏、共济失调、烦躁不安、脑水肿、谵妄、抽搐和昏迷。

(4) 其他症状：①“反跳”现象；② 迟发型多发性神经病；③ 中间综合征。

3. 辅助检查：

(1) 全血胆碱酯酶活力测定：① 正常值为 100%；② 轻度中毒为 70%～50%；③ 中度中毒为 50%～30%；④ 重度中毒为 30% 以下。

(2) 尿中有机磷杀虫药分解产物测定。

三、治疗要点

1. 即刻救护：迅速脱离现场；立即脱去污染衣物，温水清洗局部；催吐；心搏骤停者心肺复苏。

2. 清除尚未吸收的毒物：催吐、洗胃、吸附、导泻、灌肠。

3. 促进已吸收毒物的排出：补液、利尿、血液净化。

4. 解毒剂的使用：

(1) 抗胆碱药：阿托品能缓解毒蕈碱样症状，对烟碱样症状无效，使用时要达到阿托品化（瞳孔较前散大、颜面潮红、口干及皮肤干燥、心率增快、肺内湿啰音消失）。

(2) 胆碱酯酶复能剂：能解除烟碱样作用。

5. 对症治疗。

四、主要护理诊断及合作性问题与护理措施

急性有机磷农药中毒患者的主要护理诊断及合作性问题与护理措施见表 10-1。

表 10-1　急性有机磷农药中毒患者的主要护理诊断及合作性问题与护理措施

护理诊断	主要护理措施
1. 气体交换受损。	(1) 保持呼吸道通畅，及时清除口腔及气道分泌物，必要时气管插管、气管切开。 (2) 合理用氧，必要时机械通气。
2. 急性意识障碍。	(1) 密切观察神志瞳孔等变化。 (2) 按昏迷常规护理，头偏向一侧，防止呕吐或窒息。 (3) 加强安全防护，防止自杀或坠床。
3. 情景性自我贬低。	(1) 做好心理疏导，取得患者信任，重树生活的信心。 (2) 加强防护，防止再度自杀。
4. 潜在并发症：阿托品中毒。	(1) 遵医嘱按时正确用药。 (2) 注意观察病情，达到“阿托品化”后应减少用量。

五、健康教育

严格执行安全生产及劳动保护，严格有机磷农药的销售和管理。

【课前预习】

一、基础复习

胆碱酯酶

二、预习目标

1. 有机磷农药经皮肤吸收，症状常在接触后________h 出现；大量口服中毒者多在________内发病，吸入中毒者可在______min 内发病。

2. 有机磷农药中毒时，瞳孔变化的特点是____。

【课后巩固】

一、名词解释

阿托品化

二、填空题

1. 有机磷杀虫药的主要毒性是抑制__________的活性，引起__________蓄积，使胆碱能神经受到持续冲动，导致______________的________样、________样、_____________等症状，严重者可因_____________、___________而死亡。

2. 毒蕈碱样症状主要是______________大量蓄积，兴奋过多的_____________受体，导致______________和___________，身体状况为：____________、____________、____________、___________；___________、________、腹痛、腹泻；尿频、大小便失禁；瞳孔________（严重时呈__________样）、心动过缓、血压下降；支气管__________及____________，咳嗽，气促，严重者可出现肺水肿。

3. 烟碱样症状是乙酰胆碱在横纹肌神经肌肉接头处过度蓄积和刺激兴奋过多的________样受体，使__________和__________发生____________，甚至发生__________。患者常有全身__________感，而后发生______________、____________。__________麻痹引起____________呼吸衰竭。

4. 诊断有机磷农药中毒和判断中毒程度、疗效和预后的检查是________________测定；全血胆碱酯酶活力，轻度中毒为__________，中度中毒为__________，重度中毒为______以下。

5. 有机磷农药中毒的特效解毒药物主要是两类：__________和________________。

6. 有机磷农药中毒最常用的抗胆碱药物是____________。使用原则是：__________使用，直到______________症状明显好转，或有________________表现为止。

7. 有机磷农药中毒使用阿托品治疗时，意识__________，瞳孔________，颜面________、皮肤__________、____________、心率__________，应考虑________________________。出现意识__________、____________、__________、____________、瞳孔____________、颜面__________等，应考虑______________。

【综合练习】

A1/A2 型题

1. 关于有机磷农药中毒的临床表现，下列哪项不符合

A. 恶心呕吐
B. 皮肤灼热无汗
C. 肌肉颤动
D. 肺水肿
E. 视力模糊，瞳孔缩小

2. 有机磷农药对人体的毒性主要在于

A. 引起急性肾衰竭
B. 使血液凝固发生障碍
C. 抑制中枢神经系统
D. 抑制胆碱酯酶活力
E. 增加乙酰胆碱的产生

3. 有机磷农药中毒最常用的抗胆碱药阿托品，其作用是

A. 缓解肌肉震颤
B. 缓解肌肉抽搐
C. 促使昏迷患者苏醒
D. 使瞳孔缩小
E. 抑制腺体分泌

4. 有机磷农药中毒禁用碱性溶液洗胃的是

A. 内吸磷（1059） B. 敌百虫
C. 对硫磷（1605） D. 乐果
E. 敌敌畏

5. 缓解有机磷农药中毒所致急性肺水肿用

A. 茶叶水 B. 阿托品
C. 生理盐水 D. 解磷定
E. 硫代硫酸钠

6. 患者，男，48 岁，昏迷，被他人送入急诊科，呼气带有大蒜味，急查全血胆碱酯酶活力为 50%，最可能是

A. 肝性脑病
B. 糖尿病酮症酸中毒
C. 有机磷农药中毒
D. 乙醇中毒
E. 尿毒症

7. 患者，男性，50 岁。农药厂工人，在生产有机磷农药工作中违反操作规定，出现恶心、呕吐，多汗、流涎、瞳孔缩小，呼吸困难、大汗、肺水肿、惊厥等症状。全血

胆碱酯酶活力降至30%以下，在治疗时使用阿托品静脉给药。当出现阿托品中毒时应采取的治疗措施是

A．立即停药　B．密切观察
C．对症处理　D．应用解磷定
E．应用毛果芸香碱

8．**患者，女性，35岁，因有机磷中毒住院，入院后诊断为重度有机磷中毒。其血胆碱酯酶活性测定结果应为**

A．血胆碱酯酶活性80%～60%
B．血胆碱酯酶活性70%～50%
C．血胆碱酯酶活性50%～30%
D．血胆碱酯酶活性<50%
E．血胆碱酯酶活性<30%

9．**女性，35岁，在田间喷药农药时不慎污染衣服。为了避免农药经皮肤黏膜吸收而发生中毒。该女性应立即**

A．去医院就诊
B．脱离现场、脱去污染衣服
C．肥皂水清洗皮肤
D．用热水冲洗皮肤
E．用乙醇清洗皮肤

10．**某患者，女，28岁，口服有机磷杀虫药中毒后使用阿托品、碘解磷定治疗后，患者神志转为清醒、呼吸困难减轻、肺部湿啰音减少。大约45 min后，患者突然出现意识模糊、躁动、抽搐、体温高达40 °C。请问此患者发生了什么情况**

A．脑水肿
B．肺水肿
C．碘解磷定中毒
D．阿托品中毒
E．阿托品剂量不足，中毒症状加重

11．**某患者，男，42岁，服敌百虫2 h入院。昏迷，双瞳孔缩小，双肺可闻及湿啰音，心率86次/min，律齐，无杂音。下列抢救措施哪项是错误的**

A．静脉注射阿托品
B．静脉滴注双复磷
C．静脉注射呋塞米
D．2%碳酸氢钠洗胃
E．给氧

12．**某患者，男，25岁，口服敌敌畏昏迷2 h送入医院。查体：大汗，抽搐，双瞳孔针尖样大小，双肺布满湿啰音，心率84次/min，律齐，无杂音。患者最佳的抢救措施是**

A．洗胃+给氧
B．洗胃+静脉滴注碘解磷定
C．洗胃+静脉注射阿托品
D．洗胃+对症治疗
E．洗胃+静脉滴注碘解磷定+静脉注射阿托品

13．**某患者，男，6岁，因口服甲胺磷50 ml后出现呕吐、出汗、流涎、呼吸困难、意识不清3 h被送入医院急诊。对该患者应用氯磷定静脉滴注治疗，其目的是**

A．恢复胆碱酯酶活力
B．减少毒物的活性
C．对抗毒蕈碱样症状
D．对抗烟碱样症状
E．减少毒物吸收

14．**18岁，卧床不起，不省人事，多汗、流涎，呼吸困难。查体：神志不清、双瞳孔缩小如针尖，双肺满布湿啰音，心率60次/min，肌束震颤，抽搐。最可能的诊断是**

A．急性地西泮中毒
B．急性有机磷中毒
C．急性一氧化碳中毒
D．急性氯丙嗪中毒
E．急性阿托品中毒

15．**某农民为果树喷洒有机磷农药后，出现中毒昏迷。下列处理措施不正确的是**

A．迅速去除污染的衣物
B．立即用温热水清洗皮肤
C．应用阿托品
D．应用碘解磷定
E．密切观察生命体征

A3/A4 型题

（1～3 题共用题干）

某患者服敌敌畏约 7 h，昏迷入院，衣服上的呕吐物散发出浓烈酒味及大蒜味。

1. 清除毒物的护理措施不包括

A．洗胃　　B．催吐

C．清洗皮肤　　D．脱去污染衣物

E．硫酸钠导泄

2. 可应用的解毒剂不包括

A．阿托品　　B．解磷定

C．解磷注射液　　D．盐酸戊乙奎醚

E．肾上腺素

3. 维持有效通气功能的即刻护理措施不包括

A．清除呼吸道分泌物

B．气管插管

C．机械通气

D．应用兴奋剂

E．加压面罩呼吸囊辅助呼吸

急性一氧化碳中毒

【知识要点】

一、概述

急性一氧化碳中毒，又称煤气中毒，是由于人体短时间内吸入大量一氧化碳而造成脑及全身组织缺氧，最终导致脑水肿和中毒性脑病。

1. 病因：①工业中毒；②日常生活中毒。

2. 发病机制：主要引起组织缺氧 CO + Hb→COHb（不能携带氧且不易解离）。

二、护理评估

1. 中毒史。

2. 身体状况：

(1) 轻度中毒：头痛、头晕、四肢无力、胸闷、耳鸣、眼花、恶心、呕吐、心悸、嗜睡或意识模糊。吸入新鲜空气后能迅速缓解。

(2) 中度中毒：除上述症状加重外，患者常出现浅昏迷、脉快、面色潮红、口唇呈樱桃红色（特异性改变）。一般不留后遗症。

(3) 重度中毒：患者进入深昏迷、各种反射消失，可出现各种并发症。严重者呼吸、循环衰竭而死亡。

(4) 后遗症（迟发性脑病）。

3. 辅助检查：① 血液碳氧血红蛋白测定；② 心电图检查；③ 脑电图检查。

三、救治原则

1. 现场急救：立即脱离中毒环境。

2. 迅速纠正缺氧：轻度鼻导管或面罩给氧，重度高压氧舱。

3. 防治脑水肿：脱水、亚低温治疗、促进脑细胞代谢。

4. 对症支持治疗。

5. 基础护理。

四、主要护理诊断及合作性问题与护理措施

急性一氧化碳中毒患者的主要护理诊断及合作性问题与护理措施见表 10-2。

表 10-2　急性一氧化碳中毒患者的主要护理诊断及合作性问题与护理措施

护理问题	主要护理措施
1. 气体交换受损。	(1) 迅速高流量吸氧，加速 COHb 解离，有条件行高压氧舱治疗。 (2) 保持呼吸道通畅，必要时气管插管、气管切开。
2. 急性意识障碍：昏迷。	(1) 密切观察神志瞳孔等变化；注意有无头痛，呕吐等脑水肿征象。 (2) 改善脑组织代谢，减轻脑水肿。 (3) 按昏迷常规护理，头偏向一侧，防止呕吐或窒息。 (4) 加强安全防护，防止自杀或坠床。
3. 皮肤完整性受损。	(1) 定时翻身，保持床单元平整。 (2) 加强皮肤护理，保持清洁干燥，预防褥疮的发生。
4. 情景性自我贬低。	(1) 做好心理疏导，取得患者信任，重树生活的信心。 (2) 加强防护，防止再度自杀。

五、健康教育

加强预防煤气中毒的宣传。

【课前预习】

一、基础复习

1. 血红蛋白。　　2. 一氧化碳。

二、预习目标

一氧化碳中毒时最重要的检查是______________测定，轻度中毒为______________，中度中毒为______________，重度中毒为___________以上。

【课后巩固】

一、名词解释

迟发性脑病

二、填空题

1. 一氧化碳的中毒机制是主要引起______________。当 CO 经呼吸道吸收入血后，85%与血红蛋白（Hb）结合形成稳定的________________（COHb）；COHb 不能______________、不容易_____________，还可使血红蛋白氧离曲线________，氧气不易释放到组织中，从而加重全身组织缺氧。因___________系统对缺氧最为敏感，故首先受损。

2. 急性一氧化碳中毒的现场救护，应迅速将患者___________，安置在________的地方。

3. 急性重度一氧化碳中毒的最有效的治疗方法是________________________________。

4. CO 中毒健康指导：加强居室内火炉或煤气等_____________设备的居家管理；注意保持室内____________；在可能产生 CO 的场所出现___________、___________、__________等先兆，应立即____。

【综合练习】

A1/A2 型题

1. **CO 中毒时最先受损的脏器是**
   A．心脏　　B．肺
   C．脑　　D．肾
   E．胰腺
2. **患者，女性，50 岁。冬天在家用煤炉烤火后出现浅昏迷症状、心率 130 次/min、皮肤多汗、面色潮红，由急救 120 送至医院。初步考虑为中度煤气中毒。其典型体征是**
   A．意识模糊　　B．口唇樱桃红色
   C．瞳孔散大　　D．四肢无力
   E．呼吸衰竭
3. **患者，男性，50 岁，因煤气中毒 6 h 后入院，深昏迷休克，尿少，血 COHb 60%，血压：80/50 mmHg。诊断为急性一氧化碳中毒。该患者的中毒类型为**
   A．轻度中毒　　B．中度中毒
   C．重度中毒　　D．慢性中毒
   E．极重度中毒
4. **患者，女性，60 岁。冬天生煤火取暖，晨起感到头痛、头晕、视物不清而摔倒，被他人发现后送至医院。急查血液碳氧血红蛋白试验呈阳性，首要的治疗原则是**
   A．纠正缺氧　　B．注意保暖
   C．保持呼吸道通畅　　D．静脉输液
   E．降颅内压
5. **患者，男性，50 岁，因 CO 中毒 1 天后入院，患者处于浅昏迷状态、脉搏 130 次/min、皮肤多汗、面色潮红、口唇呈樱桃红色。护士给患者吸氧，氧流量应为**
   A．1 ~ 2 L/min　　B．2 ~ 4 L/min
   C．4 ~ 6 L/min　　D．6 ~ 8 L/min
   E．8 ~ 10 L/min
6. **某患者，男，38 岁，因一氧化碳中毒 20 h 后送入医院。查体：深昏迷，呼吸尚规则，余无异常。为加快一氧化碳的排出，宜采用的最佳治疗是**
   A．应用呼吸机治疗
   B．高压氧治疗
   C．高浓度给氧
   D．持续低流量给氧
   E．使用呼吸兴奋剂

A3/A4 型题

（1 ~ 4 题共用题干）

患者，男性，30 岁，因煤气中毒 1 天后送入医院。患者深昏迷、抽搐、呼吸困难、呼吸浅而快、面色苍白、四肢湿冷、周身大汗，大小便失禁、血压下降。

1. **目前患者处于**
   A．轻度中毒　　B．中度中毒
   C．重度中毒　　D．迟发性脑病
   E．慢性中毒
2. **进一步抢救首先应**
   A．地塞米松静脉注射
   B．高压氧舱治疗
   C．甘露醇静脉注射
   D．补充高能量液
   E．护脑药物的应用
3. **经高压氧舱治疗后神志清醒，全身症状好转，可能的后遗症是**
   A．肾功能损害　　B．肝功能损害
   C．记忆力减退　　D．迟发性脑病
   E．肺功能损害
4. **假如有并发症发生，护士应尽可能地严密观察**
   A．3 天　　B．5 天
   C．2 周　　D．1 周
   E．4 周

（5～7题共用题干）

患者，女，50 岁，一氧化碳中毒 2 h 后入院。患者深昏迷，呼吸规则，血碳氧血红蛋白（COHb）55%。

5. 为促进一氧化碳的排出，最佳的措施是

A．应用呼吸机
B．高压氧舱治疗
C．间断高浓度给氧
D．持续低流量给氧
E．应用呼吸兴奋剂

6. 此时护士应将患者安置的体位是

A．端坐位
B．侧卧位
C．中凹卧位
D．头低足高位
E．平卧位头偏一侧

7. 关于社区开展预防一氧化碳中毒的健康教育，正确的是

A．关闭门窗
B．煤气淋浴器安装在浴室里
C．使用不带有自动熄火装置的煤灶
D．定期检查管道的安全
E．通气开关可长期开放

急性镇静催眠药中毒

【知识要点】

一、概述

一次服用或静脉应用大量镇静催眠药，而引起的以中枢神经系统抑制为主的中毒症状。

1. 分类：① 巴比妥类；② 苯二氮䓬类；③ 其他：水合氯醛、吩噻嗪类。
2. 作用机制：镇静催眠药对整个大脑皮质的弥漫性抑制作用。

二、护理评估

1. 中毒史。
2. 身体状况：

(1) 苯二氮䓬类：嗜睡、头晕、言语含糊不清、意识模糊、共济失调等。

(2) 巴比妥类：

① 轻度中毒：嗜睡、记忆力减退、注意力不集中、情绪不稳定、共济失调、步态不稳、眼球震颤，但各种反射存在，生命体征正常。

② 中度中毒：沉睡或昏迷，强刺激可有反应、但不能言语、随即又进入沉睡状态；角膜及吞咽反射、腱反射消失，呼吸浅慢、血压正常。

③ 重度中毒：深昏迷，呼吸由浅慢至停止，低体温，低血压，甚至休克；肌张力下降，腱反射消失，胃肠道蠕动减弱，皮肤可起大疱；可并发肺炎、肺水肿、脑水肿、急性肾衰竭而威胁生命。

(3) 非苯二氮䓬非巴比妥类：临床症状与巴比妥类相似。

(4) 吩噻嗪类：常表现为锥体外系反应。

3. 辅助检查：

(1) 血液、尿液、胃液中药物浓度测定对诊断有参考意义。

(2) 血液生化检查血糖、尿素氮、肌酐、电解质等。

(3) 动脉血气分析。

三、治疗要点

1. 即刻救护：保持呼吸通畅。
2. 迅速清除毒物：洗胃、吸附与导泻、碱化尿液与利尿、血液净化。
3. 应用解毒剂：氟马西尼、纳洛酮。
4. 对症治疗。

四、主要护理诊断及合作性问题与护理措施

急性镇静催眠药患者的主要护理诊断及合作性问题与护理措施见表 10-3。

表 10-3 急性镇静催眠药患者的主要护理诊断及合作性问题与护理措施

护理问题	主要护理措施
1. 气体交换受损。	(1) 严密观察病情，保持呼吸道通畅，注意有无缺氧、呼吸困难、窒息，必要时气管插管、气管切开。 (2) 监测动脉血气分析值，观察呼吸的变化。 (3) 清醒者鼓励咳嗽，拍背促进有效排痰。
2. 急性意识障碍。	(1) 密切观察神志、面色、瞳孔的变化并记录。 (2) 按昏迷常规护理。
3. 情景性自我贬低。	(1) 做好心理疏导，取得患者信任，重树生活的信心。 (2) 加强防护，防止再度自杀。
4. 潜在并发症：呼吸衰竭、肺部感染、休克。	(1) 注意观察病情，控制病情。 (2) 做好基础护理，拍背排痰，预防肺部感染。

五、健康教育

1. 向失眠者普及导致睡眠紊乱的原因及避免失眠的方法。
2. 对服用催眠药患者的指导。
3. 加强药物的管理。
4. 对自杀者指导其树立正确的人生观。

【课前预习】

一、基础复习

镇静催眠类药物

二、预习目标

镇静催眠药为________药物，小剂量使用可产生______、______作用，大剂量使用可产生______作用（包括延髓中枢性麻醉），一次性大剂量使用可引起______反应，服用后减量过快可出现______反应，长期使用可产生______和______而导致慢性中毒。

【课后巩固】

1. 巴比妥类药物对胃肠道有一定的________作用，故即使中毒超过____h 仍需洗胃，洗胃液可选用温热的清水或__________液；对深昏迷患者，需先行______后再行__________。

2. 苯二氮卓类的特效解毒药剂是__________，其余三类镇静催眠药无特效解毒剂，可选用具有唤醒作用的__________药液行静脉注射。

【综合练习】

A1/A2 型题

1. **地西泮中毒抢救中，应除外下列哪项**
   A．保持呼吸道畅通
   B．洗胃
   C．应用活性炭
   D．应用利尿剂
   E．高压氧舱治疗
2. **患者，男，60 岁，因巴比妥中毒急诊入院，立即给予洗胃，应选择的灌洗溶液是**
   A．蛋清水　B．牛奶
   C．高锰酸钾溶液　D．硫酸铜
   E．硫酸镁
3. **患者，女，29 岁，口服安定 100 片，被家人发现时呼之不应，意识昏迷，急诊来院。错误的护理措施是**
   A．立即洗胃
   B．立即催吐
   C．硫酸镁导泻
   D．0.9% 生理盐水洗胃
   E．监测生命体征

细菌性食物中毒

【知识要点】

一、概述

细菌性食物中毒是因食用被细菌或其毒素所污染的食物后引起的急性感染中毒性疾病。

1. 病因：进食被致病菌或其毒素污染的食物。
2. 中毒机制：细菌进入肠道引发急性胃肠道症状和全身中毒症状。

二、护理评估

1. 中毒史：有无进食不洁食物、时间、集体发病。
2. 身体状况：① 胃肠型中毒反应；② 神经型中毒反应。
3. 辅助检查：化验可疑含毒标本，查找病原体。

三、治疗要点

1. 即刻救护：停止摄入、含毒物送检、补液。
2. 特效解毒剂：敏感抗生素、抗毒素。
3. 对症支持治疗。
4. 一般护理。

四、主要护理诊断及合作性问题与护理措施

细菌性食物中毒患者的主要护理诊断及合作性问题与护理措施见表 10-4。

表 10-4 细菌性食物中毒患者的主要护理诊断及合作性问题与护理措施

护理问题	主要护理措施
1. 体液不足的危险。	(1) 清醒患者口服糖盐水或补液盐。 (2) 严重腹泻呕吐者静脉补液。
2. 排泄形态紊乱。	(1) 早期不主张止吐止泻。 (2) 及时补液。
3. 疼痛。	阿托品或颠茄合剂解痉止痛。
4. 潜在并发症：水、电解质紊乱、酸碱失衡、休克。	静脉补液、纠酸补碱、基础护理。

五、健康教育

1. 做好家庭防虫灭鼠工作。
2. 加强餐具清洗消毒及个人的手卫生。
3. 购买检疫达标的家禽肉类。
4. 食品制作做好清洁与消毒。

【课前预习】

食物中毒常见致病菌有：__________、致腹泻性__________、__________（嗜盐菌）、__________、产气荚膜梭菌、金黄色葡萄球菌、肉毒梭菌毒素等。

【课后巩固】

1. 胃肠型中毒反应：以__________、__________、__________、__________、__________为主要症状，少数患者可出现__________症状，表现为__________、__________、__________、__________等。

2. 神经型中毒反应：起病急，以__________症状为主，胃肠道症状__________。主要表现为__________、__________、__________或__________；继之出现__________、__________（肢体肌肉无瘫痪）；重症患者可出现__________、__________、__________等症状。若救治不及时者，可在 2 ~ 3 天之内因__________、__________或继发感染死亡。

急性乙醇中毒

【知识要点】

一、概述

当一次饮入过量的乙醇或酒类饮料，引起的中枢神经系统由兴奋转为抑制的状态，称为乙醇中毒。

1. 病因：血液里乙醇含量超过人的承受能力。
2. 发病机制：高浓度的乙醇导致呼吸中枢和神经中枢的暂时性麻醉，代谢异常改变。

二、护理评估

1. 中毒史：直接饮用、吸入蒸汽、皮肤接触；有无同时服用头孢类、甲硝唑类药物。

2. 身体状况：

(1) 急性中毒：

① 兴奋期：兴奋、欣快、言语增多、喜怒无常。

② 共济失调期：动作笨拙、步态蹒跚，语无伦次。

③ 昏睡期：脸色苍白、皮肤湿冷、口唇发绀、严重者昏迷、呼吸衰竭死亡。

(2) 慢性乙醇中毒：对饮酒的渴望、依赖性增强，导致许多并发症。

3. 辅助检查：① 血清乙醇浓度；② 动脉血气分析；③ 血清电解质浓度；④ 血清葡萄糖浓度；⑤ 肝功能检查。

三、治疗要点

1. 急救：脱离环境、催吐、洗胃。

2. 促进排出：补液、血透。

3. 拮抗剂：纳诺酮。

4. 对症支持治疗：① 呼吸支持；② 镇静（昏睡期避免使用）；③ 减轻脑水肿；④ 抗休克；⑤ 纠酸补碱；⑥ 保护胃黏膜。

四、主要护理诊断及合作性问题与护理措施

急性乙醇中毒患者的主要护理诊断及合作性问题与护理措施见表 10-5。

表 10-5　急性乙醇中毒患者的主要护理诊断及合作性问题与护理措施

护理问题	主要护理措施
1. 意识障碍。	(1) 严密观察意识瞳孔，并做好记录； (2) 遵医嘱尽快使用纳洛酮； (3) 脑水肿者给予脱水并限制入量； (4) 过度兴奋者与保护性约束，防止意外。
2. 低效型呼吸形态。	(1) 保持呼吸道通畅取平卧位头偏向一侧； (2) 及时清除呕吐物及呼吸道分泌物，防止窒息； (3) 使用呼吸兴奋剂，必要时气管插管，辅助呼吸。
3. 营养失调：低于机体需要量。	(1) 指导患者戒酒，合理饮食； (2) 补充营养成分，特别是维生素 B_1。
4. 知识缺乏： 缺乏乙醇对人体毒性的认识。	讲解酗酒的危害，指导患者饮酒适度，保持正常的饮食规律。
5. 潜在并发症：休克。	(1) 注意病情观察，合理补液； (2) 提高室温，加棉被保暖。

五、健康教育

1. 宣传酗酒的危害，加强文娱体育活动。

2. 建立良好生活习惯，适度饮酒。

【课前预习】

1. 乙醇俗称________，可经__________、__________、___________进入人体，虽属微毒类物质，但其麻醉作用较大，可对中枢神经系统产生抑制作用。

2. 乙醇中毒患者评估时需注意询问所饮入（吸入）酒类及_____________、平素的饮酒量、是否同时服用过___________、___________类等药物。

【课后巩固】

一、名词解释

乙醇中毒

二、填空题

1. 乙醇中毒解毒使用的纯阿片受体拮抗剂是__________，其可使血中__________明显下降，并对__________患者有________作用，故可__________使用。

2. 乙醇中毒烦躁不安或过度躁动者：予小剂量________（5～10 mg）静脉推注，或 10% 的________溶液保留灌肠；处于昏睡期的患者，应避免使用________、禁用__________药物。

【综合练习】

A1/A2 型题

1. 下列有关酒精中毒患者的护理，错误的是

A. 保持呼吸道通畅
B. 观察意识状态、瞳孔及生命体征的变化
C. 按医嘱尽快使用纳洛酮
D. 不能对患者进行保护性约束
E. 适当提高室温，加盖棉被等保暖措施，并补充能量

2. 一男性患者诊断为急性重度酒精中毒，下列哪项是行血液透析的指征

A. 血乙醇浓度>108 mmol/L(500 mg/dl)
B. 血乙醇浓度<108 mmol/L(500 mg/dl)
C. 血乙醇浓度>87 mmol/L(400 mg/dl)
D. 血乙醇浓度<87 mmol/L(400 mg/dl)
E. 血乙醇浓度<54 mmol/L(250 mg/dl)

3. 患者，男性，26 岁。参加朋友聚会大量饮酒后被送入医院。查体见瞳孔散大，血乙醇浓度为 54 mmol/L（250 mg/dl），此时患者处于急性乙醇中毒的哪一期

A. 嗜睡　B. 戒断综合征
C. 共济失调期　D. 昏睡期
E. 兴奋期

4. 患者，男性，50 岁，饮酒史近 20 年，昨天与同事一起饮白酒 6 两后出现明显的烦躁不安、过度兴奋状。针对目前患者的情况，可选用的镇静药物是

A. 杜冷丁　B. 小剂量地西泮
C. 吗啡　D. 苯巴比妥类
E. 水合氯醛

5. 乙醇中毒的特效解毒剂是

A. 阿托品　B. 碘解磷定
C. 碳酸氢钠　D. 葡萄糖酸钙
E. 纳洛酮

百草枯中毒

【知识要点】

一、概述

百草枯又名对草快、克无踪，为速效灭生性除草剂，呈白色结晶、易溶于水、稍溶于丙酮和乙醇，在碱性环境中易分解，对人、畜有很强的毒性作用，人类百草枯中毒死亡率高。

1. 病因：误服、自服、皮肤接触、呼吸道吸入。
2. 中毒机制：百草枯吸收入血后，引起多脏器损害，最终导致 ARDS。

二、护理评估

1. 中毒史。
2. 身体状况：① 局部刺激反应；② 呼吸系统：肺损伤；③ 消化系统；④ 泌尿系统；

⑤ 中枢神经系统；⑥ 其他：发热、贫血、心肌损害、纵膈及皮下气肿等。

3. 辅助检查：血清百草枯血药浓度检测（中毒后 4 h 内进行）。

三、治疗要点

1. 即刻救护：

(1) 立刻脱去污染衣物，肥皂水彻底清洗污染皮肤、毛发、甲床。

(2) 眼部污染清水冲洗至少 15 min。

(3) 口服者立即催吐。

(4) 催吐后予白陶土悬液或泥浆水口服，保护胃黏膜。

2. 阻止毒物吸收

(1) 洗胃：碱性溶液充分洗胃，压力不可过大。

(2) 吸附和导泻：活性炭、白陶土悬液吸附；甘露醇硫酸镁导泻。

3. 促进毒物排泄：补液、利尿、血液灌流或透析。

4. 防治肺损伤和肺纤维化：

(1) 及早应用自由基清除剂：维生素 C、维生素 E、还原性谷胱甘肽、茶多酚。

(2) 早期、大量应用肾上腺皮质激素：地塞米松、甲强龙、环磷酰胺。

(3) 避免高浓度吸氧。

(4) 中药治疗。

5. 对症支持治疗。

6. 一般护理。

四、主要护理诊断及合作性问题与护理措施

百草枯中毒患者的主要护理诊断及合作性问题与护理措施见表 10-6。

表 10-6　百草枯中毒患者的主要护理诊断及合作性问题与护理措施

护理诊断/问题	主要护理措施
1. 气体交换受损。	吸氧，必要时气管插管器官切开，呼吸机辅助呼吸。
2. 疼痛。	止痛剂。
3. 体液不足。	补充水电解质、维持酸碱平衡。
4. 潜在并发症：休克、MODS。	对症治疗、维持重要脏器功能。

五、健康教育

妥善保管，防误服，做好职业防护。

【课前预习】

1. ____________是最突出、最严重的改变。

2. 百草枯中毒后立即______________，用____________彻底清洗被污染的__________及______________；眼部污染者立即用流动清水冲洗至少_______min。经口服中毒者，立即行_____________，催吐后予____________或就地取用_____100 ~ 200 ml 口服，以保护胃黏膜。

【课后巩固】

百草枯在胃肠道的吸收率仅为 5% ~ 15%，在_______________中容易水解，故应尽早采用_____________充分洗胃。因百草枯有_________，在洗胃时需注意灌洗压力______________，以防发生_________________。

（编者：罗萍）

第十一章 环境及理化因素急症的救护

第一节 中暑患者的救护

【知识要点】

一、概述

1. 病因及诱因：环境温度过高、产热增加、散热障碍。

2. 发病机制：热量蓄积，超过人体体温调节能力，对人体各系统产生较大影响。

二、护理评估

1. 健康史：长时间高温、潮湿、通风不良环境或烈日暴晒而无防护措施、未补充水分或含盐饮料。

2. 身体状况：

(1) 先兆中暑。

(2) 轻度中暑。

(3) 重度中暑：

① 热衰竭：最常见。周围循环衰竭，体温基本正常或轻度升高。

② 热痉挛：稀释性低钠血症。小腿腓肠肌痉挛性疼痛最常见。体温基本正常。

③ 热射病：多见于老年人。高热、无汗和意识障碍三联征。

④ 日射病：头部温度较体温高（40～42 °C）。

3. 辅助检查。

三、治疗要点

1. 救治原则：抓紧时间、迅速降温、纠正水电解质紊乱和酸碱平衡的紊乱，积极防治循环衰竭、休克和并发症。

2. 现场救护：

(1) 改变高温环境：阴凉通风环境，风扇空调。

(2) 降温：轻症冷水擦拭，饮含盐冰水，服用解热药物；重者，立即送医。

3. 院内救护：

(1) 降温：1h 内使直肠温度降至 38 °C 左右。

① 环境降温：房间温度在 20～25 °C。

② 体表降温：

· 局部降温：可用冰袋、冰帽进行头部降温。
· 全身降温：冰水、乙醇擦拭或冰水浸浴（老年、新生儿、昏迷、休克、心力衰竭患者禁用），避免冻伤。

③ 体内中心降温：适用于体外降温无效的重度中暑患者，用 4 ~ 10 °C 冰盐水胃内或直肠内灌注或静脉滴注。

④ 药物降温：氯丙嗪、山莨菪碱。

(2) 改善周围循环预防休克：周围循环衰竭者及时输入 5% 葡萄糖盐水 1 000 ~ 2 000 ml，同时用 5% 碳酸氢钠纠正酸中毒。

(3) 防治急性肾衰竭：20% 甘露醇 250 ml，速尿 20 mg，保持尿量 30 ml/h 以上，无尿者可行血液透析。

(4) 加强基础护理，防治并发症。

四、主要护理诊断及合作性问题与护理措施

中暑患者的主要护理诊断及合作性问题与护理措施见表 11-1。

表 11-1　中暑患者的主要护理诊断及合作性问题与护理措施

护理问题	主要护理措施
1. 体温过高。	(1) 立即脱离高温环境。 (2) 物理降温：环境降温；体表降温；体内降温。 (3) 药物降温：氯丙嗪、山莨菪碱。
2. 有体液不足的危险。	(1) 改善周围循环预防休克发生。 (2) 监测患者脉搏、呼吸、血压、神志变化和皮肤出汗情况。 (3) 定期营养监测。
3. 知识缺乏：缺乏中暑保健知识。	普及中暑预防保健相关知识。

五、健康教育

宣传中暑的预防与急救知识。

【课前预习】

一、基础复习

高热的降温措施。

二、预习目标

1. 重度中暑分为：______________、______________、______________、______________。
2. 为使中暑患者的体温尽快恢复正常，有条件者可调节室温在__________°C。
3. 中暑最常见的类型是___________。常发生于____________、__________及尚未能适应____________。

【课后巩固】

一、名词解释

中暑

二、填空题

1. 中暑是指发生在______、______、______环境或______下，因______障碍、______衰竭和水、______丢失过多而引起的以______系统和______系统功能障碍为特征的急性疾病。

2. 先兆中暑：出现______、______、______、______、______、______、______、______、______等，体温______。只要______，转移到______处稍休息，适当补充______即可恢复。

3. 轻度中暑：除______症状外，出现______、______、______；体温在______以上；有______、______、______、______、______等早期______的表现。如能进行及时有效的处理，______h 可恢复正常。

4. 热痉挛：多见于______在高温下剧烈运动______后，因______过多而未及时补充______，导致______。主要表现为对称性的______及______肌肉痉挛，伴有收缩痛，尤以______最为明显。患者神志清楚，体温______。

5. 热射病（中暑高热）：此型最______，多见于年老体弱患者在持续高温数天后出现______三联征。早期表现为大量出冷汗、高热，肛温可超过______以上，继而皮肤______、______、______、______，患者神志______、逐渐昏迷伴有抽搐。严重者可因______功能衰竭或______等严重并发症而死亡。

6. 日射病：头部温度较______为高，常因______时间过长而无防护措施者，______温度可达______。但体温不一定增高。患者出现剧烈______、______、______、耳鸣、______、______，严重者可发生______。

【综合练习】

A1/A2 型题

1. 热痉挛的发病机制是
   A．缺钙
   B．周围血管扩张，循环血量不足
   C．体内热量蓄积，体温升高
   D．大量出汗使水、盐丢失过多
   E．散热障碍

2. 热射病的特征是
   A．高热、无汗、昏迷
   B．肌肉痉挛
   C．乏力、眩晕、多汗
   D．周围循环衰竭
   E．嗜睡、抽搐、呼吸快而浅

3. 中暑患者的治疗，首先采取的措施是
   A．撤离高温环境
   B．立即静脉输液
   C．头部降温保护脑细胞
   D．立即冰水浸浴
   E．用氯丙嗪静注降温

4. 某农民在夏收劳动中突然头晕、耳鸣、口渴、恶心、四肢无力体温 37.5 °C，其如何处理
   A．头部、腋下放冰袋
   B．给予氧气吸入
   C．静脉滴注生理盐水
   D．静脉滴注 5% 葡萄糖液
   E．移至阴凉通风处休息

5. 男性，农民，50 岁，中午在家烈日下进行田间劳动，1 h 后感到恶心、头晕、头痛、面色苍白、大汗淋漓、脉速、呼吸浅快、意识不清、血压 80/50 mmhg，应考虑
   A．中暑　　B．热射病
   C．热衰竭　　D．日射病
   E．热痉挛

6. 男性，35 岁，炎热夏天，在外高空作业

4 h 出现大汗、口渴、头晕、胸闷，该患者可能出现

A．先兆中暑　B．轻度中暑
C．热痉挛　D．日射病
E．热射病

7. 中暑高热使用氯丙嗪，出现以下哪项应及时向医生报告

A．肛温 39 °C　B．心率 100 次/min
C．呼吸 25 次/min　D．持续吸氧
E．BP 80/50 mmHg

8. 中暑衰竭患者的主要表现是

A．高热　B．脑水肿
C．肺水肿　D．周围循环衰竭
E．剧烈头痛

9. 热痉挛时最常见的肌肉痉挛部位是

A．肱三头肌　B．肱二头肌
C．股四头肌　D．腹直肌
E．腓肠肌

10. 高温环境劳动的工人，为预防其中暑宜饮

A．矿泉水　B．含糖饮料
C．含咖啡饮料　D．含盐饮料
E．含乙醇饮料

11. 患者，男，32 岁。炎热夏天，在外露天值勤 4 h，突然晕倒送医院急救，出现高热 42 °C，无汗，意识障碍，呼吸浅速，护士采取物理降温时应考虑暂停降温的肛温是

A．41 °C　B．40.5 °C
C．40 °C　D．39 °C
E．38 °C

12. 患者，男性，56 岁，建筑工人，在高温闷热的夏天室外工作，近日出现全身乏力，继而体温升高，有时可达 40 °C 以上，并出现皮肤干热，无汗、谵妄和抽搐，脉搏加快，血压下降，呼吸浅速等表现，来急诊室就诊，考虑可能是热射病（中暑高热）。患者的病室应保持室温在

A．18 ~ 20 °C　B．20 ~ 22 °C
C．22 ~ 24 °C　D．20 ~ 25 °C
E．18 ~ 22 °C

第二节　淹溺患者的救护

【知识要点】

一、概述

1. 常见原因：意外落水、潜水意外、肢体抽搐、外伤、饮酒。
2. 发病机制及分类：
(1) 干性淹溺：呼吸道和肺泡无水，约占 10%。
(2) 湿性淹溺：约占 90%。① 海水淹溺；② 淡水淹溺；③ 污水淹溺。

二、护理评估

1. 健康史。
2. 身体状况：
(1) 轻症：神清，面色苍白、口唇青紫。
(2) 重症：面部肿胀、眼结膜充血、皮肤苍白、四肢厥冷、寒颤不止、呼吸浅快或不规则，两肺可闻及湿啰音、肺部叩诊浊音，可伴上腹膨隆、咯出粉红色血性泡沫痰。
(3) 危重症：神志丧失，可伴抽搐、呼吸心搏骤停。
3. 辅助检查：
(1) 血常规：
· 海水淹溺：血液浓缩，血钠、血氯、血钾、血中尿素氮均↑

· 淡水淹溺：血钾↑，血钠、血氯下降

(2) X线检查：肺部阴影，继发细菌性肺炎。

三、治疗要点

1. 救护原则：迅速将患者救离出水，立即恢复有效通气，心肺复苏术，对症处理。
2. 现场救护：① 救离出水；② 保持呼吸道通畅；③ 心肺复苏；④ 迅速转送。
3. 院内救护：

(1) 维持呼吸功能：气管插管、切开，呼吸机支持呼吸。

(2) 维持循环：建立静脉通道，监测 CVP、BP、尿量，必要时除颤。

(3) 对症处理：

· 纠正体液失衡：海水淹溺严格限制盐水，淡水淹溺控制入水量、速度。

· 防止并发症：抗感染，保护肝肾功能。

(4) 病情观察：生命体征，肺部啰音，尿液。

(5) 复温：速度不宜过快、自然复温。

四、主要护理诊断及合作性问题与护理措施

淹溺患者的主要护理诊断及合作性问题与护理措施见表 11-2。

表 11-2 淹溺患者的主要护理诊断及合作性问题与护理措施

护理问题	主要护理措施
1. 清理呼吸道无效。	(1) 保持呼吸道通畅：清除口腔异物，开放气道。 (2) 倒水处理：膝顶法、肩顶法、抱腹法。
2. 无能为力感。	迅速将淹溺者救出水面。
3. 有感染的危险。	防治肺部感染：给予抗生素。
4. 焦虑。	(1) 改善病房环境，患者注意休息、保证睡眠。 (2) 及时控制病情，如疼痛、出血。
5. 潜在并发症：肺水肿、心脏骤停。	(1) 注意病情观察。 (2) 肺水肿处理：在采取加压吸氧同时，用 40%~50% 的乙醇湿化吸氧，选用强心、利尿剂等。 (3) 心脏骤停处理：立即进行心肺复苏。

五、健康教育

宣传溺水的急救、互救知识。

【课前预习】

一、基础复习

液体的渗透压

二、预习目标

1. 淹溺根据发病机制分为____________淹溺和______________淹溺两大类。
2. 当人体大量吸入淡水后，_________液体进入血液循环，血容量剧增可引起__________、______________、_________________，出现___________和______________，使________________、____________、__________，造成_________和_____________、______________、_________等。

【课后巩固】

一、名词解释

淹溺

二、填空题

1. 干性淹溺指人入水后，因受________引起____________导致____________，呼吸道和肺泡______________，约占淹溺患者的10%。

2. 海水为含有3.5%________和大量______盐、______盐的_______渗性液体，因高渗透压使血管内液体大量进入肺泡，引起急性__________、____________、__________、____________、__________导致______________衰竭死亡。另外，海水中的钙盐和镁盐还可引起__________和________________血症，使__________________、__________________、__________________，______________、______________，甚至______________。

3. 污水含有各种_________物质，如不慎跌入粪坑、污水池和化学物贮槽时，可因__________和____________而发生______________损害和____________、____________、____________，死亡率极高。

4.淹溺救治原则：______________，_______________，______________，____________。

5. 海水淹溺者，需及时静脉滴注__________________或血浆、低分子右旋糖酐稀释血液，严控_________输入，注意纠正___________和__________；淡水淹溺者，应适当限制_________，严格调节________________，从_____________开始，可静脉滴注________氯化钠500 ml或___________、___________、____________、___________，及时应用___________、__________以减轻_____________、_____________与___________的症状。

6. 患者心跳、呼吸恢复后，应迅速________________，以干爽的_________包裹或_______保暖。若无禁忌也可用__________法、__________法等体内、体外主动复温法，注意复温时速度不能过快，使患者体温恢复到______________即可自然复温。

【综合练习】

A1/A2型题

1. 关于淡水淹溺的病理变化，以下错误的是

A．血容量增加
B．低钠血症
C．高氯血症
D．低蛋白血症
E．高钾血症

2. 关于海水淹溺的描述，不正确的是

A．血容量增加
B．血液浓缩
C．可引起高血钠、高血钙、高血镁
D．极少发生心室颤动
E．可引起急性肺水肿、急性脑水肿

3. 患者，男，32岁。在游泳时因腿部痉挛，发生溺水事件，在现场倒水最简单的方法是

A．抓住患者的双腿，头朝下
B．抱起患者的腰部，使其背部向上，头下垂
C．抱起患者的腰部，使其腹部向上，头后仰
D．让患者平卧
E．让患者侧卧

4. 患者，19岁，因失足落水，15 min后被抢救出，呼之不应，胸廓无起伏，抢救该患者首要的步骤

A．倒水处理　　B．通畅气道
C．人工呼吸　　D．心脏按压

E．紧急呼救

5. **对海水淹溺者出现血液浓缩症状时，切忌输入的液体是**

A．5% 葡萄糖溶液

B．生理盐水

C．血浆

D．10% 葡萄糖溶液

E．右旋糖酐

A3/A4 型题

（1～2 题共用题干）

患者，男，17 岁。学习游泳不慎误入深水池溺水，经抢救出水。现呼吸心跳已停止。

1. **现场首先处理的是**

A．送往医院　B．拨打急救电话

C．清理呼气道　D．口对口人工呼吸

E．心脏按压

2. **下一步的处理是**

A．送往医院

B．拨打急救电话

C．立即心肺复苏

D．寻找患者家人

E．观察病情

第三节　触电患者的救护

【知识要点】

一、概述

1. 常见原因：直接触电、经其他介质触电、雷击。

2. 发病机制：① 引起室颤，心搏骤停；② 抑制呼吸中枢；③ 烧伤。

3. 影响因素：电流类型、电流强度、电压高低、人体电阻、通电途径、接触时间。

二、护理评估

1. 触电史。

2. 身体状况：

(1)　局部症状：

① 低压电：创面小，与健康皮肤分界清楚，焦黄或灰白色，无痛干燥。

② 高压电：伤口深，可达肌肉、骨髓；伤口多呈干性创面。

③ 电火花可引起普通热烧伤；触电引起肌肉痉挛；雷击可瞬间造成全身烧伤、组织炭化。

(2) 全身症状：

① 轻型：精神紧张、面色苍白、表情呆滞、呼吸心跳增快、甚至发生晕厥、短暂意识丧失。

② 重型：神志清醒患者有恐惧、惊慌、心悸和呼吸加快；昏迷患者则出现肌肉抽搐、血压下降、呼吸不规则以至停止，心律失常，甚至心脏停搏。

(3) 并发症：精神异常、心律失常、周围性神经症、低血容量性休克、高钾血症、酸中毒和急性肾衰竭。

3. 辅助检查。

三、治疗要点

1. 救治原则：迅速脱离电源，争分夺秒地进行心肺复苏，维持呼吸、循环功能稳定。

2. 现场救护：

① 迅速脱离电源。

② 轻型触电：就地观察和休息。

③ 重型触电：立即进行心肺复苏等抢救，尽快转送。

④ 防止感染：包扎保护创面。

3. 医院内救护：

① 保持呼吸道通畅，维持有效呼吸。

② 维持有效循环，纠正心率失常。

③ 维持体液平衡。

④ 防治脑水肿。

⑤ 创面处理。

⑥ 筋膜松解术和截肢。

⑦ 并发伤的护理。

⑧ 基础护理。

四、健康教育

安全用电，触电急救。

【课前预习】

迅速脱离电源的具体方法包括__________、__________、__________、__________。

【课后巩固】

一、名词解释

触电

二、填空题

1. 野外不便关闭电源或挑开电线时，用________的刀、斧头、锄头等斩断电线并妥善处置________。

2. 触电者俯卧在电线或电器上时，用__________绳索套在触电者身上，拉开触电者。

3. 救治原则：迅速__________，争分夺秒地进行__________，________、________稳定。

【综合练习】

A1 型题

1. 电流击伤对人的致命作用是

A. 引起心室颤动

B. 诱发心动过速

C. 导致心室血流减慢

D. 造成心肌缺血

E. 急性肾损伤

2. 抢救触电患者应立即采取的措施是

A. 切断电源　　B. 处理电烧伤

C. 吸氧　　D. 人工呼吸

E. 心肺复苏

参考文献

[1] 李勇，郑恩琳. 外科护理学[M]. 北京：人民卫生出版社，2019.
[2] 阮履强，郑海珊. 急救护理技术[M]. 北京：人民卫生出版社，2019.
[3] 李乐之，路潜. 外科护理学[M]. 6 版. 北京：人民卫生出版社，2017.
[4] 陈孝平，汪建平，赵继余. 外科学[M]. 9 版. 北京：人民卫生出版社，2018.
[5] 党世民. 外科护理学[M]. 2 版. 北京：人民卫生出版社，2015.
[6] 全国护士执业资格考试用书编写专家委员会. 2021 全国护士执业资格考试指导[M]. 北京：人民卫生出版社，2020.
[7] 程少贵,刘文娜. 2021 全国护士执业资格考试辅导讲义[M]. 北京:人民卫生出版社,2021.
[8] 罗先武，王冉. 2018 护士职业资格考试轻松过[M]. 北京：人民卫生出版社，2017.